巯嘌呤甲基转移酶基因单核苷酸多态性与急性白血病巯嘌呤耐受性关系研究

马晓莉●著

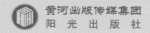

黄河出版传媒集团
阳光出版社

图书在版编目（CIP）数据

巯嘌呤甲基转移酶基因单核苷酸多态性与急性白血病巯嘌呤耐受性关系研究 / 马晓莉著. -- 银川：阳光出版社, 2023.11
　　ISBN 978-7-5525-7170-7

Ⅰ.①巯… Ⅱ.①马… Ⅲ.①小儿疾病－血液病－文集②小儿疾病－肿瘤－文集 Ⅳ.①R725.5-53②R73-53

中国国家版本馆 CIP 数据核字(2023)第 242010 号

巯嘌呤甲基转移酶基因单核苷酸多态性
与急性白血病巯嘌呤耐受性关系研究　　　　马晓莉　著

责任编辑　申　佳
特邀编辑　贺思豆　郑晓敏
封面设计　赵　倩
责任印制　岳建宁

黄河出版传媒集团　阳光出版社　出版发行

出 版 人　薛文斌
地　　址　宁夏银川市北京东路 139 号出版大厦（750001）
网　　址　http://www.ygchbs.com
网上书店　http://shop129132959.taobao.com
电子信箱　yangguangchubanshe@163.com
邮购电话　0951-5047283
经　　销　全国新华书店
印刷装订　宁夏凤鸣彩印广告有限公司
印刷委托书号　（宁）0027958

开　　本　720 mm × 980 mm　1/16
印　　张　20.25
字　　数　300 千字
版　　次　2023 年 11 月第 1 版
印　　次　2023 年 12 月第 1 次印刷
书　　号　ISBN 978-7-5525-7170-7
定　　价　68.00 元

晓风长清远　茉莉永存香

——纪念全体儿童医学工作者的亲密战友马晓莉教授

　　大医晓莉，仁者童行。我亲密的战友、原国家儿童医学中心、北京儿童医院肿瘤内科主任医师、教授、博士生导师马晓莉同志永远地离开我们已有一年多了。她的家人收集了她生前的部分著述，整理成集，是对这位毕生热爱儿童医学事业的专家学者很好的纪念。她的爱人请我为该书作序，这之于我，是一项荣幸而沉重的任务，让我重新打开记忆的瀚海，追思和缅怀这位可钦可敬的昔日战友……

　　十年医海路，一生战友情。和晓莉教授结缘，始于2012年我到北京儿童医院任职，从此我们并肩工作，致力于儿童肿瘤医学事业发展进步。她的专业品格和敬业精神、她对儿童肿瘤医学的热爱以及她对广大患儿慈母般的关爱呵护，让我对她格外敬重。在一起耕耘奋斗的医学路上，我们建立了深厚的友谊，也因此成为无比真挚的同事、伙伴、战友和知己。

在我和同道心中，她是儿童健康和儿童医学事业忠诚的追随者。1985年参加工作即投身儿科事业，一直沿着我国儿童血液肿瘤学开创者、中国工程院院士胡亚美教授的方向，致力于儿童实体肿瘤疾病的医疗、教学、科研和国际交流工作，毕生奋斗求索、救死扶伤、教书育人、笔耕不辍，有生之年从未停歇。

在我和同道心中，她是我国儿童实体肿瘤疾病诊治领域的先行者和引领者。她曾担任中华医学会儿科学分会肿瘤学组组长、国家卫生健康委儿童恶性肿瘤（实体肿瘤）专家委员会副主任委员、中国抗癌协会小儿肿瘤专业委员会常务委员、中国研究型医院学会儿童肿瘤专业委员会常务副主任委员等学术要职，主持国家和省部级科研项目，以及儿童实体肿瘤多中心临床研究与临床试验项目数十项，发表高水平学术论著百余篇，参与编写《诸福棠实用儿科学》《胡亚美实用儿童血液与肿瘤学》等著作重要章节，让先进的儿童医学技术发展、传播，为亿万儿童健康带来福音。

在我和同道心中，她是儿童实体肿瘤疾病规范化诊治模式的探索者和实证者。她20年如一日，坚持坚毅，勤求博采，耕耘开拓，让我国儿童恶性肿瘤研究诊治水平快速提升；她有效利用MDT诊疗模式，整合优势资源，实现儿童实体肿瘤多学科联合高质量精准诊疗，在国内率先开展细胞靶向和免疫等新疗法；她开创的以多分子病理综合诊断技术为模式的微小残留病监测评价体系，极大地提高了神经母细胞瘤患儿的生存率，让我国儿童恶性肿瘤医疗和研究水平迈进国际前列；她主持的《中国儿童及青少年横纹肌肉瘤诊疗建议（CCCG-RMS-2016）》《中国抗癌协会肿瘤整合诊治系列指南——儿童及青少年横纹肌肉瘤》《疑似神经母细胞瘤识别及转诊指南》《中国儿童胸膜肺母细胞瘤诊疗建议》以及参与编写的国家卫生健康委儿童恶性肿瘤14个病种诊疗规范，为我国儿童肿瘤规范化诊治的全国性推广奠定了坚实基础。

在我和同道心中，她是儿童医学教育事业的躬行者和推动者。她言传身教、立行立德，培养优秀博士研究生、硕士研究生、本科生以及临床骨干和青年医生百余人，桃李芬芳，誉满杏林；她在教学实践中不断总结传承、创新发展，始终坚持狠抓教学质量、改进教学模式、升华教学艺术、提高教学成效，让枯燥的医学课堂更加引人入胜，学生们为之津津乐道，青年们因而逐梦前行。

在我和同道心中，她是同事最亲密的战友，是患者最信赖的倚靠，是学界最敬业的园丁，是业内最仁爱的天使……

晓莉教授离开了我们，她是值得我们永远纪念的。她不曾从这个世界带走什么，却留给这个世界许多——摆脱疾病重返健康的儿童，启迪临床发展的专业论著，指导我们业务的医疗指南，还有这部经她的家人收集整理而成，倾注和凝聚了她重要思想智慧与情怀心血的科学著述。

晓莉教授离开了我们，她是值得我们永远尊敬的。她是我国医疗界的一汪清泉，是学术界的一溪清流，是卫生战线的一缕清风，是儿童医学的一韵清香，她是我国医疗卫生领域的正能量。

塞上有骄子，医界存仁心。我们永远怀念晓莉教授！我想，最好的怀念，莫过于我们儿童医学全体同仁秉承她之精神，赓续她之夙愿，众志成城，守护童心，不断把祖国儿童医学事业和儿童健康工程推向前进，让医疗卫生精神在建设健康中国、以中国式现代化实现中华民族伟大复兴进程中贡献磅礴力量。

晓风长清远，茉莉永存香。愿民无疾苦，幸福享安康。

让我们永远记住这位儿童医学专家，我们敬爱的战友——马晓莉教授。大医精诚，仁心永存！

（倪鑫，国家儿童医学中心主任，首都医科大学附属北京儿童医院院长）

目　录

CONTENTS

巯嘌呤甲基转移酶基因单核苷酸多态性与急性白血病巯嘌呤耐受性关系研究

马晓莉

英文缩略语表

ALL（acute lymphoblastic leukemia） 急性淋巴细胞白血病

Allele specific PCR 位点特异性 PCR

AML（acute myeloblastic leukemia） 急性髓系白血病

AZA（azathioprine） 硫唑嘌呤

DHPLC（denaturing high-performance liquid chromatography）

变性高效液相色谱分析

DMSO 二甲基亚砜

HGPRT（hypoxanthine guanine phosphoribosyltransferase）

次黄嘌呤鸟嘌呤磷酸核糖转移酶

HPLC（high-performance liquid chromatography） 高效液相色谱分析

6-MeMP（6-methymercatopurine） 6-甲基巯嘌呤

6-MP（6-mercatopurine） 6-巯基嘌呤

SAM（S-adenol-L-methionine） S-腺苷蛋氨酸

SNP（single nucleotide polymorphisms） 单核苷酸多态性

SSCP（single-strand conformational polymorphism） 单链构象多态性

6-TGN（6-thioguanine nucleotide） 6-巯嘌呤核苷酸

6-TG(6-thioguanine)   6-硫鸟嘌呤

6-TIMP(6-thioinosine monophosphate)   6-硫嘌呤单核苷酸

TPMT(thiopurine methytransferase)   巯嘌呤甲基转移酶

XO(xanthine oxidase)   黄嘌呤氧化酶

中文摘要

研究背景

  联合化疗的应用使得急性白血病患者的无病生存率有了明显的提高,但个体间化疗药物的效应差异很大。许多证据表明,一些基因的单核苷酸多态性(SNP)显著影响化疗药物的代谢过程及其清除率,使个体间药物的代谢有一定差异,从而影响药物的治疗效应。6-巯基嘌呤(6-MP)是急性白血病患者维持治疗的核心药物之一, 与其他巯嘌呤类药物 6-硫鸟嘌呤(6-TG)和硫唑嘌呤(AZA)均为无活性的药物前体,在体内需要代谢为具有细胞毒活性的巯嘌呤核苷酸(6-TGN)才能发挥抗白血病作用。巯嘌呤甲基转移酶(TPMT)是其代谢过程的关键酶之一,能特异地将 6-MP 甲基化为甲基巯嘌呤(6-MeMP),从而影响6-TGN 的形成。TPMT 具有遗传多态性,TPMT 缺乏的急性白血病患者,用标准剂量的 6-MP 可能会导致严重的毒副作用,而过高的 TPMT 活性会减少 6-TGN 的形成,对 6-MP 的标准剂量的疗效不好。

  目前,已经克隆的 TPMT 基因全长 34 KB,约含 30 个 SNP。其中 TPMT 基因第 5 外显子 G238C、第 7 外显子 G460C 和第 10 外显子 A719G 为 3 个 SNP 的热点。已发现的等位基因有 8 种,其中 TPMT*1 为野生型。变异的等位基因均为序列上单个核苷酸的不同, 即 SNP。80%~95%变异的等位基因是 TPMT*2(G238C)、TPMT*3A(G238C、A719G)和 TPMT*3C(A719G)。不同种族 TPMT 等位基因的频率不同,而且类型也有差异。TPMT*2、TPMT*3A 和 TPMT*3C 等与其产物的活性(酶活性)有关,可使 TPMT 活性降低 100~200 倍。另外,TPMT 基因启动子区的序列变异也可能影响基因产物的活性。

我们的前期临床研究表明,在急性白血病患者中,个体间口服 6-MP 的耐受性差异很大。一些患者口服 6-MP 标准剂量、全疗程对 6-MP 耐受性好,一般不出现粒细胞减少;另一些患者对 6-MP 治疗敏感,短期内出现粒细胞减少,需要多次调整 6-MP 剂量以避免严重的毒性反应。因此 6-MP 的标准剂量不一定是患者的最大耐受量,一些患者治疗失败的原因可能为剂量不当所致。个体间药物代谢的差异会显著影响其治疗效应以及毒性反应发生的危险性。

目的

本课题根据以上资料和我院前期研究结果,确定 TPMT 基因的 SNP 与急性白血病患者巯嘌呤耐受性的关系作为主要研究内容。通过对 TPMT 基因 SNP 的检测,明确中国汉族人群 TPMT 基因多态性的分布规律;研究 TPMT 基因型与其产物活性的关系;分析 TPMT 基因型对急性白血病患者 6-MP 治疗效应和毒性反应的影响, 为根据不同基因型群体对药物的反应来改进治疗方案提供依据,以提高急性白血病患者巯嘌呤类药物治疗的有效性和安全性。并以此为基点逐步进行多种药物药理遗传学研究, 完善急性白血病联合化疗的个体化用药。在实验过程中,探讨 SNP 检测的方法学,比较几种方法的可信度、可行性及其优劣,希望能找到相对灵敏、快捷、经济并适于临床的 SNP 检测方法。

方法

① 应用以 PCR 为基础的位点特异性 PCR、限制性内切酶消化、变性高效液相色谱分析(DHPLC)和 SNaPshot 定点的序列分析 4 种方法并结合 DNA 直接测序,检测 250 例健康成人、100 例脐血和 280 例急性白血病患者 TPMT 基因第 5 外显子 G238C、第 7 外显子 G469A 和第 10 外显子 A719G 的 3 个 SNP 位点以及 TPMT 启动子 A-91G 和 T-168G 的 2 个 SNP 位点。

② 应用高效液相色谱分析技术(HPLC)测定所研究的健康成人、脐血和急性白血病患者红细胞内 TPMT 活性,其检测的基础是 6-MP 在非放射性 S-腺苷蛋氨酸(SAM)作为甲基供体的情况下,经 TPMT 甲基化为 6-MeMP。

③ 根据 160 例急性白血病患者 TPMT 基因型及其产物活性的检测结果,分

析 TPMT 基因型与急性白血病患者 6-MP 耐受性的关系。

结果与讨论

① 中国汉族人群 TPMT 基因外显子区的多态性频率低。通过对所研究人群的 DNA 标本应用上述 4 种方法检测 TPMT 基因的 5 个 SNP 位点，并经 DNA 直接测序证实。结果表明，以北京地区健康成人和脐血为代表的中国汉族人群上述 TPMT 基因外显子区的 3 个位点的多态性频率为 3.4%（12/350 例），远低于白种人（7.4%~13.6%）和黑种人（10.9%~14.4%）。变异的位点为第 10 外显子 719AG，即变异的等位基因为 TPMT*3C，且均为杂合变异，未发现纯合变异。未检测到变异的等位基因 TPMT*2 和 TPMT*3A。TPMT 基因启动子区也未发现多态现象，与国外报道的在此区-168 和-91 处野生型为 T 和 A 不同，85/85 例 TPMT 启动子区-168 和-91 均为 G，即 TPMT 启动子区-168G 和-91G 为中国人的野生型。

② TPMT 基因的 SNP 检测需要几种方法相互引证。为了增加 TPMT 基因 SNP 检测的可靠性，我们采用了以 PCR 为基础的 4 种方法。其中位点特异性 PCR 不能很好地区分 TPMT 基因外显子区的变异位点，不能用于此区 SNP 的检测。上述 TPMT 外显子区 3 个 SNP 位点均有限制性内切酶谱的变化，应用 BsiYI、MwoI 和 AccI 分别消化 TPMT 第 5、7 和 10 外显子区的 PCR 产物，并且 3 个位点各 10 例经 DNA 直接测序印证，符合率均为 100%。TPMT 启动子区的 2 个 SNP 无限制性内切酶谱的变化，需采用其他方法检测。DHPLC 能准确而迅速地检测 TPMT 基因第 5 和 10 外显子区的 SNP，结果与酶切和 DNA 测序的一致率均为 100%。但 DHPLC 在检测 TPMT 第 7 外显子区的 SNP 时，杂合峰出现率限高（34%），DNA 直接测序证明为假阳性，即 DHPLC 不适于这一位点的检测，可能与此区 DNA 的空间构象有关。应用 SNaPshot 定点的序列分析方法检测 TPMT 基因的 SNP，85/85 例与酶切的一致率为 100%，与 DNA 直接序列分析的符合率也为 100%，可靠性好。比较几种 SNP 的检测方法结果表明，一种检测方法不能满足所有上述 TPMT 基因 5 个 SNP 位点的检测，须根据标本量和检测条件选择合适的方法。

③ TPMT 基因多态性影响其产物的活性。在所研究的人群红细胞内 TPMT

活性波动范围为 6~32 U。95.1%(599 例)TPMT > 12 U,4.9%(31 例） 为 6~12 U。TPMT 12 U 可能为正常活性和低活性的界线。未发现有 TPMT 活性缺乏者。健康成人、脐血和急性白血病患者 3 组人群中，不同 TPMT 基因型者红细胞内 TPMT 活性比较后发现,TPMT 杂合变异的健康成人和脐血中红细胞内平均 TPMT 活性分别为 9.1 U 和 9.3 U,急性白血病患者红细胞内平均 TPMT 活性为 9.07 U,均明显低于同组 TPMT 野生型者,分别为 17.6 U、17.67 U、18.6 U(p 均< 0.01）。即 TPMT 杂合变异者,TPMT 活性降低。

在 6/15 例红细胞内 TPMT 低活性的急性白血病患者以及 4/16 例红细胞内 TPMT 低活性的健康成人和脐血人群中,均未发现所检测的 TPMT 外显子和启动子区的 5 个 SNP 位点的变化,提示红细胞内 TPMT 活性还受其他因素的影响。

④ TPMT 基因型与急性白血病患者 6-MP 的耐受性有关:160/160 例急性白血病患者检测了 TPMT 外显子区的 3 个 SNP。其中 10 例为 A719G 杂合变异,未发现纯合变异者,变异率为 3.6%,变异的等位基因均为 TPMT*3C,未发现 TPMT*2 和 TPMT*3A。急性白血病患者 TPMT 基因变异的频率和类型与健康成人组均无差异。45/160 例患者检测了 TPMT 启动子区 2 个 SNP 位点,45/45 例 TPMT 启动子区 168 和−91 均为 G,未发现 T 和 A。160 例急性白血病患者中,红细胞内 TPMT 活性平均为 17.13±4.52 U(6.07~31.14 U),与健康成人 TPMT 活性无差异 $P<0.01$）。

160 例急性白血病患者中， 接受 6-MP 标准剂量、全疗程治疗者 115 例（72%）,45 例（28%）患者由于血液毒性和肝毒性未接受全程治疗,其中 TPMT 野生型者 39 例,占野生型患者的 26%,杂合型者 6 例,占杂合型患者的 60%($P=$ 0.03）。而且,6/10 例 TPMT 杂合型者和 30/150 例野生型者由于血液毒性和肝毒性使 6-MP 剂量减少($P=0.009$）,调整后平均用量分别为标准剂量的 1/3 和 1/2。表明 TPMT 杂合变异者, 应用 6-MP 治疗时发生血液毒性和肝毒性较高,对 6-MP 的耐受性差,必须中断治疗或剂量减少以避免较大毒性反应的发生。

6/10 例 TPMT 杂合变异患者, 经过不断的剂量调整后粒细胞数维持在 $3×10^9$/L,对 6-MP 治疗耐受,未再出现急性毒性反应。同时,39/150 例因血液毒性和肝毒性对 6-MP 不耐受的 TPMT 野生型患者中,6 例出现严重粒细胞减少（1~1.5×10⁹/L），经过不断的剂量调整,平均 6-MP 治疗剂量为标准剂量的 1/4,平均粒细胞数维持在 2×10⁹/L。

在本文研究的 TPMT 基因 5 个 SNP 位点中，只确定了 TPMT 第 10 外显子 A719G（TPMT*3C）与急性白血病患者 6-MP 耐受性有关。在所研究的人群中未发现 TPMT*2 和 TPMT*3A,TPMT 启动子区-168 和-91 处也未发现多态性,这些 SNP 与急性白血病患者 6-MP 耐受性的关系还不清楚。同时 39/150 例 TPMT 野生型的急性白血病患者也有 6-MP 不耐受现象,推测 TPMT 基因的其他变异可能影响 6-MP 耐受性。因此需要进一步研究这些患者 TPMT 基因型,以进一步明确 TPMT 基因型与 6-MP 耐受性的关系。

结论

① 本文首次确定了以北京地区健康成人和脐血为代表的中国汉族人群中,TPMT 基因第 5 外显子 G238C、第 7 外显子 G460A 和第 10 外显子 A719G 的多态性频率较白种人和非洲人低，变异率为 3.4%,TPMT 基因启动子区-168 和-91 处未发现多态现象,与国外报道的在此区野生型为 T 和 A 不同,85/85 例该区均为 G,未发现 T 和 A。

② 本文证实了 TPMT 基因型与其产物的活性的关系。从 SNPA719G 来看,在健康成人、脐血和急性白血病患者中,TPMT 杂合变异者 TPMT 活性明显低于 TPMT 野生型者,表明 TPMT 基因多态性与其产物的活性明显相关。TPMT 杂合变异者,TPMT 活性降低。

③ 本文明确了 TPMT 基因变异与急性白血病患者 6-MP 的耐受性有关。TPMT 杂合型患者中不耐受 6-MP 的比例明显高于 TPMT 野生型者。提示 TPMT 基因型有助于判定口服 6-MP 患者毒性的危险性,急性白血病患者在应用巯嘌呤类药物治疗前,检测 TPMT 基因型有利于提高巯嘌呤类药物的有效性和安全性。

关键词

急性白血病;6-巯基嘌呤;耐受性;巯嘌呤甲基转移酶;单核苷酸多态性

The Relationship Between Single Nucleotide Polymorphisms In Thiopurine Methytransferase Gene And Tolerance To Thiopurines In Acute Leukemia

ABSTRCT

BACKGROUNDS：Multidrug protocols in the chemotherapy of childhood acute leukemia have increased the event–free survival, interpatient variability in the efficacy of anticancer drugs is obvious. Genetic single nucleotide polymorphisms (SNPs) significantly influence drug metabolism and some SNPs result in the efficacy variation of drug in chemotherapy. 6–Mercaptopurine (6–MP), is the backbone of current therapy in acute leukemia patients. 6–MP and the other thiopurines, azathioprine (AZA) and 6–thioguanine (6–TG) are all inactive prodrugs, and required being metabolized to thioguanine nucleotides (TGNs) in order to exert cytotoxicity. These agents can undergo S–methylation catalyzed by thiopurine methytransferase(TPMT) to 6–methymercaptopurine(6–MeMP). The level of TPMT activity is controlled by certain genetic polymorphisms. If treated with standard doses of 6–MP, TPMT–deficient patients accumulate excessive TGNs in hematopoietic tissues, leading to severe hematological toxicity, while patients with very high TPMT activity may be undertreated. The TPMT gene has been cloned. The gene spans a genomic region about 34 kb long and 30SNPs within that structure and there are 8 multiple alleles discovered at present. These alleles represented characterization of a series of SNPs. Three mutant alleles, TPMT*2, TPMT*3A and TPMT*3C, account for the great majority of mutant alleles （80%~95%）in all human populations studied to date. These alleles correlate well with in vivo enzyme activity and are clearly associated with risk of toxicity. Ethnic variation in TPMT gene has been observed. The clinical data of the patient with acute leukemia indicate that the difference of tolerance to oral 6-MP is individually obvious. Some patients are well tolerant to 6-MP during whole the course with oral standard dose, and granulocytopenia doesn't occur. The other patients are sensitive to 6-MP and subject to granulopenia. We have to modulate the dosage in order to decrease the probability of severe toxicity. It is suggested that standard dose of 6-MP is not always the maximum tolerance of some patients and inadequate dose may be the cause of therapy failure. The difference of drug metabolism in vivo may influence the therapy effectiveness and toxicity.

OBJECTIVE: The aim of the present study was to gain an insight into the SNPs of TPMT gene in the Han nationality of Chinese population, the frequency of each SNP and their effect on erythrocyte TPMT activity, the concordance rate between TPMT activity and genotype at the TPMT locus in Chinese population sample. We investigated the relationships between the TPMT activity and genotype and study TPMT genotype in acute leukemia patients who were intolerant to treatment with 6-MP in order to clarify the influence of TPMT gene SNPs on thiopurines efficacy and risk for toxicity. Altogether, these advances hold the promise of improving the safety and efficacy of thiopurines therapy. The final aim is to achieving Individualized therapywith thiopurines.

METHODS: 1. The TPMT activity and genotype were determined in an unrelated population of 250 Chinese healthy blood donors, 100 cords blood and 280 patients with acute leukemia. The TPMT genotyping assay was based on polymerase chain reaction (PCR), allele-specific PCR, restrictiondigestion of PCR products, denaturing high-performance liquid chromatography （DHPLC） and SNaPshot sequencing and direct DNA sequencing in the TPMT*2(G238C), TPMT *3A(G460A, A719G) and TPMT*3C (A719G)and TPMT promoter regions (A-91G and T-168G).

2. Erythrocyte TPMT activity was measured with high-performance liquid chromatography(HPLC) using S-adenosyl-L-(methyl-14C)-methionine (SAM). This method was based onthe measurement of the reaction product, 6-methylmer- captopurine (6-MeMP). I unit TPMT was defined as 1 nmol 6-MeMP produced by 1 ml erythrocyte incubated with SAM in 37℃ for I hour.

3. Based on the findings above, we assessed the relationship between TPMT genotype and toxicity in patients with acute leukemia who were intolerant to treatment with 6-MP and clarified the influence of TPMT SNPs on thiopurine efficacy and risk for toxicity.

RESULTS AND DISSCUSSIONS: 1. The polymorphism of TPMT gene in Chinese population was noticed in our experiment. The frequency of TPMT gene polymorphism in the Han nationality of Chinese population was low.The frequency of the polymorphism is 3.4%. And all the varied alleles are TPMT*3C. All of them were TPMT*1/TPMT*3C heterozygote, no homozygote and other alleles, such as TPMT*2 and TPMT*3A allele are found in the samples analyzed.And no polymorphism is found at the promotor of TPMT among 35 health donors and 50 acute leukemia patients. Different from the report in foreign literatures, both the sites of TPMT-91 and-168 are G, instead of A and T.

2. Among the four methods to test TPMT genetic SNPs based on PCR, allele specific PCR was not able to tell wild type from varied type. And because of no finding of TPMT varied homozygote, it couldn't tell these two types even after changing the condition of PCR.

In the experiments, we used BsiYI, Mwol and Accl to digest PCR products so that we can test SNP in TPMT exon 5, 7, 10. It showed the same between the results of digestion of PCR products and those of DNA sequence analysis. Therefore,we could draw a conclusion that this method was reliable. But we still need to look for some other methods as a compensation because no restriction map changing was found resulting from the 2 SNPs in TPMT promotor.

As to the results of DHPLC,those for the screening of SNPs in TPMT exon−5 and−10 were the same as restriction digestion of PCR products and direct DNA sequencing. But the variation of the heterozygotes in exon−7 was high,which was different from the results of direct DNA sequencing. After changing the Tm of DNA step by step, we found that all the samples showed single peak when the temperature was 54 C. But this result was unbelievable because we couldn't find a heterozygote in exon 7 as positive control.Therefore,it was necessary to test the sensitivity and accuracy of DHPLC,though DHPLC could be used as an effective method of SNPs screening. The results of the SNaPshot sequencing were also same as those of restriction digestion of PCR products and direct DNA sequencing.And the results showed that the bases of TPMT promoter −91 and−168 were G,instead of A and T. The results of the four methods to detect TPMT genetic SNPs based on PCR showed that SNPs analysis technique should be a combination of the techniques above. One technique alone could not be satisfied by the need of clinics and research. The compensation of each other was very important.

3. The TPMT activity was diphasic in 630 Chinese.The activity in 95.1% was more than 12 U (13−32 U),while the activity in others (4.9%)was between 6 and 12 U. And the deficiency of TPMT activity was not detected.So the TPMT activity was high variation (6−32 U)and 12 U may be the bounder between the normal and low activity. This variation correlates to neither age nor gender. And there was no significant difference between the TPMT activity in Leukemia children and that in health donors. TPMT activity and genotype were concordant. Of 630 subjectsevalu-

ated, TPMT activity among TPMT heterozygous indivi-duals was significantly lower than the general population. TPMT activity and genotype were concordant in 90% heterozygous individuals. In the samples analyzed, ten subjects withheterozygous phenotypes did not have a TPMT SNP in TPMT*2 (G238C). TPMT*3A(G460A, A719G)and TPMT*3C (A719G) and TPMT promoter region (A-91G, T-168G). Therefore, the other factors may affect on TPMT activity, such as other SNPs in TPMT gene, other pathways of the metabolism of 6-MP, the interaction among drugs, and so on.

4. TPMT genotype and tolerance in acute leukemia patients were concordant. Of 160 acute leukemia patients evaluated, 45 (26%) were intolerant to 6-MP, presentation was including hepato-toxicity and hematological toxicity. 6/45 patients were hetero-zygous, the other 39 patients were wild type homozygous. Before thiopurine dosage adjustments, the frequency of the hematologic toxicity and hepatotoxicity among TPMT hetero-zygous individuals occurred in more than homozygous. So TPMT heterozygous patients experienced more missed doses of 6-MP. After adjustment of thiopurine dosages, the TPMT heterozygous patients tolerated therapy without acute toxicity. Whereas 39 patients with intolerance to treatment with 6-MP, 6 of this patients occurred bone marrow depression after 2 weeks treatment did not have a TPMT mutation detected.And no abnormality was detected in the directed DNA sequence analysis for 2 SNPs in the TPMT promoter. The reasons of the discrepancy between TPMT genotype and phenotype are complex.Among them, the most possible reason is there is some variations that we can't find by these methods.so the further study on TPMT in patients is necessary.

CONCLUSIONS: 1. The frequency of the polymorphism in the Han nationality of Chinese population was low. As to the distribution of polymorphism, the frequency of the polymor-phism is 3.4%, which showed the difference of TPMT in different races.And all the varied alleles are TPMT*3C. Moreover,the polymorphism was not detectable at the promoter of TPMT gene. G at promotor-168 and-91 should be the wild type of Chinese population.

2. There was a concordance of TPMT genotype and activity of its products. TPMT activity among TPMT heterozygous individuals is significantly lower than the general population. In the samples analyzed,ten subjects with heterozygous phenotypes did not have a TPMT SNP in TPMT exon-5,-7,-10 and promoter region（A-91G and T-168G）.

3. TPMT genotype and tolerance in acute leukemia patients were concordant. The heterozygotes had low TPMT activity,so the frequencies of hemtopoietic toxicity and hepatoxicity are high after using 6-MP. Therefore detection of SNPs in the TPMT genes was useful in identifying patients before administration of 6-MP.

KEY WORDS：Acute leukemia；6-Mercaptopurine；Tolerance；Thiopurine Methytransferase；Single Nucleotide Polymorphisms

前　言

联合化疗的应用使得急性白血病的无病生存率有了明显的提高,但个体间化疗药物的效应差异很大。许多证据表明,多种遗传基因均可影响该病的治疗效应[1],而单核苷酸多态性(single nucleotide polymorphisms,SNP)是人类基因组中大量存在的单个核苷酸的变异,具有高度的稳定性。一些基因的 SNP 可以影响药物代谢过程及其清除率,使不同个体药物代谢有一定差异,从而影响药物的疗效。遗传药理学研究表明,药物代谢酶基因的变异是个体间药物效应差异的主要原因[2]。

6-巯基嘌呤(6-mercatopurine,6-MP)是急性白血病患者维持治疗的核心药物之一[3,4],和其他巯嘌呤类药物 6-硫鸟嘌呤(6-thioguanine,6-TG)和硫唑嘌呤(azathioprine,AZA)均为无活性的药物前体,在体内通过 3 种竞争途径进行代谢

（图 1）；经次黄嘌呤鸟嘌呤磷酸核糖转移酶（hypoxanthine guanine phosphoribo-syltransferase，HGPRT）等代谢为巯嘌呤核苷酸（6-thioguanine nucleotide，6-TGN）；经巯嘌呤甲基转移酶（thiopurine methyltransferase TPMT）甲基化为甲基巯嘌呤（6-methy-mercatopurine，6-MeMP）和经黄嘌呤氧化酶（xanthine oxidase，XO）代谢为硫尿酸。6-MP 的主要细胞毒机制是通过 6-TGN 掺入 DNA 或 RNA，从而介导抗白血病作用。

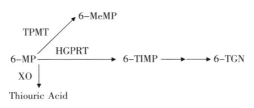

图 1　6-MP 代谢示意图

虽然巯嘌呤类药物应用广泛，但治疗指数很小，骨髓抑制是一种主要的毒性反应。上述酶的药理遗传学改变可能影响药物的生物效率、药代动力学、毒性和效应。目前表明[5]，TPMT 具有遗传多态性，TPMT 缺乏的急性白血病患者，用标准剂量的 6-MP 治疗可能会导致严重的毒副反应，而过高的 TPMT 活性会影响6-TGN 的形成，对 6-MP 的标准剂量的疗效不好。TPMT 遗传多态性作为一种模式，用于阐明遗传药理学应用于临床以及酶活性与基因型关系的研究。

目前，已经克隆[6-9]的人类 TPMT 基因位于第 6 号染色体，全长 34 KB，已发现的等位基因有 8 种，均表现为序列上单个核苷酸的变异，即 SNP，这些等位基因分别命名为 TPMT*1-TPMT*8，其中 TPMT*1 为野生型。在变异的等位基因中，80%~95%为 TPMT*2、TPMT*3A 和 TPMT*3C。TPMT*2 是在开放的阅读框架内，通过第 5 外显子区单个核苷酸转换（G238C），使密码子 80 的丙氨酸变成脯氨酸（A1a>Pro）；TPMT*3A 是在开放的阅读框架内，通过第 7 外显子和第 10 外显子区 2 个核苷酸的转换（G460A 和 A719G），导致密码子 154 的丙氨酸变成苏氨酸（A1a>Tr）和 240 的酪氨酸变成半胱氨酸（Tyr>Cys）；而 TPMT*3C 为第 10

外显子区单个核苷酸的转换(A719G)。不同种族间变异的 TPMT 等位基因的频率不同,而且类型也有差异[10-17],其中欧美白种人以 TPMT*3A 最常见,变异率为 7.4%~13.6%。南美洲以 TPMT*3C 为多见,也有 TPMT*2 和 TPMT*3A,非洲多为 TPMT*3C,变异率为 10.9%~14.4%,亚洲多为 TPMT*3C。目前,尚无中国汉族人群 TPMT 等位基因的频率及类型的资料。

人群普查发现[18-19],红细胞内 TPMT 活性分 3 种:90% 为高活性,10% 为低活性,约 0.3% 为活性缺乏者。家系和分子遗传学研究表明,10% 低活性者为 TPMT 杂合子,TPMT 活性缺乏者为变异的纯合子。TPMT*2、TPMT*3A 和 TPMT*3C 3 种常见变异的等位基因与其产物的活性(酶活性)减低有关。编码的 TPMT 蛋白活性可降低 100~200 倍;这些变异的等位基因编码的 TPMT 蛋白降解增加可能是其活性减低的主要机制[20-21]。Spire 等[22-26]认为 TPMT 基因启动子区的序列变异也可能影响 TPMT 活性。

我们的前期临床研究表明,急性白血病患者红细胞内 6-TGN 浓度与 6-MP 治疗 2 周后粒细胞数呈明显负相关,表明 6-TGN 浓度与骨髓毒性有关。口服相同剂量 6-MP 的患者,个体间 6-TGN 浓度差异很大,而且 6-TGN 浓度与 6-MeMP 呈负相关。6-MMP 间接反映了 TPMT 的活性,因此 6-TGN 与 TPMT 活性呈负相关,进一步证实了 TPMT 为 6-MP 代谢的关键酶之一。分析急性白血病患者临床资料表明,个体间口服 6-MP 的耐受性差异很大。一些患者口服 6-MP 标准剂量、全疗程对 6-MP 耐受性好,6-TGN 浓度相对较低,一般不出现粒细胞减少;另一些患者具有较高浓度的 6-TGN,对 6-MP 治疗敏感,短期内出现粒细胞减少,需要多次调整 6-MP 剂量以避免严重的毒性反应。因此 6-MP 的标准剂量不一定是最大的耐受量,6-MP 体内代谢的个体差异会严重影响其耐受性。

本课题根据以上资料和我们的前期研究结果,结合我院在急性白血病方面所具有的资源优势以及长期的病例和标本积累,依据急性白血病患者的临床特点,确定 TPMT 基因的 SNP 与急性白血病巯嘌呤类药物耐受性的关系作为主要研究内容。候选基因 TPMT 的 SNP 主要依据国外资料,并通过查询国际一些大基因库进行比较分析后决定。我们应用已获得的信息,通过对 TPMT 基因 SNP 的检测,其目的主要是,明确中国汉族人群 TPMT 基因多态性的分布规律;研究 TPMT 基因型与其活性产物的关系;分析 TPMT 基因型对急性白血病患者巯嘌呤类药物治疗效应和毒性反应的影响。为根据不同基因型群体对药物的反应来改进治疗方案提供依据,同时有利于提高急性白血病患者疏嘌呤类药物的有效性和安全性,达到个体化治疗的目的。能够了解急性白血病患者为实现个体化治疗,在应用化疗药物前进行药理遗传学检查的意义。

第一部分　巯嘌呤甲基转移酶基因多态性分析

TPMT 基因全长 34 KB,已发现的等位基因有 8 种,均表现为 SNP。在变异的等位基因中 80%~95% 为 TPMT*2、TPMT*3A 和 TPMT*3C。种族间变异的 TPMT 等位基因频率不同,而且类型也有差异,欧美白种人以 TPMT*3A 最常见,南美洲 TPMT*3C 为多见,也有 TPMT*2 和 TPMT*3A,非洲和亚洲多为 TPMT*3C。目前尚未见有中国汉族人群 TPMT 等位基因频率及类型的资料。在这部分研究中,我们主要依据国外有关资料,并通过查询国际一些大基因库进行比较分析,决定 TPMT 基因的 5 个 SNP 位点分别为 TPMT 第 5 外显子 G238C、第 7 外显子 G460A、第 10 外显子 A719G 的 3 个 SNP 热点、TPMT 启动子区 A-91G 和 T168G 的 2 个常见的 SNP 位点,进行检测,希望明确中国汉族人群中 TPMT 基因多态性的分布规律。SNP 分析技术多采用一些易于掌握的分子生物学方法,我们将根据研究需要建立以 PCR 为基础的位点特异性 PCR、限制性内切酶消化、变性高效液相色谱分析和 SNaPshot 定点的序列分析 4 种方法,并结合 DNA 直接测序检测 TPMT 基因的 5 个 SNP 位点。在实验过程中还探讨了 SNP 的方法学,比较几种方法的可信度、可行性及其优劣,希望能找到一种相对灵敏、快捷、经济并适合临床的 SNP 检测方法。

一、材料与方法

(一)研究对象

1. 280 例急性白血病患者

来自 1995 年 12 月至 2002 年 1 月北京儿童医院血液门诊初诊并住院治疗的急性白血病的患者,所有病例均经临床、骨髓形态+组化及免疫学确诊,部分病例进行了细胞遗传学和分子遗传学检查。其中女 101 例,男 179 例;发病年龄为 1~14 岁,中位年龄为 7 岁;新诊断 77 例,缓解 110 例,停药 93 例;AML 28 例,ALL 252 例。

2. 250 例汉族健康成人

来自北大医院无血缘关系的健康献血员,其中女 120 例,男 130 例;年龄范围为 18~60 岁,中位年龄为 30 岁,18~20 岁 36 例,21~30 岁 96 例,31~40 岁 48 例,41~50 岁 67 例,51~60 岁 3 例。

3. 100 例汉族新生儿脐血标本

来自北大妇儿医院 2001 年 6 月 9 日至 2001 年 8 月 7 日出生的新生儿,其中男 46 例,女 54 例,母平均孕周为 39 周(3 445 周),出生体重平均 3 339 g(2 350~4 200 g)。

(二)实验仪器与试剂

1. 主要实验仪器

PE9600 型基因扩增仪,购自美国 Perkin-Elmer 公司。

SCR20B 低温高速离心机,购自日本东芝公司。

LG-16W 高速离心机及 LDZ4-0.8A 低速离心机,购自北京医用离心机厂。

3 000 V 高压电泳仪,购自北京华瑞医用仪器厂。

600 V 中压电泳仪,购自北京华瑞医用仪器厂。

752 型紫外分光光度计,购自上海精密科学仪器有限公司。

ScanMaker4 型透射扫描仪,购自美国 MICROTEK 公司。

Transgenomic WAVE-DNA 片段分析系统,来自宣武医院遗传病研究所。

3100 型全自动 DNA 分析仪,购自美国生物用品系统公司。

2. 主要试剂盒和试剂

SNaPshot 多重试剂盒(100 反应),主要由 AmpliTaqDNA 多聚酶、荧光标记的 ddNTP 和反应缓冲液组成,购自美国生物用品系统公司。

SNaPshot 多重对照试剂盒,包含 20A、28G/A、36G、44T、52CT 和 60C 6 条引物,模板为 CEPH DNA,购自美国生物用品系统公司。

GeneScan–120LIZ 内标以及 DS–02 质控试剂盒,购自美国生物用品系统公司。

AcI 250 U/支、BsiYI 250 U/支、Mwol 250 U/支,购自 Promega 公司。

PCR 引物,均由上海博亚生物技术服务有限公司合成。

Tag DNA 聚合酶,由北京大学第一医院卜定方教授惠赠(5 U/ul)。

虾碱性磷酸酶(SAP)和核酸外切酶 I(EXOI),购自 Promega 公司。

甲酰胺和 SNP36–POP4E5 胶,购自美国生物用品系统公司。

异硫氰酸胍,购自北京华美公司。

3. 试剂配制

① 10×Tris–硼酸(TBE)溶液:Tris 54 g,硼酸 27.5 g,0.5 mol/LEDTA(pH 8.0) 20 mL,加三蒸水至 500 mL。

② PCR 10×buffer:100 mM Tris–HCl(pH 8.3)、500 mM KCl、15 mM MgCl$_2$。

③ 电泳上样缓冲液:0.25%二甲苯青,0.25%苯胺蓝,30%甘油。

④ 0.5 M EDTA(pH 8.0):在 80 mL 蒸馏水中加入 18.61 g EDTA·Na$_2$–2H$_2$O,加入 NaOH 调整 pH 至 8.0(此时 EDTA 才能溶解),定容至 100 mL。

⑤ 6%丙烯酰胺凝胶(29:1):在 400 mL 蒸馏水中加入 28 g 丙烯酰胺,2 g N,N'–亚甲双丙烯酰胺(甲叉),10×TBE 50 mL,搅拌溶解,定容至 500 mL;过滤;加入 0.65 mL N,N,N',NP'–四甲基乙二胺(TEMED),混匀;低温避光保存。使用时取出所需量,每 1 mL 丙烯酰胺溶液加入 2 μL 40%过硫酸铵,混匀后灌胶,约 40 min 后即可完全凝集。

⑥ 10×PBS 储存液:NaCl 80 g,KCl 2 g,Na$_2$HPO$_4$·7H$_2$O 11.5 g,KH$_2$PO$_4$ 2 g,

加水至 1 000 mL。

⑦ 红细胞裂解液：NH$_4$Cl 2 g,KHCO$_3$ 0.5 g,EDTA 0.02 g, 加蒸馏水至 500 mL, pH 约 7.1。

⑧ 结合液：1 M Tris-HCl(pH 7.5)5 mL, 终浓度 50 mM,0.5 mol/L EDTA(pH 8.0)4 mL, 终浓度 20 mM, 异硫氰酸胍 47.264 g, 终浓度 4 M, 加三蒸水至 100 mL。

⑨ 洗液：1 M Tris-HCl（pH 7.5)5 mL, 终浓度 50 mM,0.5 mol/L EDTA(pH 8.0)2 mL, 终浓度 10 mM,NaCl 1.168 8 g, 终浓度 200 mM, 加三蒸水至 100 mL。高压消毒后加入等量无水乙醇。

⑩ 核溶解缓冲液（NLB)：1 M Tris-HCl(pH 8.0)5 mL, 终浓度 50 mM Tris-HCl,NaCl 2.32 g 终浓度 400 mM,0.5 M EDTA（pH 8.0)0.4 mL, 终浓度 2 mM EDTA-Na, 加水至 100 mL。

⑪ 5 M NaCl:14.61 g NaCl 溶于 50 mL 水中(也可使用饱和 NaCl 溶液)。

⑫ 10%SDS:10 g 电泳级 SDS 溶于 90 mL 水中, 加热至 68℃助溶, 加入几滴浓盐酸调整 pH 至 7.2, 定容至 100 mL, 分装备用。

(三)实验方法

1. 核细胞提取

① 取肝素抗凝的外周血 5 mL 或骨髓 2 mL。

② 裂解红细胞, 加入红细胞裂解液 5 mL, 混匀, 静置 3 min, 离心,1 500 g× 10 min,2 次。

③ 加入 PBS 5 mL 混匀, 离心,1 000 g × 5 min, 弃上清液。

④ 移入 1.5 mL Ep 管中。

⑤ 高速离心几秒钟, 用微量移液器彻底吸去上清液共 2 次。

⑥ 置-70℃保存。

2. 高盐沉淀法提取基因组 DNA

① 取冻存的单个核细胞。

② 去上清液, 沉淀加入 600 μL NLB 重悬, 加入蛋白酶 K 至终浓度为 100 μg/mL。

③ 加入 60 μl 10% SDS,37℃过夜或56℃ 3 h,观察到液体黏稠度下降。

④ 加入 200 μl NaCl,振荡至出现大量白色絮状物。

⑤ 室温 10 000 rpm 离心 10 min。

⑥ 取上清液,加入等体积异丙醇,顺倒混匀至出现白色絮状物。

⑦ 室温 10 000 rpm 离心 10 min。

⑧ 70%乙醇洗涤沉淀。

⑨ 空气干燥 10 min,加入 TE(pH 8.0)溶解定量。

3. 人类 TPMT 基因部分含 SNP 的序列(大写字母为 SNP 的部位)

(1)第 5 外显子(G/C)

1   cotgcatgttctttgaaaccctatgaacctgaattcatataaattcctctaaattaaaga

61 aaatatatgcttactctaatataaccctctatttagtcatttgaaaacataatttaagtg

12 taaatgtatgattttatgcaggtttGcagaccggegacacagtgtagttggtgtggaaat

181 cagtgaacttgggatacaagaattttttacagagcagaatctttcttactcagaagaacc

241 aatcaccgaaattcctggaaccaaagtatttaaggtttgttttgatttgggtaaataatt

(2)第 7 外显子(G/A)

61 taaaaccatgaggggatggacagctctccacacccaggtccacacattcctctaggagga

121 aacgcagacgtgagatcctaataccttgacgattgttgaagtaccagcatgcaccatggg

181 ggacgctgctcatcttcttaaagatttgattttctcccataaaatgttttttctctttc

241 tggtaggacaaatattggcaaatttgacatgatttgggatagaggaGcattagttgccat

301 taatccaggtgatcgcaaatggtaagtaattttttcttttttttgtttagctgtcttaattt

(3)第 10 外显子(A/G)

1   aatccctgatgtcattcttcatagtattttaacatgttactcttttcttgtttcaggtaaa

61 atatgcaatatacgttgtcttgagaaggttgatgcttttgaagaacgacataaaagttgg

121 ggaattgactgtcttttttgaaaagttatAtctacttacagaaaagtaaatgagacataga

181 taaaataaaatcacactgacatgttttttgaggaattgaaaattatgctaaagcctgaaaa

（4）启动子（T/G，A/G）

781　gtccccgccttcgctttaacogcagogotcgctccgccctgcccatttccgcogctgo

841　gcaaaccccggcgcttggggaagtgggtggagtotgtTcaacgaggtacggggcgggagt

901　ggagacggggcgccgggagaggggcgggaactgaggcggggcgcgggaaagagAcgggg

961　cgcgggaaagaggcggggcgcgggcggaggcggggcgcggagaagtggcggaggtggaag

1021　cggaggcgtacccgcccctggggacgtcattggtggcggaggcaatggccggcaaccage

4. 引物设计

① 根据美国麻省理工学院 whitehead 研究所（http://www.genome.wi.mit.edu/cgi.bin/primer/primer3www.cg-i)建立的引物设计程序,分别设计 TPMT 第 5 外显子 G238C、第 7 外显子 G460A、第 10 外显子 A719G 的位点的特异性 PCR 引物（表1）,用于位点特异性片段的扩增。

表 1　位点特异性 PCR 引物序列

	EXON 5(SNP G/C)	EXON 7(SNP G/C)	EXON 10(SNP G/C)
野生型	gtatgattttatgcaggtttG	acatgatttgggatagaggaG	ctcatttacttttctgtaagtagaT
变异型	gtatgattttatgcaggtttC	acatgatttgggatagaggaA	ctcatttacttttctgtaagtagaC
公共引物	aagcccttgcttcttatact	ccacacagcttgaaagtgat	gacagagtttcaccatcttg

② 应用上述引物设计程序分别设计扩增包括 TPMT 第 5 外显子 G238C、第 7 外显子 G460A、第 10 外显子 A719G、启动子 A−91G 和 T−168G 的 PCR 引物（表2）,并使 SNP 位点尽可能位于 PCR 扩增片段的中部,便于限制性内切酶消化、变性高效液相色谱分析、SNaPshot 定点的序列分析以及 PCR 产物的 DNA 直接测序。

表 2　PCR引物序列

	EXON 5	EXON 7	EXON 10	promoter
上游	cctgcatgttctttgaaacc	ccaggtccacacattcctct	aatccctgatgtcattcttca	gctccgccctgcccattt
下游	caggaatttcggtgattggt	ttaccatttgcgatcacctg	ttcaattcctcaaaaacatgtca	gcctccgccaccaatgac
大小	257 bp	232 bp	219 bp	233 bp

③ SNaPshot 引物设计原则:在单个反应中各条引物的大小应相差 46 个核苷酸以上,以避免 SNaPshot 产物重叠,必要时可在引物的 5'端加非同源的多核苷酸。SNaPshot 对照引物的退火温度为 50℃,因此,引物互补区及其模板的 Tm 至少为 50℃。由于在毛细管中寡核苷酸的迁移率决定于其大小、核苷酸的成分以及颜色等,引物越短,漂移的可能性越大,因此要求每条引物在 30 个碱基以上。尽可能避免引物间形成发夹结构。在引物设计过程中,由于检测的位点较多,因此引物设计的长度为 20~52 bp。具体见表 3、表 4。

表 3   SNaPshot 引物设计

引物	产物长度	野生纯合型的信号颜色	基因型	SNP 位置
20A	21	红	野生纯合	第 10 外显子
28A	29	绿	野生纯合	启动子区
36G	37	黑	野生纯合	第 7 外显子
44T	45	红	野生纯合	启动子区
52G	53	黑	野生纯合	第 5 外显子

表 4   SNaPshot 引物序列

引物名称	5'------3'
52G5	tgt atc cca agt tca ctg att tcc aca cca act aca ctg tgt ccc cgg tct g
36G7	acc att tgc gat cac ctg gat tga tgg caa cta atg
20A10	ccc cct ttt ctg taa gta ga
44P1	aaa aaa agc aaa ccc cgg cgc ttg ggg aag tgg gtg gag tct gt
28P2	aaa aaa tga ggc ggg gcg cgg gaa aga g

5. 酶切位点的选择

应用限制性内切酶分析软件 webcutter （http:l/irst market.com/cutter/cut2.html）,分别分析 TPMT 外显子和启动子区的 SNP 引起 PCR 产物限制性内切酶谱的变化。

① TPMT 第 5 外显子:当第 238 位碱基由 G 变为 C 时(G238C),多出 3 个

酶切位点,分别为 Bsc41(151,ccnnnn/nnngg)、BsII（152,ccnnnnn/nngg）和 BsiYI（152,ccnnnnn/nngg）。

② TPMT 第 7 外显子:当第 460 位碱基由 G 变为 A 时(G460A),丢失了 2 个位点,分别为 BseRI(194,gaggagN101)和 Mwol(200,gcnnnnn/nngc)。

③ TPMT 第 10 外显子:当第 719 位碱基由 A 变为 G 时(A719G),多了 1 个位点,即 Accl(150,gt/mkac)。

④ TPMT 启动子:当第 91 位碱基由 A 变为 G 时(A91G),当第-168 位碱基由 T 变为 G 时(T-168G),未找到酶切位点。

⑤ 质粒 NeNos:作为阳性对照,经 PCR 扩增后,片段长度为 449 bp,第 189 位碱基处存在 BsiYI 酶切位点, 在第 73、104、133、173、212 位碱基处存在 Mwol 酶切位点。

6. 实验步骤

(1)限制性内切酶消化

限制性内切酶能识别 DNA 双链上特异的碱基序列并能将之切断, 不同的限制性内切酶有各自特异的识别序列。如果 SNP 改变了某种限制性内切酶的识别序列,由于碱基组改变,就会产生不同的酶切结果,这样仅仅通过 PCR 产物酶切后的电泳结果就很容易确定是否存在 SNP。

① PCR 扩增:PCR 体系为 25 μL,成分如下。

Tris-CI(pH 8.3)	10 mM
KCl	50 mM
$MgCl_2$	1.5 mM
dNTPs	0.2 mM/each
引物	10 pmol
DNA	0.2 μg
Taq DNA polymerase	IU

PCR 条件为 94℃ 1 min→94℃ 30 s→57℃ 30 s→72℃ 1 min→72℃ 10 min。

35 cycles

② 玻璃奶纯化 PCR 产物。

A. PCR 产物 25 μL, 加入结合液 25 μL, 玻璃奶 2 μL。

B. 混匀、放置 5 min, 以促进 DNA 吸附在玻璃奶上。

C. 离心 30 s, 弃上清液。

D. 加入洗涤液 50 μL, 用旋涡振荡器混匀, 离心 30 s, 弃上清液, 重复 2 次。

E. 离心 30 s, 吸尽洗涤液, 55℃ 干燥至玻璃奶完全干。

F. 加入消毒三蒸水 20 μL, 混匀、放置 2 min。

G. 12 000 rpm 离心 2 min, 吸出上清液即 DNA 溶液。

H. 将 DNA 溶液再次 12 000 rpm 离心 2 min, 小心吸出上清液, 留 1~2 μL 在底部, 以彻底清除残留的玻璃奶。

③ 酶切条件。

Accl:纯化的 PCR 产物 9 μL, Accl 0.5 U 以及 10× 反应缓冲液 1 μL, 37℃ 孵育 120 min, 放置 4℃ 保存。

BsiYI 和 Mwol:纯化的 PCR 产物 9 μL, BsiYI 或 Mwol 1 U 以及 10× 反应缓冲液 1 μL, 同时用质粒 NeNos 作为阳性对照, 60℃ 孵育 180 min, 放置 4℃ 保存。

④ 聚丙烯酰胺凝胶电泳。

A. 灌胶:6% 的聚丙烯酰胺凝胶 8 mL, 加入 40% 过硫酸铵 14 μL(4 m/7 μL), 待胶凝固约 30 min。

B. 上样:电泳槽中加入 1×TBE, 取 6× 上样 buffer 1 μL、5 μL PCR 产物混匀后上样。

C. 电泳:100 V 恒压电泳 1 h, 溴酚蓝移至凝胶中下 1/3 时, 停止电泳。

⑤ 银染。

A. 固定:固定液成分为 10% 乙醇, 1% 硝酸, 固定 5 min, 去离子水漂洗 2 遍。

B. 染色:成分为 0.3%AgNO$_3$ 加入 37% 甲醛 30 μL, 10 min, 去离子水漂洗 2 遍。

C. 显色：成分为 3%Na$_2$CO$_3$，加入 37%甲醛 30 μL 及 10 mg/mL 的 Na$_2$S$_2$O$_3$ 30 μL，作用至显出清晰条带为止。

D. 终止反应：10%乙酸作用 10 min。75%乙醇脱水 2 min。30%~50%甘油浸泡 1 min。玻璃纸封胶，置 4℃干燥 48 h。

（2）变性高效液相色谱分析（Denaturing High Perfomance Liquid Chromatography，DHPLC）

DHPLC 法需要用 WAVE DNA 片段分析系统。它是利用反向高效液相色谐法分离并检测异源双链。DHPLC 检测基因突变的基本原理是基于异源双链的形成，对于杂合性 SNP 的标本，PCR 产物中含有野生型和突变型 2 种 DNA，并且两者的比例为 1:1。将 PCR 产物变性复性，就会形成同源双链和异源双链。同样，将野生型和突变型 PCR 产物混合后，再变性复性，它们不仅形成同源双链，同时也错配形成异源双链，异源双链由于碱基对不匹配，在部分变性的温度条件下，就会在不匹配的碱基对处部分解链。由于单链 DNA 带负电荷减少，结合力弱，因此异源双链比同源双链先洗脱出来。由于在层析柱内保留时间的不同将同源双链与异源双链分离。

DNA 标本的选择：TPMT5、7 和 10 外显子区 3 个 SNP 位点的所有 PCR 产物作了 DHPLC。TPMT 启动子区 2 个 SNP 位点，由于 PCR 扩增时加入了 DMSO，后者属大分子，影响 DHPLC 的色谱柱的洗脱，故未做此项分析。

① PCR 扩增：PCR 体系为 50 μL，成分如下。

Tris-Cl（pH 8.3）	10 mM
KCl	50 mM
MgCl$_2$	1.5 mM
dNTPs	0.2 mM/each
引物	10 pmol
DNA	0.4 μg
Taq DNA polymerase	2 U

PCR 条件为 94℃ 1 min→94℃ 30 s→57℃ 30 s→72℃ 1 min→72℃ 10 min。

35 cycles

② WAVE 系统分析的基本流程。

A. PCR 产物的鉴定：在不变性的温度条件下进行，用聚丙烯酰胺凝胶电泳鉴定 DNA 片段大小，PCR 产物的纯度。

B. DPLC 分离条件的选择：温度的选择，应在接近 DNA 溶解温度（Tm）附近进行，突变检测时色谱柱温的选择与野生型 DNA 解链温度 Tm 值有关，Tm 是指半数 DNA 双链分子解链时的温度，部分变性温度即在接近 DNA 解链温度 Tm 附近进行检测。计算机软件可根据 DNA 序列预测 Tm 值，一般在 Tm 值上下 2℃ 范围内进行检测。分离梯度的选择，将 DNA 序列及选择检验的方式输入计算机，软件系统可自动模拟选择最佳分离梯度。

C. 色谱峰的鉴别：已知野生型，在不变性和部分变性温度条件下，均为单一峰。已知杂合子变异型，不与野生型断混合，经过变性复性过程，在部分变性温度的条件下华的数和峰的对称性有改变，可与野生型比较进器引。已知纯合千变异型，需与野生混合，经过复性过程，在部分变性温度的条件下，色谱峰的个数和峰的对称有改变，可与野生型比较进行鉴别。未知样品，需与野生型混合，经过变性复性过程，在部分变性温度的条件下，若有突变则色谱峰的个数和峰的对称性有改变，可与野生型比较进行鉴别，若没有突变，则为单一峰。

（3）位点特异性 PCR（Allele-specifiePCR）。

在 PCR 引物中越靠近 3'末端的序列，和引物的特异性关系越强，5'端序列和引物特异性关系较差甚至无关。因此，根据 DNA 聚合反应时引物 3'末端的正确碱基配对有特别严格的要求，可以用来识别有无错配位点。将 SNP 位点设计在引物 3'端的第一位碱基上，就可以用 PCR 技术选择性扩增不同 SNP 的位点。这个方法的优势是将扩增和检测合二为一，具有快速灵敏的特点。

① PCR 扩增：PCR 体系为 25 μL，成分如下。

Tris-Cl(pH 8.3)   10 mM

KCl	50 mM
MgCl$_2$	1.5 mM
dNTPs	0.2 mM/each
引物	10 pmol
DNA	0.2 μg
Taq DNA polymerase	1 U

PCR 条件为 94℃ 1 min→94℃ 30 s→56~63℃ 30 s→72℃ 1 min→72℃ 10 min。

35 cycles

② 聚丙烯酰胺凝胶电泳及银染(同前)。

(4)SNaPshot(定点的序列分析)

应用 3100 型全自动 DNA 分析仪和 SNaPshot 多重试剂盒进行 SNP 的检测。它应用了 DNA 直接测序的双脱氧终止法原理,也称微测序(mimi-sequening),所不同的是反应中只有荧光标记的 ddNTP,而无 dNTPs。由于每个 SNP 位点的引物 3'端都紧靠 SNP 点,因此每一条引物在聚合酶作用下,根据模板的序列只延伸一个核苷酸。dNTP 是用不同荧光标记,因此根据所发出的荧光颜色,可判定 SP 位点的序列。多重 SNaPshot 流程:模板的扩增、PCR 产物纯化、荧光标记反应、纯化、电泳、分析。选择急性白血病患者 DNA 标本 50 例,其中 TPMT 低活性 15 例,正常活性者 35 例,随机选择健康成人 DNA 标本 35 份。

① PCR 扩增。

用 PCR 引物进行 TPMT 外显子 5、7、10 各 SNP 位点的模板扩增,扩增条件同前。启动子区 PCR 体系为 25 μL,成分如下。

Tris–Cl(pH 8.3)	10 mM
KCl	50 mM
MgCl$_2$	0.8 mM
dNTPs	0.2 mM/each
引物	10 pmol

DNA	0.2 μg
Taq DNA polymerase	1 U
DMSO	1.25 μL

PCR 条件为 94℃ 1 min→94℃ 30 s→58℃ 30 s→72℃ 1 min→72℃ 10 min。

　　　　　　　　　　　　35 cycles

② PCR 产物纯化(用于除去 PCR 引物及 dNTPs)。

常规扩增的 PCR 产物 15 μL,加入 SAP 5 U 充分混匀后,再加入 EXOI 2 U 充分混匀后,37℃孵育 1 h,然后 75℃ 15 min,使 SAP 和 EXOI 灭活,产物放置 4℃保存。

③ 荧光标记反应(SNaPshot Reaction)。

A. 准备控制反应:反应体系为 10 μL,阳性对照包括 SNaPshot Mix 5 μL,控制模板 2 μL,控制引物 1 μL,去离子水 2 μL。阴性对照包括 SNaPshot Mix 5 μL,控制引物 1 μL,去离子水 4 μL。

B. 准备标本反应:4 种纯化后的 PCR 产物模板等体积混合,将 5 种 SNaPshot 引物混合,使每种引物终浓度为 0.2 μM,然后根据信号强度调整引物浓度。标本反应体系为 10 μL,包括 SNaPshot Mix 5 μL,混合的模板 3 μL,混合的引物 1 μL,去离子水 1 μL。

PCR 条件为 96℃ 10 s→50℃ 5 s→60℃ 30 s→4℃。

　　　　　　　　　　　　25 cycles

C. SNaPshot 产物的纯化(除去 ddNTP):SNaPshot 产物中加入 SAP 1 μL,充分混匀后,37℃孵育 1 h,然后 75℃,15 min 使 SAP 灭活,放置 4℃。

④ 毛细管电泳:在首次电泳前,应用 DS-02 质控试剂盒校正毛细管参数。取甲酰胺 9 μL,加入 SNaPshot 产物 0.5 μL 和内标 0.5 μL,充分混匀后 95℃,5 min 变性,放置 4℃待测。电泳步骤包括毛细管灌胶,电进样及电泳(毛细管和电极深入样品溶液中,加电压,带负电荷的 DNA 分子进入毛细管,并在电场作用下向阳极泳动)。

⑤ 荧光激发及检测:带 5 色荧光标记的 DNA 片段按大小不同分别经过激光检测区,单个氩离子多组激光,激发主波长为 488 nm 和 514.5 nm,激光激发荧光,产生长波长的荧光信号,发射的荧光信号被冷探头收集,软件将光学信号转变为电泳图谱,自动分析(表5)。

表 5　ddNTP颜色的设计

ddNTP	Dye Label	Color of Analyzed Data
A	dR6G	Green
C	dTAMRA	Black
G	Dr110	Blue
T(U)	dROX	Red

⑥ 自动分析(电泳结果分别由两大软件包自动分析):测序分析,一种颜色代表一个碱基;片段分析,由长度标准曲线得出片段大小。

⑦ 数据分析:采用 3100 Data Collection version3.7 软件进行数据处理。

7. DNA 测序

(1)确定目的条带:经位点特异性 PCR 和 PCR 扩增的目的片段,经过聚丙烯酰胺凝胶电泳证实后,对每一位点均进行 DNA 测序以确认。

(2)对位点特异性 PCR 扩增的野生型和变异型条带,用双侧引物分别作进行 DNA 直接测序。

(3)对限制性内切酶消化得到的阳性条带应用双侧引物分别测序确认。

(4)对 DHPLC 和 SNaPshot 发现的变异峰应用双侧引物分别测序以进一步鉴定。

(五)统计学分析

采用直接计数法计算健康成人和脐血标本中 TPMT 基因中 5 个 SNP 位点多态性的频率, 代表中国人群中这方面资料。急性白血病患者 TPMT 基因中 5 个位点多态性的频率单独计算。

二、结果

(一)限制性内切酶消化法能准确地检测 TPMT 基因外显子区的 SNP

应用 TPMT 第 5 外显子的引物进行 PCR 扩增,经聚丙烯酰胺凝胶电泳后获得一个约 250 bp 的片段,DNA 测序确认目的片段为 257 bp。当 TPMT 第 5 外显子第 238 位碱基由 G 变为 C 时（G238C）,多出 3 个酶切位点,分别为 Bsc41（151,ccnnnn/nnngg）、BsII（152,ccnnnnn/nngg）和 BsiYI（152,ccnnnnn/ngg）,我们选择 BsiYI。将检测标本与阳性对照质粒 NeNos 的 PCR 产物(其 PCR 扩增片段为 449 bp)进行玻璃奶纯化。然后用 BsiYI(1 U/标本)在 60℃,消化 180 min。经聚丙烯酰胺凝胶电泳得到质粒 NeNos 的酶切片段为 260 和 189 bp,证明 BsiYI 的活性正常。所有 630 例 DNA 标本均为 257 bp 的单一条带(图 2),其中 10 例经过 DNA 测序印证,符合率为 100%。

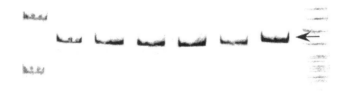

图 2　BsiYI 消化 TPMP 第 5 外显子(目的片段为250 bp,与箭头所指的
阴性对照片段相同,质粒 NeNos 的酶切片段为 260 和 189 bp）

应用 TPMT 第 7 外显子的引物进行 PCR 扩增,经聚丙烯酰胺凝胶电泳后获得一个约 230 bp 大小的片段,DNA 测序确认目的片段为 232 bp。当 TPMT 第 7 外显子第 460 位碱基由 G 变为 A 时(G460A),丢失了 2 个位点,分别为 BseRI（194,gaggagN101）和 Mwol（200,gcnnnnn/nngc）,我们选择 Mwol。将检测标本和阳性对照质粒 NeNos 的 PCR 产物进行玻璃奶纯化,然后用 Mwol(1 U/标本)进行消化,最适的消化条件为 60℃、180 min。经聚丙烯酰胺凝胶电泳得到质粒 NeNos 的酶切片段为 73、104、133、173 和 212 bp,证明 Mwol 活性正常。630/630 例 DNA 标本经 Mwol 消化后为 200 和 32 bp 的 2 条带（图 3）,其中 10 例经过

DNA 测序印证,符合率为 100%。

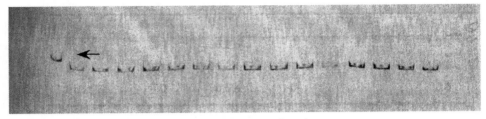

图 3　Mwol 消化 TPMP 第 7 外显子

注:目的片段为 200 bp,箭头所指的阴性对照片段为 230 bp,质粒 NeNos 的酶切片段为 260、173 和 212 bp

应用 TPMT 第 10 外显子的引物进行 PCR 扩增,经聚丙烯酰胺凝胶电泳后获得一个约 220 bp 大小的片段,DNA 测序确认目的片段为 219 bp。当 TPMT 第 10 外显子区第 719 位碱基由 A 变为 G 时(A719G),多了 1 个 Accl 的切点(150,gt/mkac)。检测标本用 Accl(0.5 U/标本)消化,最适的消化条件为 37℃、120 min。630 份 DNA 标本中,经聚丙烯酰胺凝胶电泳得到的杂合条带 22 例(图 4),其中急性白血病患者为 10/280 例(3.6%),健康成人为 9/250 例(3.6%),脐血标本为 3/100 例(3%)。10/22 例杂合条带经过 DNA 测序证实为杂合性 A719G。Accl 酶切与 DNA 序列分析符合率为(20/20 例)100%(图 5)。健康成人、脐血和急性白血病患者变异的等位基因类型和频率无明显差异(表 6)。

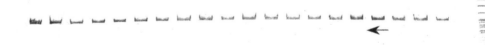

图 4　Accl 消化 TPMP 第 10 外显子

注:目的片段为 219 bp,箭头所指为其中 1 例杂合性 A719G,片段分别为 219、150 和 69 bp

1 个 TPMT 纯合野生型家系(包括患者、父母、祖父母)和 1 个杂合变异型家系(包括患者、其父母)经 Accl 酶肌只有杂合家系中患者及其母出现杂合条带。24 例急性白血病患者分别在初诊、缓解和停药阶段进行 TPMT 外显子区 3 个 SNP 位点检测,未发现 TPMT 基因型的改变。

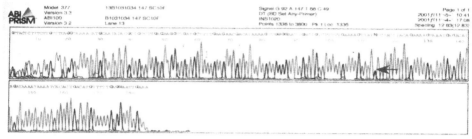

图 5 应用 PCR 引物分析的 1 例 TPMT 第 10 外显子序列

表 6 PMT 基因中 3 个 SNP 位点变异和频率分布

	标本数	TPMT*1	TPMT*2	TPMT*3A	TPMT*3C
患者	280	98.2%	0	0	1.8%
健康成人	250	98.2%	0	0	1.8%
脐血	100	98.5%	0	0	1.5%

箭头所指为杂合性 A719G,N 处为 A/G:

GTTACTCTTTCTTGTTTCAGGTAAAATATGCAATATACGTTGTCTTGAGAAG

GTTGATGCTTTTGAAGAACGACATAAAAGTTGGGGAATTGACTGTCTTTTT

GAAAAGTTAT**N**TCTACTTACAGAAAAGTAAATGAGACATAGATAAAATAA

AATCACACTGACATGTTTTTGAGGAATTGAAA

(二)变性高效液相色谱分析技术能快速筛选出 TPMT 第 5 和第 10 外
显子区的 SNP,但不能检测出第 7 外显子的 SNP

1. TPMT 第 5 外显子区 SNP 的筛选结果

用 TPMT 第 5 外显子引物进行 PCR 扩增并确认目的片段。WA VEmaker 软
件根据此区的 DNA 序列预测 Tm 值,根据 DNA 溶解曲线(图 6)确定柱箱温度
为 53℃,洗脱参数见表 7。630/630 例 DNA 标本的色谐峰均为单峰(图 7),将单
峰标本进行 1:1 混合后重新进样,630/630 例色谱峰也为单峰(图 8),未筛选出
杂合峰。此结果与酶切的一致率为 100%。

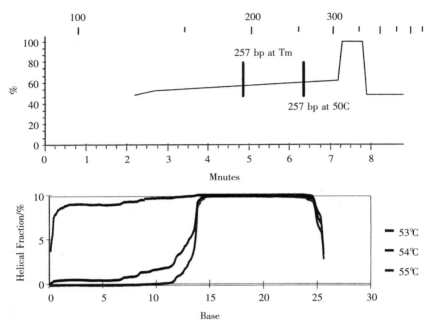

图 6　TPMT 第 5 外显子溶解曲线

注:上图为 Tm 值,下图可见 53℃时 DNA 部分解链最好

表 7　第 5 外显子洗脱参数(载样时乙腈为 48%)

Step	Time	%A	%B
Loading	0.0	52	48
Start Gradient	0.5	47	53
Stop Gradiet	5.0	38	62
Start Clean	5.1	0	100
Stop Clean	5.6	0	100
Start Equilibrate	5.7	52	48
Stop Equilibrate	6.6	52	48

2. TPMT 第 7 外显子 SNP 的筛选结果

用 TPMT 第 7 外显子的引物进行 PCR 扩增并确认目的片段,同酶切方法。WAVEmaker 软件根据此区 DNA 序列预测 Tm 值,根据 DNA 溶解温度曲线选择柱箱温度为 57℃(图 9),洗脱参数见表 8。316/630 例标本为单峰,214/630(34%)

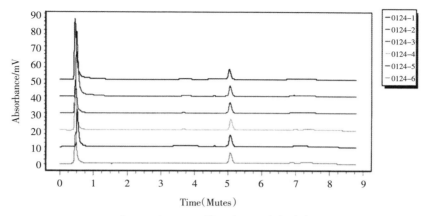

图 7　6 例 TPMT 第 5 外显子的色谱峰
注:均为单峰

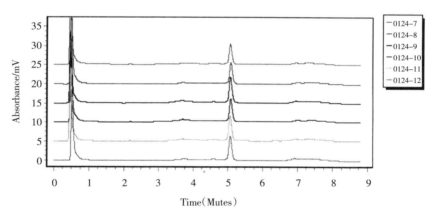

图 8　6 例单峰标本 1:1 混合后第 5 外显子的色谱峰
注:均为单峰,即无纯合变异

为杂合峰,均为 4 条峰(图 10),此结果与酶切不符。将单峰标本进行 1:1 混合后重新进样也有杂合峰出现(图 11)。分别选择 5 例首次进样和混合进样出现杂合峰的标本进行 DNA 测序分析,结果证实此区无序列变异(图 12)。

　　将柱箱温度从 54~60℃逐渐升高,观察色谱峰的变化,结果显示,杂合峰标本在 54℃和 60℃为单峰,55~59℃均为杂合峰,但 57℃峰形最好(图 13)。而单峰标本峰形未随温度发生变化(图 14)。这说明 DHPLC 的检测误差并不是柱箱温度不合适引起的。

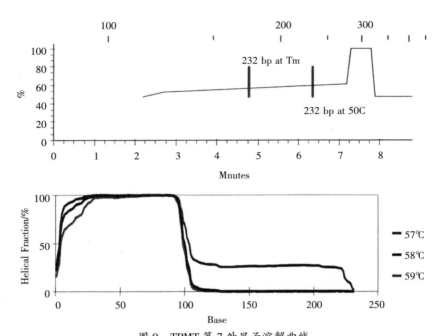

图 9　TPMT 第 7 外显子溶解曲线

注:上图为 Tm 值,下图可见 57℃时 DNA 部分解链最好

表 8　TPMT 第 7 外显子洗脱梯度(载样时乙腈为 47%)

Step	Time	A/%	B/%
Loading	0.0	53	47
Start Gradient	0.5	48	52
Stop Gradiet	5.0	39	61
Start Clean	5.1	0	100
Stop Clean	5.6	0	100
Start Equilibrate	5.7	53	47
Stop Equilibrate	6.6	53	47

3. TPMT 第 10 外显子 SNP 的筛选结果

用 TPMT 第 10 外显子区的引物进行 PCR 扩增并确认目的片段。Wave Maker 软件根据此区 DNA 序列预测 Tm 值,然后根据 DNA 溶解温度曲线选择柱箱温度为 54℃(图 15)。洗脱参数见表 9。608/630 例为单峰,杂合峰为 22/630

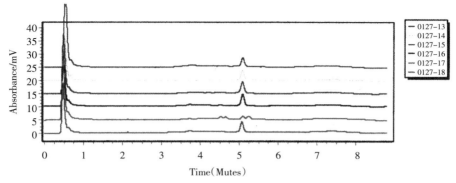

图10 6例 TPMP 第7外显子色谱图

注:1例为杂合峰

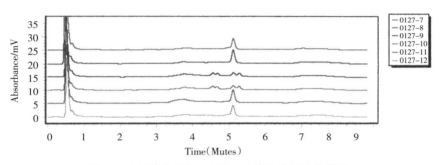

图11 6例单峰标本 1:1 混合后第7外显子色谱图

注:2例为杂合峰,提示可能有纯合变异

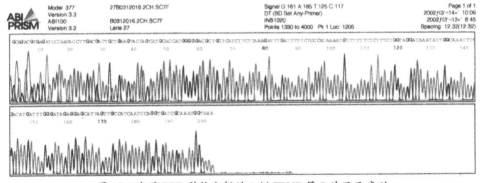

图12 应用 PCR 引物分析的 1 例 TPMP 第7外显子序列

注:粗体字为 SNP 位点(460G)

GCAGACGTGAGATCCTAATACCTTGACGATTGTTGAAGTACCAGCATGCAC
CATGGGGGACGCTGCTCATCTTCTTAAAGATTTGATTTTTCTCCCATAAAAT
GTTTTTTCTCTTTCTGGTAGGACAAATATTGGCAAATTTGACATGATTTGGG
ATAGAGG**G**CATTAGTTGCCATCAATCCAGGTGATCGCAAATGGTAAA

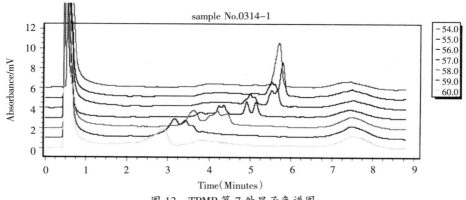

图 13　TPMP 第 7 外显子色谱图

注：1 例杂合峰标本的 DNA 溶解温度从 54~60℃时色谱峰的变化，54℃和 60℃为单峰，其他均为 4 峰，57℃峰形最好

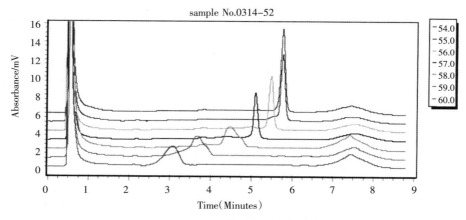

图 14　TPMP 第 7 外显子色谱图

注：1 例单峰标本 DNA 溶解温度从 54~60℃时，色谱峰均为单峰

（图 16），将各单峰标本进行 1:1 混合后重新进样无杂合峰出现（图 17）。此结果与酶切的一致率为 100%。10 例杂合峰标本进行 DNA 直接测序，证实结果为杂合变异。

（三）位点特异性 PCR 不能检测出 TPMT 基因外显子区的 SNP

分别用 TPMT 第 5 外显子 G238C、第 7 外显子 G460A 和第 10 外显子 A719G 的野生型和变异型的位点特异性引物进行 PCR 扩增，经聚丙烯酰胺凝胶电泳后获得 3 个分别约 302、289、308 bp 大小的片段，DNA 序列分析确认为

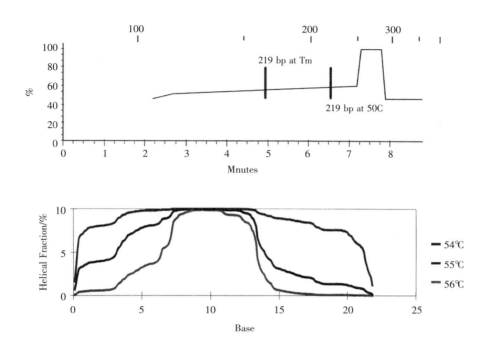

图 15　TPMT 第 10 外显子分离梯度

注:上图为 Tm 值,下图可见 54℃时 DNA 部分解链最好

表 9　TPMT 第 10 外显子洗脱梯度(载样时乙腈为 46%)

Step	Time	A/%	B/%
Loading	0.0	54	46
Start Gradient	0.5	49	51
Stop Gradiet	5.0	40	60
Start Clean	5.1	0	100
Stop Clean	5.6	0	100
Start Equilibrate	5.7	54	46
Stop Equilibrate	6.6	54	46

目的片段(图 18)。在检测的 100 例急性白血病患者和 50 例健康成人的 DNA 标本中,TPMT 第 5 外显子 G238C 的变异型条带出现率为 50%。应用国内文献提供的此区的位点特异性引物进行 PCR 扩增,变异型条带出现率为 30%~50%。第

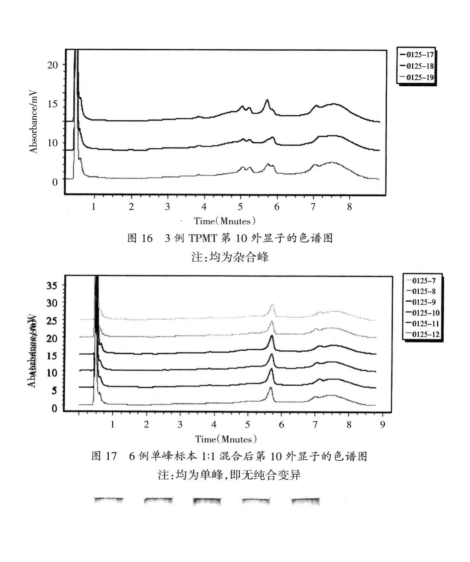

图 16　3 例 TPMT 第 10 外显子的色谱图

注:均为杂合峰

图 17　6 例单峰标本 1:1 混合后第 10 外显子的色谱图

注:均为单峰,即无纯合变异

图 18　5 例第 7 外显子野生型引物扩增的目的条带(290 bp)

7 外显子 G460A 的变异型条带出现率 90%~100%(图 19)。不断升高退火温度
(56~63℃),变异型条带逐渐变浅(图 20)。TPMT 第 10 外显子 A719G 的变异型
条带出现率为 70%。应用双侧引物分别进行 DNA 测序印证以上 3 个位点的变
异条带标本各 10 例,均为假阳性(图 21)。

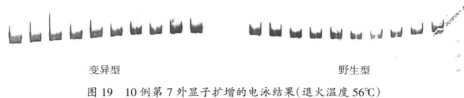

图 19　10 例第 7 外显子扩增的电泳结果(退火温度 56℃)

注:左侧为用变异型引物;右侧为用野生型引物

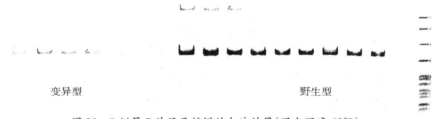

图 20　9 例第 7 外显子扩增的电泳结果(退火温度 63℃)

注:左侧为用变异型引物;右侧为用野生型引物

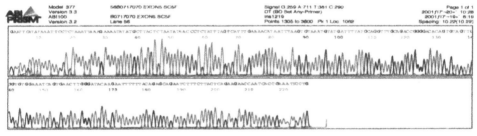

图 21　1 例应用 PCR 引物分析第 5 外显子序列

注:序列中的粗体 G 为 SNP 位点

GAATTCATATAAATTCCTCTAAATTAAAGAAAATATATGCTTACTCTAATATAA
CCCTCTATTTAGTCATTTGAAAACATAATTTAAGTGTAAATGTATGATTTTATG
CAGGTTT**G**CAGACCGGGGACACAGTGAGTTGGTGTGGAAATCAGTGAACT
TGGGATACAAGAATTTTTTACAGAGCAGAATCTTTCTTACTCAGAAGAACCA
ATCACCGAAATTCCTG

（四)SNaPshot 定点的序列分析检测 TPMT 基因外显子和启动子区的SNP
准确率高

用 TPMT 第 5、7、10 外显子和启动子的 PCR 引物进行 PCR 扩增,经聚丙烯
酰胺凝胶电泳后获得 4 个分别为 302、289、308、233 bp 的片段。用 SAP 和 EXOI
纯化待测标本的 PCR 产物和对照标本,与荧光标记的 dNTP 进行 PCR 扩增。应

用 SAP 再纯化除去反应中剩余的 ddNTP,然后进行毛细管电泳,约 30 min 即检测完毕,采用 3100 数据分析软件 3.7 进行图像和数据分析。

阳性对照标本峰形好,内标各点成直线,提示电泳条件合适(图 22)。85 例标本的内标曲线均呈直线,分别在 28、31、34、41、48 和 55 bp 处出现蓝、红/黄、蓝、黄、蓝和绿峰,且峰高均在 50 以上(图 23、图 24)。经 DNA 序列分析确定 31、

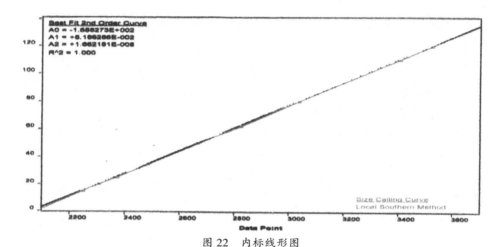

图 22 内标线形图

注:红色为预计值,黑色为测定值,均为直线提示电泳条件良好

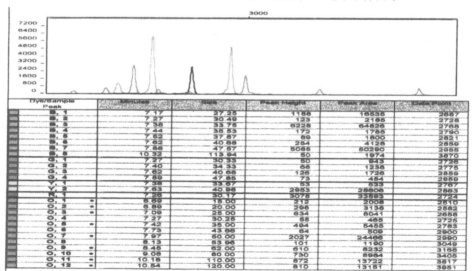

图 23 SNaPshot 检测的 5 色峰

注:粉色为内标,分别为 15、20、25……120 bp

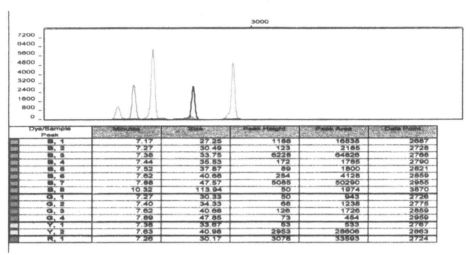

图 24　SNaPshot 检测的 4 色峰

注:无内标,红为 T,蓝为 G,黄为 C

34、41、48 bp 为目的峰。31 bp 处出现红(代表 T)和黄(代表 C)杂合峰 22 例(图
25),与酶切结果的一致率为 100%,与 DNA 直接序列分析的符合率也为 100%
(表 10)。41 bp 处均为黄色单峰,代表碱基为 C,与酶切的一致率为 100%。34 bp
和 48 bp 均为单色蓝峰(图 26),代表碱基为 G,其中 13 例经过 DNA 直接序列
分析确认(图 27),与国外报道的在 TPMT 启动子区−168 和−91 处野生型为 T 和

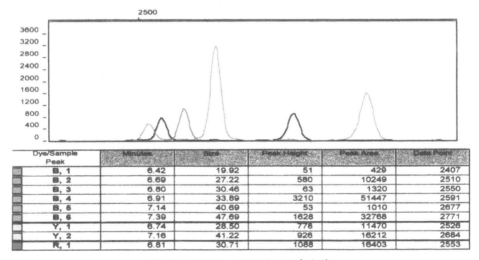

图 25　SNaPshot 检测的 1 例杂合峰

注:红和黄(黑)分别为 30.71 和 28.50 bp

表 10　SNaPshot 定点的序列分析、与酶切和 DNA 测序 3 种方法检测 SNP

	WXON5		WXON7		WXON10		Promoter−168		Promoter−91	
	G	C	G	A	A	G	T	G	A	G
酶切	630/630	0/630	630/630	0/630	630/630	22/630				
SNaPshot			85/85	0/85	85/85	22/85	0/85	85/85	0/85	85/85
序列分析	10/10	0/10	10/10	0/10	20/20	10/20	0/13	13/13	0/13	13/13

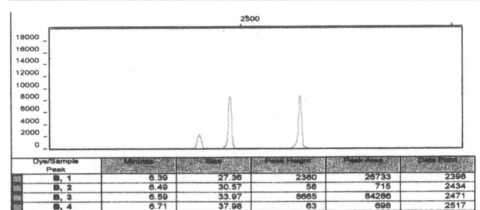

图 26　SNaPshot 检测的单色峰

注:启动子区的蓝色峰,分别为 33.97 bp 和 47.66 bp

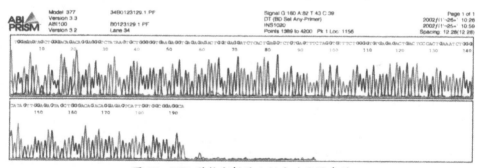

图 27　PCR 引物分析的 1 例启动子区序列

注:粗体字为 SNP 位点

GCAAACCCCGGCGCTTGGGGAAGTGGGTGGAGTCTGT**G**CAACGAGGTACG
GGGCGGGAGTGGAGACGGGGCGCCGGGAGAGGGGGCGGGAACTGAGGCG
GGGCGCGGGAAAGAG**G**CGGGGCGCGGGAAAGAGGCGGTGCGCGGGCGGA
GGCGGGGCGCGGAGAAGTGGCGGAGGTGGAAGCGGAGGCGTACCCGCCCC
TGGGGACGTCATTGGTGGCGGAGGCA

A 不同,85/85 例标本 TPMT 启动子区–168 和–91 均为 G,未发现 T 和 A。

三、小结

（一）中国汉族人群 TPMT 基因中 5 个 SNP 位点的多态性分布情况

对所研究人群应用 4 种方法检测了 TPMT 基因第 5、7、10 外显子区的 3 个 SNP 位点,并以 DNA 测序作对照。结果表明,以北京地区健康献血员和脐血为代表的中国汉族人群 TPMT 基因外显子区 3 个 SNP 位点的多态性频率总共为 3.4%,远低于白种人和黑种人,变异的位点只有 TPMT 第 10 外显子区 719AG,等位基因为 TPMT*3C,且均为杂合变异(TPMT*3C/TPMT*1),未发现纯合变异。所研究的人群中, 未发现 TPMT 第 5 外显子区 238GC 和第 7 外显子区 460GA,即未检测到 TPMT*2 和 TPMT*3A。健康成人、脐血和急性白血病患者等位基因类型和变异频率无明显差异。SNaPshot 定点的序列分析 TPMT 基因启动子区–168 和 91 处未发现多态现象, 与国外报道的此区野生型为 T 和 A 不同,8585 例–168 和 91 均为 G,未发现 T 和 A,即 TPMT 启动子区–168 和 91 处 G 为中国人的野生型。

（二）比较几种 SNP 检测方法的优劣

为了使 TPMT 基因的 SNP 检测结果可靠, 我们采用了以 PCR 为基础的 4 种方法。TPMT 外显子区 3 个常见的 SNP 位点均有限制性内切酶谱的变化,BsiYI、MwoI 和 AccI 分别消化 TPMT 第 5、7 和 10 外显子区的 SNP 位点,结果与 DNA 直接测序的符合率为 100%,检测结果可靠。由于未找到 TPMT 启动子区 2 个 SNP 的酶切位点, 必须结合其他方法进行检测。位点特异性 PCR 方法检测 TPMT 外显子区 3 个常见的 SNP 位点的假阳性率很高, 不能很好地区分 TPMT 这些位点的野生型与变异型等位基因。实验结果表明,DHPLC 能准确而迅速地检测 TPMT 基因第 5 和 10 外显子区的 SNP,筛选结果与酶切的一致率为 100%。与 DNA 直接测序的符合率也为 100%。但 DHPLC 检测第 7 外显子区 SNP 时杂合峰出现率很高,DNA 直接测序证实杂合峰均为假阳性。因此 DHPLC 不适于这一位点的检测。SNaPshot 定点的序列分析结果准确,检测 85 例 TPMT 基因外显子和启动子区全部 5 个 SNP 位点,结果进一步证实了酶切和 DHPLC 检测 TPMT 第 5 和 10 外显子 SNP 是可靠的,而定点的序列分析 TPMT 第 7 外显子 SNP 的检测结果进一步表明,DHPLC 检测此区的结果不可信。

通过比较几种 SNP 的检测方法进一步表明,应根据标本量和实验条件首选限制性酶切,DNA 测序或 SNaPshot,有时需要几种方法的相互补充。

第二部分　巯嘌呤甲基转移酶 SNP 基因型与基因产物活性关系的研究

TPMT 是 6-MP 及其他巯嘌呤类药物代谢过程中的关键酶之一。能特异地催化这类药物的甲基化,从而影响其主要代谢产物(6-TGN)的形成。目前的研究已表明,TPMT 具有遗传多态性,且多态性有种族差异,使个体间 6-TGN 浓度差异很大。TPMT 缺乏者,用标准剂量的巯嘌呤类药物可能导致严重的毒副作用,而过高的 TPMT 活性会影响 6-TGN 的形成,对标准剂量的药物无反应。人群普查发现,红细胞内 TPMT 活性分 3 种:90% 为高活性,10% 为低活性,约0.3% 为活性缺乏者。家系和分子遗传学研究表明,10% 低活性者为 TPMT 杂合子,TPMT 活性缺乏者为变异的纯合子。TPMT 活性高低的分子基础已经明确,常见的 3 种变异型 TPMT 等位基因(TPMT*2、TPMT*3A、TPMT*3C)与酶活性减低有关,表达的 TPMT 蛋白活性可能降低 100~200 倍。在这部分研究中,我们用高效液相色谱分析(high performance liquid chromatography,HPLC)技术测定所研究人群中红细胞内 TPMT 活性,并结合 TPMT 基因型检测结果,分析 TPMT 基因型与其产物活性的关系。HPLC 测定红细胞内 TPMT 活性的基础是,应用非放射性 S-腺苷蛋氨酸(S-adenol-L-methionine,SAM)作为甲基供体,6-MP 经TPMT 甲基化为 6-MeMP。将 1 mL 红细胞在 37℃孵育 60 min 形成 1 nmol 的 6-MeMP 定义为 1 UTPMT。

一、材料与方法

(一)研究对象

① 280 例急性白血病患者且 2 个月内无输血史。

② 250 例健康成人和 100 例新生儿脐血标本。

(二)实验仪器与试剂

1. 主要实验仪器

LC-9A 高效液相色谱分析仪,购自日本岛津公司。

SPD-2A 紫外检测器,购自日本岛津公司。

Dupond-ODS 色谱柱,购自美国杜邦公司。

CR-3A 色谱记录仪,购自日本岛津公司。

SCR-20B 低温离心机,购自日本日立公司。

Cel-DYN1300 血球计数仪,购自美国雅培公司。

2. 主要试剂

标准品 6-MP、6-MeMP、SAM、DTT,购自美国 Sigma 公司。

甲醇、甲苯、戊醇、乙酸苯汞等均为分析纯,购自北京化学试剂公司。

3. 试剂配制

(1)标准品储备液

① 6-MP($250\ \mu g/mL$):精取 6-MP 标准品 2.5 mg,用 0.1 M NaOH $400\ \mu L$ 溶解后,加 0.1 M HCl 1.04 mL,10 mM DTT 1 mL,加水至 10 mL,放置 4℃避光保存。

② 6-MeMP($100\ \mu g/mL$):精取 6-MeMP 标准品 10 mg,用 1 M NaOH 1.5 mL 和 1 M HCl 1.5 mL 溶解,加水至 100 mL,置 4℃避光保存。

(2)乙酸苯汞加合物

精取乙酸苯汞(PMA)43.8 mg、戊醇1.5 g,加入甲苯至 100 mL,轻轻振荡 1 h,使 PMA 完全溶解。溶液中 PMA 和戊醇的浓度分别为 1.3 mM 和 170 mM。

(3)流动相

甲醇与双蒸水的比例为 20:80,溶液中含三乙胺 100 mM、DTT 0.5 mM,用正磷酸调至 pH 3.2,脱气后备用。

（4）250 mM 磷酸钠缓冲液（pH 9.2）

溶液 A 0.5 mol/L NaH$_2$PO$_4$ 50 mL,溶液 B 0.5 mol/L,Na$_2$HPO$_4$ 100 mL。将溶液 B 95 mL 中加入溶液 A,再调至 pH 9.2。

（5）250 μM SAM 溶液

精取 SAM 5 mg,加水至 5 mL,混匀后取原液 1 mL,加水至 10 mL,置 4℃避光保存。

（三）实验方法

1. 样本的采集和处理

取正常成人和急性白血病患者静脉血或脐血 3 mL,用肝素抗凝,在 2 h 内分离出红细胞（640×g、4℃、10 分），然后用生理盐水洗脱红细胞 2 次（640×g、4℃、10 min）;加入 2 mL 生理盐水,进行红细胞计数后,加入 4 倍冷蒸馏水裂解红细胞（14 000×g、4℃、10 分）,置-80℃保存待测。

2. TPMT 活性测定步骤

（1）孵育

精取裂解的红细胞液 100 μL,加 6–MP 储备液 90 mL、250 mM 磷酸钠缓冲液（pH 9.2）15 uL,放置 37℃水浴中振荡 10 min 后加入 250 μM SAM 24 μL、30 mM DTT 8 μL,此时溶液的终体积 237 μL,pH 7.5,6–MP 的浓度为 558 μM,放置 37℃水浴孵育 60 min。

（2）6–MP 和 6–MeMP 的抽提

在孵育后的红细胞中加 3.5 mM DTT 850 μL、1.5 M H$_2$SO$_4$ 500 uL,加热 100℃、2 h;冷却后加 3.4 M NaOH 500 μL,PMA 加合物 8 mL,振荡 10 min 后离心（900×g、10℃、5 min）,上清液加甲苯 6 mL 和 0.1 M HCl 200 μL,涡旋震荡 20 s×4次。在同条件下离心后,弃去甲苯层,最后留 HCl 溶解的残余物 200 μL,取 50 μL 进样。

（3）色谱条件及定量方法

HPLC 检测红细胞内 TPMT 活性的是应用非放射性 SAM 作为甲基供体,

6-MP 经 TPMT 甲基化为 6-MMP。红细胞内巯嘌呤核苷酸在酸性溶液中,加热 1 h 可完全水解形成相应的嘌呤碱。根据巯嘌呤类化合物的极性,用 C_{18} ODS (4.6 mm×250 mm、粒径 10 μm)反相色谱柱,吸收度 0.02Aufs;流动相为甲醇:水 (20:80),流速 1.0 mL/min。嘌呤碱具有强烈的紫外吸收特性,6-MeMP 的紫外最大吸收波长为 303 nm。根据 6-MP 和 6-MeMP 的极性,经过色谱柱时滞留时间不同,从而应用紫外检测器将 6-MP 和 6-MeMP 检测出来。用红细胞标准品求出校正系数(组分浓度/峰高),然后计算样品的浓度,最后得到相应的 TPMT 活性(U)。

3. 质量控制

本方法以保留时间定性,同时通过对照待测峰与标准品的峰高度/面积比值来判断待测峰的纯度从而提高了物质浓度检测的可靠性。每次测定时,用当日 2 个标准品的色谱行为的平均值与总平均值的均值作为当日测定的标准;用 2 个红细胞标准品的平均值与总平均值的均值求出当日校正系数。

4. 标准曲线的制备

取质量控制组红细胞样本 7 份,1 份做空白对照,另 6 份加 6-MP 各 90 μL,6-MeMP 浓度为 12~600 pmol/100 mL 红细胞,然后按样品孵育及提取法进行分离。各浓度分别测定 4 次。

(四)统计学分析

本实验结果采用 SPSS 软件进行统计学分析,计算均数、回归方程。均数比较用 T 检验,变量间用 Spearman 氏相关分析(r_s>0.5 为明显相关,p<0.05 有显著性意义),多个样本均数间的比较用单因素方差分析(One-WayANOVA),相关性检验用双变量相关分析(Bivariate),2 样本率间的比较用四格表的 χ^2 检验 (Fisher's Exact Test),以 p<0.05 为差异有显著性。

二、结果

(一)标准曲线和质量控制

红细胞中 6-MeMP 的标准曲线为 y=0.010 9x+3.463 6,rS=0.98(Y 为峰高,X

为进样量)。6-MP 和 6-MeMP 的滞留时间分别为 3.9 min 和 5.2 min(图 28)。一天内重复测定 6 次同一浓度的红细胞样品,求变异系数;每周测定同一浓度的红细胞样品 5 次,结果显示天内和天间变异系数均小于 2%,重复性好。

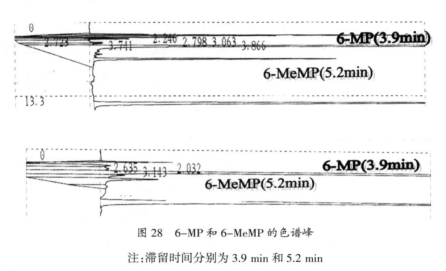

图 28　6-MP 和 6-MeMP 的色谱峰

注:滞留时间分别为 3.9 min 和 5.2 min

(二)红细胞内 TPMT 活性检测结果

在所研究的人群红细胞内 TPMT 活性波动范围为 6~32 U。95.1%(599 例)TPMT>12 U,4.9%(31 例)为 6~12 U。TPMT 12 U 可能为正常活性和低活性的界线[34,44]。未发现有 TPMT 活性缺乏者。280 例急性白血病患者红细胞内 TPMT 活性(图 29)平均 17.3±3.88 U,其中男 17.2±3.14 U,女 17.56±3.56 U,性别间红细胞内 TPMT 活性无差异(P=0.39);250 例健康成人红细胞内 TPMT 活性(图 30)平均 17.4±3.17 U, 其中男 17.13±3.30 U, 女 17.49±3.04 U, 性别间红细胞内 TPMT 活性也无差异(P=052)。100 例脐血标本红细胞内 TPMT 活性(图 31)平均 183±3.74 U,其中男 18.12±3.34 U,女 18.53±4.06 U,性别间红细胞内 TPMT 活性也无差异(P=0.58)。急性白血病患者与健康成人红细胞内 TPMT 活性无明显差异(P=0.856)。而脐血较急性白血病患者和健康成人红细胞内 TPMT 活性高(P=0.02 和 0.013)。新诊断、缓解和停药组急性白血病患者间红细胞内 TPMT 活性无明显差异(P=0.625)。

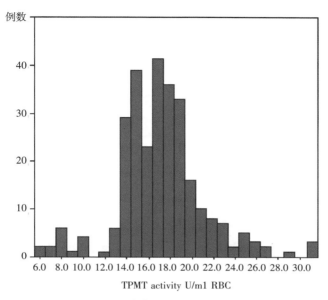

图 29　280 例患者红细胞 TPMT 活性分布

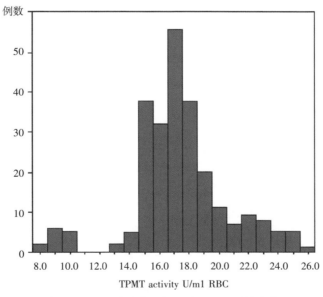

图 30　250 例健康成人红细胞 TPMT 活性分布

(三)TPMT 基因型与其产物活性的相关性

健康成人 TPMT 基因杂交合变异者 9 例,红细胞内平均 TPMT 活性 9.1 U,

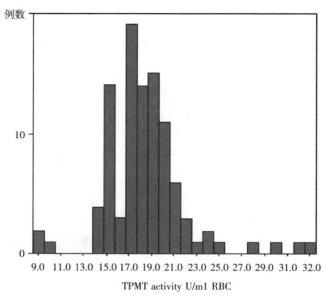

图 31   100 例脐血标本红细胞 TPMT 活性分布

脐血杂合变异者 3 例，红细胞内平均 TPMT 活性 9.3 U。急性白血病患者中，TPMT 基因杂合变异者共 10 例，其红细胞内平均 TPMT 活性为 9.07 U，所有 3 组杂合变异者红细胞内平均 TPMT 活性均明显低于同组 TPMT 野生型者，分别为 17.6、17.67 和 18.6(图 32,1、2、3 分别为急性白血病患者、健康成人和脐血)。

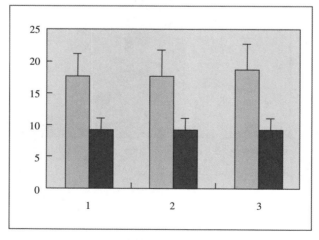

图 32   TPMT 基因型与其产物活性的关系
注:灰色代表野生型,黑色代表杂合型

15 例红细胞内TPMT 低活性的急性白血病患者中,6 例患者未发现检测的TPMT 基因外显子区 3 个 SNP 的变化,启动子区也未找到 SNP。16 例 TPMT 低活性的健康成人和脐血人群中,4 例未发现 TPMT 外显子和启动子区的 5 个 SNP 位点的变化。

三、小结

(一)TPMT 基因多态性影响其产物的活性

在所有研究人群中红细胞内 TPMT 活性的变异较大，波动范围为 6~32 U。红细胞内 TPMT 12 U 可能为正常活性和低活性的分界。未发现有 TPMT 活性缺乏者。TPMT 杂合变异的健康成人、脐血标本和急性白血病患者红细胞内 TPMT 活性明显低于 TPMT 野生型者。表明 TPMT 基因多态性与其产物的活性有关，TPMT 杂合变异者,红细胞内 TPMT 活性减低。此外,在 3 组研究人群中,10/630 例 TPMT 低活性者未检测到 TPMT 外显子区 3 个 SNP 变化。提示 TPMT 活性可能受到其他因素的影响(包括其他的 SNP 位点等)。国外文献报道 TPMT 启动子区−168 和−91 处的 SNP 与 TPMT 活性有关。但是我们未在这 2 个位点检出 SNP,因此它们可能和本组人群的红细胞内 TPMT 活性无关。

(二)HPLC 方法测定红细胞内 TPMT 活性灵敏、可靠

既往测定红细胞内 TPMT 活性多采用 Weinshilboum 建立的放射化学方法，近来逐渐被高效液相色谱分析(HPLC)技术所替代。这种方法的分析基础是应用非放射性 SAM 作为甲基供体,6−MP 经 TPMT 甲基化为 6−MeMP。同时 TPMT 在人体肝肾和正常淋巴细胞的活性水平与红细胞一致。因此,采用红细胞替代肿瘤细胞作为 TPMT 活性检测的标本。为保证嘌呤碱在色谱柱中的稳定性,防止经过色谱柱时被氧化水解,在流动相和抽提过程中加入 DTT,既可防止巯基被氧化,又可避免抽提过程中硫嘌呤被降解。由于汞具有较大的生成螯合物的倾向,其中与硫形成螯合物的能力最强,而且难与含氧组分的有机试剂生成螯合物。选用乙酸苯汞与甲苯和戊醇形成的加合物对嘌呤碱进行抽提。应用 HPLC

方法,结合上述条件,测定了全部 630 例红细胞标本中 TPMT 活性。6-MP 和 6-MeMP 的滞留时间分别为 3.9 min 和 5.2 min,在 10 min 内将 1 个标本内的 2 种化合物完全分离,具有快速、灵敏和稳定的特点。

第三部分　巯嘌呤甲基转移酶基因型与急性白血病巯嘌呤耐受性关系的研究

6-MP 是急性白血病维持治疗的核心药物之一,它和 6TG、AZA 一样均为无活性的药物前体,在体内最终代谢为 6-TGN 发挥细胞毒作用。6-MP 经 TPMT 甲基化,从而影响 6TGN 的形成。我们的前期临床研究表明,口服 6-MP 的急性白血病患者红细胞内 6-TGN 浓度与治疗 2 周后外周血粒细胞数呈明显负相关,表明 6-TGN 浓度与骨髓毒性有关。急性白血病患者个体间红细胞内 6-TGN 浓度差异很大,且与 6-MeMP 浓度呈负相关,6-MeMP 间接反映了 TPMT 的活性,因此 6-TGN 与 TPMT 活性呈负相关。进一步明确了 TPMT 为 6-MP 代谢的关键酶之一。分析急性白血病患者临床资料表明,个体间口服 6MP 的耐受性差异很大。一些患者口服 6-MP 标准剂量,全疗程对 6-MP 耐受性好,6-TGN 浓度相对较低,一般不出现粒细胞减少;另一些患者具有较高浓度的 6-TGN,对 6-MP 治疗敏感,短期内易出现粒细胞减少,临床需不断调整 6-MP 剂量以避免较大毒性反应的发生。提示 6-MP 的标准剂量不一定是患者的最大耐受量,6-MP 体内代谢的个体差异与其耐受性密切相关。根据以上资料,在这一部分研究中,我们将结合第 1、2 部分关于 TPMT 基因多态性的分布以及 TPMT 基因型与其产物活性关系的研究资料,分析 TPMT 基因型与急性白血病患者巯嘌呤类药物治疗效应和毒性反应的关系,为临床合理用药和根据不同基因型群体对药物的反应来设计治疗方案提供理论依据,从而有利于提高急性白血病患者巯嘌呤类药物治疗的有效性和安全性,达到个体化治疗的目的。

一、材料与方法

（一）研究对象

1. 160 例临床资料完整的急性白血病患者

入选患者均为处于随访期的急性白血病患者，临床化疗资料，尤其是 6-MP 维持治疗的资料是完整的。6-MP 标准剂量为 75 mg/($m^2 \cdot$d)×1 421 d。所有患者至少每月复查一次血常规、血生化等。

2. 观察指标

根据患者 6-MP 维持治疗期间血液毒性（治疗 2 周后粒细胞数）和肝毒性（服药后肝功能）而中断治疗和/或减少剂量来判定 6-MP 的耐受性，详细记录160 例患者 6-MP 全量治疗时间、减少剂量时间和未治疗时间。

3. 160 例急性白血病患者临床资料

AML 11 例，ALL 149 例，男 101 例，女 59 例，中位年龄 6 岁（1.5~13 岁），平均缓解时间 26.5 月，6-MP 平均治疗时间 31 周（3~94 周），平均剂量 54 mg/d（12.5~100 mg/d），治疗 2 周后平均粒细胞数 $3.2×10^9$/L。

（二）研究方法

1. TPMT 基因型的检测

应用限制性内切酶消化、DHPLC 和 SNaPshot 定点的序列分析等方法并结合 DNA 直接序列分析，检测 160 例急性白血病患者 TPMT 基因的第 5 外显子（G238C）、第 7 外显子（G469A）和第 10 外显子（A719G）的 3 个 SNP 热点及 50 例 TPMT 基因启动子区（A-91G 和 T-168G）2 个 SNP 位点。

2. TPMT 活性的检测

应用反相 HPLC 技术检测 160 例急性白血病患者红细胞内 TPMT 活性。

3. TPMT 基因型与急性白血病患者 6-MP 耐受性关系的研究

根据患者 6-MP 全量治疗时间、减少剂量时间和未治疗时间，判定 6-MP 的耐受性，分析不同 TPMT 基因型患者 6-MP 耐受性差异。

（三）统计学分析

本实验结果采用 SPSS 软件进行统计学分析,均数比较用 T 检验,多个样本均数间的比较用单因素方差分析（OneWay ANOVA）,相关性检验用双变量相关分析（Bivariate）,2 样本率间的比较用四格表的 χ^2 检验（Fisher's Exact Test）,以 $P<0.05$ 为差异有显著性。采用直接计数法计算急性白血病患者中 TPMT 基因多态性的频率。

二、结果

（一）急性白血病患者 TPMT 基因型及红细胞内 TPMT 活性

160 例急性白血病患者 TPMT 外显子区的 3 个 SNP 位点有 10 例为杂合变异,未发现纯合变异者,变异率为 3.6%,变异的等位基因均为 TPMT*3C,未发现 TPMT*2 和 TPMT*3A。急性白血病患者 TPMT 基因变异的频率和类型与健康成人组均无差异。50/50 例 TPMT 启动子区-168 和-91 均为 G,未发现 T 和 A。

160 例急性白血病患者红细胞内 TPMT 活性平均为 17.13±4.52 U（6.07~31.14 U）,与健康成人无差异（$P>0.05$）。15 例 TPMT 较低活性（表 11）的急性白血病患者中,9 例为 TPMT 杂合型患者,6 例未发现 TPMT 外显子区的 3 个 SNP 的变化,启动子区也未找到 SNP。

（二）TPMT 基因型与急性白血病患者 6-MP 耐受性的关系

160 例急性白血病患者中,接受 6-MP 标准剂量、全疗程者 115 例（72%）,45 例（28%）未接受全程治疗,其中 TPMT 野生型者 39 例,占野生型的 26%,TPMT 杂合型者 6 例,占杂合型的 60%（$P=0.03$）（图 33）。平均未用药时间为全疗程的 24%,但 TPMT 野生型和杂合变异型患者平均未用药时间无明显差异（24% 和 23.5%）,同时 60%（6/10 例）杂合型患者和 20%（30/150 例）野生型患者 6-MP 剂量减少 $P=0.009$）（图 34）,减量后平均用量为标准剂量的 1/3 和 1/2。

6/10 例 TPMT 杂合变异的急性白血病患者在剂量调整前,6-MP 治疗 2 周后粒细胞数 2~2.5（2.2）×10⁹/L,1 例患者同时伴有肝毒性。经过不断的调整剂量

表 11　15 例 TPMT 低活性患者基因型以及 6-MP 的毒性反应

编号	性别	年龄	TPMT*	TPMT 基因型	6-MP 剂量	粒细胞数**	肝毒
1	女	6	9.69	TPMT*1/TPMT*3C	标准量×1	3.4	有
2	男	5	7.62	TPMT*1/TPMT*3C	标准量×1	3.5	无
3	男	7	9.99	TPMT*1/TPMT*3C	标准量×1	4.4	无
4	男	2	9.37	TPMT*1/TPMT*3C	标准量×2/3	2.3	无
5	男	4	8.18	TPMT*1/TPMT*3C	标准量×1/2	2.4	无
6	女	1.5	6.07	TPMT*1/TPMT*3C	标准量×1/4	2.0	无
7	女	3	7.04	TPMT*1/TPMT*3C	标准量×1/3	2.0	无
8	女	9	9.74	TPMT*1/TPMT*3C	标准量×1/3	2.2	无
9	男	3	10.46	TPMT*1/TPMT*3C	标准量×1/3	2.5	无
10	男	6	8.14	TPMT*1	标准量×1/4	3.0	有
11	男	4	7.94	TPMT*1	标准量×1/6	1.0	无
12	女	9	7.81	TPMT*1	标准量×1/4	1.5	无
13	男	10	7.68	TPMT*1	标准量×1/4	1.5	无
14	女	3	6.47	TPMT*1	标准量×1/3	2.0	无
15	男	8	6.74	TPMT*1	标准量×1/3	2.3	无

注:6-MP 标准剂量为 75 mg/(m²·d),*TPMT(IU)**2 周后的粒细胞数(×10⁹/L)

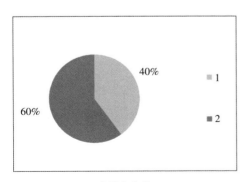

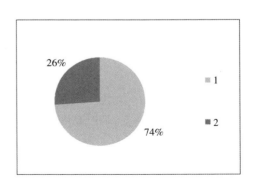

图 33　不同 TPMT 基因型患者中断 6-MP 治疗的发生频率

注:1. 未中断治疗;2. 中断治疗

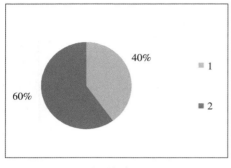 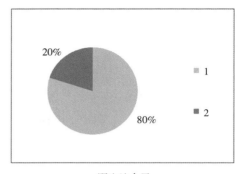

变异杂合子   野生纯合子

图 34　不同 TPMT 基因型患者 6-MP 剂量减少的发生频率
注：1. 剂量不减少；2.剂量减少

后粒细胞数维持在 $3\times10^9/L$。调整剂量后，TPMT 杂合变异者对 6-MP 治疗耐受未再出现急性毒性反应。

26%（39/150 例）TPMT 野生型急性白血病患者出现 6-MP 不耐受现象，其中 6 例出现严重粒细胞减少（$1\sim1.5\times10^9/L$），经过不断的调整剂量后平均粒细胞数为 $2\times10^9/L$，平均 6-MP 用量为标准剂量的 1/4。其中 1 例 ALL 患者（表 11）首次应用 CAT（阿糖胞苷，长春新碱和 6-MP）巩固方案治疗时，6-MP 剂量为 62.5 mg/（$m^2 \cdot d$），治疗 7 d 后粒细胞数 $7.3\times10^9/L$。而在维持治疗开始后再次应用该药原量时出现严重不耐受，首先表现为皮疹和胃肠道反应，5 d 后出现粒细胞缺乏（中性粒细胞为 $0.1\times10^9/L$）。目前 6-MP 剂量减少到标准剂量的 1/6，粒细胞数维持在 $1\times10^9/L$ 左右。

三、小结

160 例急性白血病患者临床调查资料表明，个体间口服 6-MP 的耐受性差异很大，28%患者由于血液毒性和肝毒性未接受全程治疗，6-MP 不耐受在 TPMT 野生型中占 26%，在 TPMT 杂合型者占 60%（$P=0.03$）。60%杂合型和 20% 野生型患者 6-MP 剂量减少 $P=0.009$），调整后平均治疗量为标准剂量的 1/3 和 1/2。提示急性白血病患者 6-MP 的耐受性与 TPMT 基因型有关，TPMT 杂合变异者,应用 6-MP 治疗时血液毒性和肝毒性的发生率高。TPMT 基因型在一定程度内有助于判定口服 6-MP 患者毒性反应的危险性。因此,在应用巯嘌呤类药物治疗前检测 TPMT 基因型有利于提高急性白血病患者巯嘌呤类药物的有效性和安全性。

在所研究的急性白血病患者中,39 例出现 6-MP 不耐受现象,但未检测到 TPMT 外显子区 3 个 SNP,也未发现 TPMT 启动子区 2 个常见的 SNP,他们占 TPMT 野生型患者的 26%。他们也有可能存在其他的 TPMT 基因变异。这些患者的 TPMT 基因型需要进一步研究。

四、讨论

许多证据表明,急性白血病的治疗效应受多种遗传基因的影响。SNP 是人类基因组中最常见的遗传学变异,其数量大而且遗传性稳定。有的 SNP 可以出现在蛋白质编码区,引起氨基酸变异从而改变蛋白质的结构和功能,影响其活性水平。

遗传药理学研究表明,药物代谢酶基因的变异是个体间药物效应差异的主要原因。巯嘌呤甲基转移酶是疏嘌呤类药物代谢的关键酶之一。目前克隆得到的人类 TPMT 基因已知有 8 个等位基因。在变异的等位基因中,80%~95%是 TPMT*2、*3A 和 *3C,它们都是由 SNP 引起的。TPMT 等位基因的频率以及类型均有种族差异,变异的 TPMT 等位基因影响其产物的活性,从而影响疏嘌呤类药物的代谢,造成个体间这些药物的药理学效应差异。

(一)中国汉族人群 TPMT 基因外显子区多态性频率较其他种族低[10-17]

不同种族间变异的 TPMT 等位基因的频率以及类型均有差异(表 12)。欧美白种人以 TPMT*3A 最常见,多态性频率 7.4%~13.6%;南美洲以 TPMT*3C 为多见,也有 TPMT*2 和 TPMT*3A,多态性频率 9.2%;非洲均为 TPMT*3C,多态性频率 10.9%~14.4%;而亚洲多为 TPMT*3C,也有 TPMT*3A。为提高 SNP 检测的可靠性,我们对所研究人群应用以 PCR 为基础的位点特异性 PCR、限制性内切酶消化、DHPLC 和 SNaPshot 定点的序列分析 4 种方法进行 TPMT 基因 5 个 SNP 位点的检测,和 DNA 直接测序的结果作对照。我们的检测结果表明,以北京地区健康献血员和脐血为代表的中国汉族人群中,TPMT 基因外显子区的多态性频率为 3.4%,远低于欧美和非洲其他国家,较接近亚洲资料,而且变异的 TPMT 等位基因类型也不同。在 TPMT 基因外显子区 3 个 SNP 位点中,只检测到 TPMT 第 10 外显子 A719G,即变异的等位基因均为 TPMT*3C,且全部为杂合变异(TPMT*1/TPMT*3C),未发现纯合变异。在所研究的人群中未能发现 TPMT*3A 和 TPMT*2,可能与这 2 种等位基因多态性频率太低或检测的样本量较少有关。

表12 种族间 TPMT 等位基因的变异

单位:%

	调查人数	野生纯合	变异杂合	变异纯合	TPMT*2	TPMT*3A	TPMT*3C
英国人	199	89.9	9.6	0.5	0.5	4.5	0.8
法国人	191	85.9	13.6	0.5	0.5	5.7	0.8
美国人	282	92.5	7.4	0.14	0.2	3.2	0.2
南美洲人	248	90.7	9.2	0.2	0.4	0.8	2.4
肯尼亚人	101	89.1	10.9	0	0	0	5.4
加纳人	217	85.3	14.4	0.5	0	0	7.6
加拿大华人	192	95.3	4.7	0	0	0	2.3
日本人	553	97.3	2.4	0.4	0	0	1.5
南亚人	99	98	2	0	0	1	0

Spire-Vayron 等[22-26]发现 TPMT 基因启动子区-168 和-91 处存在 SNP,分别为-168TG 和-91AG。我们检测发现,85/85 例-168 和-91 处均为 G,未发现-168T 和-91A。结果提示 TPMT 基因启动子区-168G 和-91G 可能为中国汉族人的野生型。

联合化疗的不断进展已经很大程度地改善了急性白血病患者的预后,但也成为继发第二肿瘤的重要原因。抗肿瘤药物通过损伤 DNA 引起体细胞突变从而可能引发第二肿瘤。文献表明[27]，在急性白血病和霍奇金淋巴瘤患者化疗过程中，疏嘌呤类药物代谢的另一种关键酶−次黄嘌呤鸟嘌呤磷酸核糖转移酶（HGPRT）基因的突变频率增加，原因可能与化疗中烷化剂的频繁使用有关。我们对 24 例急性白血病患者分别在初诊、缓解和停药 3 个不同阶段进行 TPMT 基因中 3 个 SNP 位点的分析，结果未发现 TPMT 基因型改变，未发现化疗药物引起 TPMT 基因的突变。

（二）SNP 检测的方法学[28-33]

目前，DNA 直接序列分析虽然是 SNP 检测的金标准，但由于检测 SNP 的局限性，因此不适于大量 SNP 的筛选。现阶段 SNP 分析技术多应用以 PCR 扩增为基础，易于掌握的分子生物学方法。为提高 TPMT 基因 SNP 检测的可靠性，我们对几种常见的 SNP 检测方法进行探讨，希望能确定一种相对经济、快捷并适于临床的 SNP 检测技术。

单链构象多态性（single-strand conformational polymor-phism，SSCP）是一种常用的应用 DNA 单链凝胶电泳技术检测 SNP 的技术。是根据单链 DNA 分子在聚丙烯酰胺凝胶中电泳时，DNA 单链的迁移率随其分子构象不同而改变。此方法可筛查单个碱基不同的多态性或发现未知位点的变异。我们既往研究中广泛应用了这一方法。但大量的实验结果表明，此法假阴性率很高，准确率仅为 30%~40%，因此本次研究未予采用。

既往认为应用位点特异性 PCR 检测 SNP，由于其引物设计具有高分辨率，并且将扩增和检测合二为一，具有简便、快速、易操作的特点，适于大量 SNP 的筛选。我们建立的位点特异性 PCR 方法检测上述 TPMT 基因外显子区的 3 个 SNP。实验结果表明，此法检测 TPMT 外显子区 3 个常见的 SNP 位点的变异型条带出现率很高，DNA 序列分析证实均为假阳性，即位点特异性 PC 方法不能很好地区分 TPMT 这些位点的野生型与变异型等位基因。推测造成假阳性的原因为 PCR 引物特异性不好，引起错配。

PCR 产物的限制性内切酶消化是 SNP 检测最常用的方法之一。基因的 SNP 如果改变了限制性内切酶的识别序列，那么，仅仅通过 PCR 产物酶切和电泳就很容易确定 SNP。但是据估计，一半的 SNP 没有任何限制性内切酶的识别序列，是应用这一方法检测 SNP 的限制性因素。我们应用酶切软件分别分析 TPMT 外显子和启动子区 SNP 的限制性内切酶谱，然后根据在 5 个 SNP 位点的限制性内切酶谱变化进行 SNP 检测。其中 Accl 用于 TPMT 第 10 外显子 SNP 的检测，Accl 在实验室常用，消化条件容易掌握，其酶切结果与 DNA 序列分析的符合率为 100%。BsiYI 和 Mwol 分别用于 TPMT 第 5 和第 7 外显子 SNP 的检测，由于这两种酶较少应用，故选择质粒 NeNos 作为阳性对照。实验结果表明，BsiYI 和 Mwol 酶切结果与 DNA 直接序列分析的符合率亦为 100%。因此，这 3 种限制性内切酶检测 TPMT 基因外显子区的 3 个 SNP 位点准确率高，结果可靠。而 TPMT 启动子区的 2 个 SNP 未找到限制性内切酶谱的变化，因此必须结合其他检测方法加以补充。

DHPLC 是一种新型的高通量筛选 DNA 序列变异的技术。该方法具有自动化、快速、检出率高、检出 DNA 片段大小范围广等优点。进行基因变异检测是基于异源双链的形成，一个杂合性个体，PCR 产物一定含有野生型和变异型 2 种 DNA，并且两者的比例为 1:1，将 PCR 产物进行变性复性会形成同源双链和异源双链，同样，当野生型和变异型 PCR 产物混合后，进行变性复性也会同源双链和异源双链。

为快速以高通量筛选出 TPMT 基因的 SNP，并且引证和补充酶切结果，我们建立了 DHPLC。实验结果表明，一个标本在 8 min 内完成检测全过程，具有迅速的特点。DHPLC 能准确地检测 TPMT 基因第 5 和 10 外显子区的 SNP，筛选结果与酶切的一致率为 100%。与 DNA 直接测序的符合率也为 100%。而 TPMT 第 7 外显子区 SNP 检测结果发现，此区杂合性变异率高达 34%，色谱峰属标准的 4 条峰，而且峰形和出峰时间无特殊，经 DNA 直接序列分析证实杂合峰均为假阳性。如果将柱箱温度逐渐改变(54~60℃)结果发现，杂合峰标本在柱箱温度为

54℃和60℃时是单峰,55~59℃时均为4条峰,但57℃时峰形最好。而单峰标本的峰形未随温度发生变化。说明DHPLC的检测误差并不是柱箱温度不合适造成的。由于未找到此区真正的杂合性变异作为阳性对照,因此无法对这一位点进行检测。推测其原因可能与变性DNA之间的错配以及此区DNA结构的复杂性或特殊性有关。虽然DHPLC能准确识别TPMT基因的2个SNP位点,而且检测快速、有效,但筛选的基因变异需要DNA序列分析进一步验证。另外,检测其他TPMT的SNP位点的准确性和可靠性将有待进一步研究。

应用SNaPshot进行定点的序列分析,其基本原理遵循了DNA直接测序中的双脱氧终止法,所不同的是PCR反应中只有不同荧光标记的ddNTP。由于每个SNP位点的引物3'端都紧靠SNP点,因此,每一种引物在聚合酶作用下,根据模板的序列,只延伸一个核苷酸。然后用先进的荧光检测系统,检测延伸的那个核苷酸的种类。实验中我们应用含有5色荧光ddNTP的多重SNaPshot试剂盒进行TPMT基因所有5个SNP的检测,其主要目的是检测TPMT启动子区的SNP,并且进一步对前几种方法进行印证。实验结果表明,85例DNA标本中,TPMT基因第7和10外显子区的SNP检测结果与酶切以及DNA直接序列分析的符合率均为100%;TPMT启动子-91和-168处均为G,未发现A和T,这一结果与国外文献报道不同。

通过比较几种SNP的检测方法,我们认为一种实验技术不能满足所有TPMT基因5个SNP位点的检测,需要几种技术的组合进行相互补充和印证才能完成研究的需要。

（三）TPMT基因多态性影响其产物的活性[34-46]

既往测定红细胞内TPMT活性多采用Weinshilboum建立的放射化学方法,近来逐渐被高效液相色谱分析（HPLC）技术所替代。这种方法分析的基础是应用非放射性SAM作为甲基供体,6-MP经TPMT甲基化为6-MeMP。而TPMT在人体肝肾和正常淋巴细胞的活性水平与红细胞一致。因此,可以采用红细胞替代肿瘤细胞作为TPMT浓度检测的标本。我们应用HPLC方法测定了280例急性白血病患者、250 例健康成人和 100 例脐血标本红细胞内 TPMT 活性。结果表明,个体间红细胞内 TPMT 活性差异很大,可达 5 倍,TPMT12U 可能为正常活性和低活性的分界,未发现 TPMT 活性缺乏者。红细胞内 TPMT 活性亦无性别差异。白血病患者与健康成人红细胞内 TPMT 活性无明显差异。另外,脐血红细胞内 TPMT 活性高于健康成人和白血病患者,可能与新生儿肾脏功能发育不全有关。但新生儿红细胞内 TPMT 活性分布有较大差异(8.74~32.89 U),表明新生儿期 TPMT 的多态性已很明显。

实验结果表明,TPMT 杂合变异者红细胞内 TPMT 平均活性明显低于 TPMT 野生型者(P 均<0.01)。表明 TPMT 基因型与其产物活性有关。杂合变异者,红细胞内 TPMT 活性偏低。在 TPMT 基因 5 个位点的 SNP 中,只检测到第 10 外显子区具有 SNP 变化,等位基因为 TPMT*3C。目前认为 TPMT3C 编码的 TPMT 活性减低的主要机制可能为该变异蛋白降解增加。

在所研究的人群中,10/630 例红细胞内 TPMT 活性低者未检测到 TPMT 外显子区 3 个 SNP 变化,提示红细胞内 TPMT 活性也可能受到其他因素的影响(包括其他的 SNP 位点等)。基因启动子区的序列变异可能影响编码蛋白的表达,Spire-Vayron 等认为 TPMT 基因启动子区变异与红细胞内 TPMT 活性有关。而我们对 TPMT 启动子区-168 和-91 经 SNaPshot 定点的序列分析,结果未发现此区存在多态性,因此它们可能与本组人群 TPMT 的活性无关。

TPMT 基因型与其产物活性不一致的原因很多,而且未完全明确。但 TPMT 基因大约有 30 个 SNP,在我们的研究中,只检测了 5 个 SNP 热点,因此需要进一步研究 TPMT 其他部位的 SNP 与基因表达产物活性的关系。此外,巯嘌呤代谢的其他酶如 HGPRT 和黄嘌呤氧化酶(XO)、化疗药物之间的相互作用以及患者的状态(近期输血,放疗)等均可影响到红细胞内 TPMT 活性。例如,水杨酸类药物与巯嘌呤类药物同时应用可抑制红细胞内 TPMT 活性,巯嘌呤类药物与利尿剂同用也会影响巯嘌呤的甲基化等。

我们的检测结果表明,TPMT 基因多态性显著影响其产物的活性,而红细胞内

TPMT 活性的影响因素可能更为复杂。对于应用联合化疗或近期输血的急性白血病患者,在应用巯嘌呤类药物治疗前检测 TPMT 基因型对治疗有一定的指导作用。

(四)TPMT 基因型与急性白血病患者 6-MP 耐受性有关[48-73]

160 例急性白血病患者临床调查表明,个体间 6-MP 耐受性差异很大。28% 患者由于血液毒性和肝毒性未接受 MP 全程治疗, 占 TPMT 野生型患者的 26%,占 TPMT 杂合型患者的 60%(P=0.03)。60% 杂合型和 20% 野生型患者因血液毒性和肝毒性需不断调整剂量(P=0.009),调整后 6-MP 的治疗量平均为其标准剂量的 1/3 和 1/2。以上结果表明,TPMT 杂合变异者,6-MP 治疗时耐受性差和发生血液毒性和肝毒性的可能性大。因此, 在用巯嘌呤类药物治疗前检测 TPMT 基因型从而能够个体化地使用巯嘌呤类药物, 提高治疗的有效性和安全性,这是一条值得进一步研究的途径。

在本文研究的 TPMT 基因 5 个 SNP 位点中, 只确定了 TPMT 第 10 外显子 A719G(TPMT*3C)与急性白血病患者 6-MP 耐受性有关。所研究人群中未发现 TPMT*2 和 TPMT*3A,TPMT 启动子区-168 和-91 处也未发现多态性。在所研究的患者中,39/150 例 TPMT 野生型者也有 6-MP 不耐受现象, 表现为血液毒性和肝毒性。这些患者未检测到 TPMT 外显子区 3 个 SNP,也未发现 TPMT 启动子区 2 个常见的 SNP。TPMT 基因的其他 SNP 位点也有可能影响 6-MP 耐受性。进一步研究这些患者 TPMT 基因型才能明确他们的 TPMT 基因型与 6-MP 耐受性是否有关系。

由于急性白血病的联合化疗使得单一药物的剂量难以掌握调整尺度,因此联合化疗的药物基因组学和遗传药理学研究是个体化治疗的重要基础。从 6-MP 的遗传药理学研究开始,进而完成以遗传药理学为基础的急性白血病个体化治疗是我们追求的目标。为了达到这一目的, 今后我们应进行以下工作: 研究 TPMT 基因中其他变异位点和巯嘌呤类药物耐受性的关系; 对一些 6-MP 严重不耐受的急性白血病患者的 TPMT 基因型进行进一步分析,以明确与 6-MP 耐受性的关系;进行 HGPRT 和 XO 的遗传药理学研究。6-MP 等巯嘌呤类药物代谢复杂,这些关键酶的遗传药理学研究都将为最终建立巯嘌呤类药物个体化的治疗方案提供理论依据。

五、结论

本文首次确定了以北京地区健康献血员和脐血为代表的中国汉族人群中 TPMT 基因第 5 外显子中 G238C、第 7 外显子中 G460A 和第 10 外显子中 A719G 的多态性频率为 3.4%,低于白种人和黑种人,变异的位点只限于第 10 外显子的 A719G,即等位基因为 TPMT*3C。在所研究人群中未发现 TPMT*2 和 TPMT*3A。TPMT 基因启动子区未–168 和–91 发现多态现象,与国外报道的在此区野生型为 T 和 A 不同,85/85 例该区均为 G,未发现 T 和 A。

本文证实了 TPMT 基因型与其产物活性的关系。从 SNPA719G 来看,在 TPMT 杂合变异的健康成人、脐血和急性白血病患者中,红细胞内 TPMT 活性明显低于 TPMT 野生型者(P 均<0.01),表明 TPMT 基因多态性与其产物的活性明显相关,TPMT 杂合变异者,红细胞内 TPMT 活性降低。TPMT 启动子区–168 和–91 处的 SNP 可能与 TPMT 活性无关。

本文明确了 TPMT 基因型与急性白血病患者 6–MP 耐受性的关系。在 TPMT 杂合型患者中,由于 6–MP 毒性反应使治疗中断的比例明显高于 TPMT 野生型者(P=0.03)。而且 TPMT 杂合型者 6–MP 剂量减少的发生率明显高于 TPMT 野生型者(P=0.009)。TPMT 基因型有助于判定患者口服 6–MP 的耐受性,检测 TPMT 基因型从而提高巯嘌呤类药物治疗的有效性和安全性是一个值得深入研究的课题。

参考文献

[1] Iyer L,Ratain MJ. Pharmacogenetics and cancer chemotherapy. Eur J Cancer. 1998,34 (10):1493–9.

[2] Keuzenkamp–Jansen CW,Leegwater PA,De Abreu RA,et al. Thiopurine methyltransferase:

a review and a clinical pilot study. J Chromatogr B Biomed Appl. 1996,29;678(1):15–22.

[3] Relling MV,Hancock ML,Boyett JM,et al. Prognostic importance of 6–mercaptopurine dose intensity in acute lymphoblastic leukemia.Blood.1999,93(9):2817–23.

[4] Lennard L. Therapeutic drug monitoring of antimetabolic cytotoxic drugs. Br J Clin Pharmacol. 1999,47(2):131–43.

[5] Krynetski EY,Evans WE. Pharmacogenetics as a molecular basis for individualized drug therapy:the thiopurine S–methyl–transferase paradigm. Pharm Res. 1999,16(3):342–9.

[6] Szumlanski C,Otterness D,Her C,et al. Thiopurine methyl–transferase pharmacogenetics: human gene cloning and characterization of a common polymorphism. DNA And Cell Biology.1996,15:17–30.

[7] Seki T,Tanaka T,Nakamura Y.Genomic structure and multiple single –nucleotide polymorphisms (SNPs) of the thiopurine S–methyltransferase (TPMT)gene. J Hum Genet. 2000,45 (5):299–302.

[8] Otterness D,Szumlanski C,Lennard L,et al. Human thiopurine methyltransferase pharmacogenetics:Gene sequence polymor –phisms.Clin Pharmacol Ther.1997,62 (1):60–73.

[9] Krynetski EY,Tai HL,Yates CR,et al. Genetic polymorphism of thiopurine S–methyltransferase:clinical importance and molecular mechanisms.Pharmacogenetics. 1996,6 (4):279–90.

[10] Collie–Duguid ES,Pritchard SC,Powrie RH,et al. The frequency and distribution of thiopurine methyltransferase alleles in Caucasian and Asian populations. Pharmacogenetics. 1999,9(1):37–42.

[11] McLeod HL,Pritchard SC,Githang'a J,et al. Ethnic Differences in thiopurine methyltransferase pharmacogenetics:evidence for allele specificity in Caucasian and Kenyan individuals. Pharmacogenetics. 1999,9(6):773–6.

[12] Hon YY,Fessing MY,Pui CH,et al. Polymorphism of the thiopurine S–methyltransferase gene in African–Ameri–cans. Hum Mol Genet. 1999,8(2):371–6.

[13] Ameyaw MM,Collie–Duguid ES,Powrie RH,et al. Thiopurine methyltransferase alleles in British and Ghanaian populations. Hum Mol Genet.1999,8(2):367–70.

[14] Spire-Vayron,Moureyre C,Debuysere H,et al. Genotypic and phenotypic analysis of the polymorphic thiopurine S-methy-Itransferase gene （TPMT）in a European population.Br J Pharmacol. 1998,125(4):879-87.

[15] Kubota T,Chiba K.Frequencies of thiopurine S-methyltransferase mutant alleles （TPMT*2, *3A,*3B and*3C） in 151 healthy Japanese subjects and the inheritance of TPMT*3C in the family of a propositus. Br J Clin Pharmacol. 2001,51(5):475-7.

[16] Kumagai K,Hiyama K,Ishioka S,et al. Allelotype frequ-ency of the thiopurine methyl-transferase (TPMT) gene in Japanese. Pharmacogenetics. 2001,11(3):275-8.

[17] Hiratsuka M,Inoue T,Omori F,et al. Genetic analysis of thiopurine methyltransferase poly-morphism in a Japanese popu-lation. Mutat Res. 2000,448(1):91-5.

[18] Klemetsdal B,Straume B,Lysaa R,et al. Erythrocyte fraction affects red blood cell thiop-urine methyltransferase activity. Eur J Clin Pharmacol. 1995,48(6):495-9.

[19] Klemetsdal B,Tollefsen E,Loennechen T,et al. Interethnic difference in thiopurine methyl-transferase activity. ClinPharmacol Ther. 1992,51(1):24-31.

[20] Tai HL,Fessing MY,Bonten EJ,et al. Enhancedproteasomal degradation of mutant human thiopurine S-methyltransferase （TPMT） in mammalian cells:mechanism for TPMT protein deficiency inherited by TPMT*2,TPMT*3A,TPMT*3B or TPMT*3C. Pharmacogenetics. 1999,9(5):641-50.

[21] Tai HL,Krynetski EY,Schuetz EG,et al. Enhanced proteolysis of thiopurine S-methyltrans-ferase (TPMT) encoded by mutant alleles in humans(TPMT*3A,TPMT*2):mechanisms for the genetic polymorphism of TPMT activity. Proc Natl Acad Sci US A. 1997,94(12):6444-9.

[22] Krynetski EY,Fessing MY,Yates CR,et al. Promoter and intronic sequences of the human thiopurine S-methyltransferase （TPMT） gene isolated from a human PACI genomic library. Pharm Res. 1997,14(12):1672-8.

[23] Spire-Vayron,Moureyre C,Debuysere H,et al. Characterization of a variable number tan-dem repeat region in the thiopurine S-methyltransferase gene promoter. Pharmacogenetics. 1999,9(2):189-98.

[24] Fessing MY,Krynetski EY,Zambetti GP,et al. Functional characterization of the human

thiopurine S—methyltransferase (TPMT) gene promoter. Eur J Biochem. 1998,15;256(3): 510–7.

[25] Alves S,Amorim A,Ferreira F,et al. Influence of the variable number of tandem repeats lo-cated in the promoter region of the thiopurine methyltransferase gene on enzymatic activity. Clin Pharmacol Ther. 2001,70(2):165–74.

[26] Fessing MY,Krynetski EY,Schuetz JD,et al. Structural and functional analysis of the human TPMT gene promoter. Adv Exp Med Biol. 1998;431:315–8.

[27] Finette BA,Homan AC,Albertini RJ. Emergence of genetic instability in children treated for leukemia. Science. 2000,288:514–516.

[28] Spire—Vayron,Moureyre C,Debuysere H,et al. Detection of known and new mutations in the thiopurine S—methyltransferase gene by single—strand conformation polymorphism analysis. Hum Mutat.1998,12(3):177–85.

[29] Schaeffeler E,Lang T,Zanger UM,et al. High –throughput genotyping of thiopurine S – methyltransferase by denaturing HPLC. Clin Chem. 2001,47(3):548–55.

[30] Hall AG,Hamilton P,Minto L,et al. The use of denaturing high—pressure liquid chromatog-raphy for the detection of mutations in thiopurine methyltransferase. J Biochem Biophys Methods.2001,47(1–2):65–71.

[31] Hiratsuka M,Agatsuma Y,Omori F,et al. High throughput detection of drug—metabolizing enzyme polymorphisms by allele—specific fluorogenic 5'nuclease chain reaction assay. Biol Pharm Bull. 2000,23(10):1131–5.

[32] Hiratsuka M,Inoue T,Omori F,et al. Detection assay of rare variants of the thiopurine methyltransferase gene by PCR—RFLP using a mismatch primer in a Japanese population. Biol Pharm Bull. 2000,23(9):1090–3.

[33] Schutz E,von Ahsen N,Oellerich M. Genotyping of eight thiopurine methyltransferase mutations：three—color multiplexing,"two—color/shared"anchor,and fluorescence—quenching hybridi i—zation probeassays based on thermodynamic nearest neighbor probe design.Clin Chem. 2000,46(11)1728–37.

[34] Weinshilboum RM,Raymond FA,Pazmino PA. Human eryth—rocyte thiopurine methyltrans—

ferase: radiochemical microassay and biochemical properties. Clin Chim Acta. 1978,285 (3):323–33.

[35] Menor C, Fueyo JA, Escribano O, et al. Determination of thiopurine methyltransferase activity in human erythrocytes by high –performance liquid chromatography: comparison with the radiochemical method. Ther Drug Monit. 2001, 23(5):536–41.

[36] Kroplin T, Iven H. Methylation of 6–mercaptopurine and 6–thioguanine by thiopurine S–methyltransferase. A comparison of activity in red blood cell samples of 199 blood donors. Eur J Clin Pharmacol. 2000,56(4):343–5.

[37] Lennard L. Clinical implications of thiopurine methyltransferase optimization of drug dosage and potential drug interactions. Ther Drug Monit. 1998,20(5):527–31.

[38] Loennechen T, Yates CR, Fessing MY, et al. Isolation of a human thiopurine S–methyltransferase (TPMT) complement–ary DNA with a single nucleotide transition A719G (TPMT*3C) and its association with loss of TPMT protein and catalytic activity in humans. Clin Pharmacol Ther. 1998,64(1):46–51.

[39] McLeod HL, Krynetski EY, Wilimas JA, et al. Higher activity of polymorphic thiopurine S–methyltransferase in erythrocytes from neonates compared to adults. Pharmaco–genetics. 1995,5(5):281–6.

[40] Krynetski EY, Krynetskaia NF, Yanishevski Y, et al. Methylation of mercaptopurine, thioguanine, and their nucleotide metabolites by heterologously expressed human thiopurine S–methyltransferase. Mol Pharmacol. 1995,47(6):1141–7.

[41] McLeod HL, Relling MV, Liu Q, et al. Polymorphic thiopurine methyltransferase in erythrocytes is indicative of activity in leukemic blasts from children withacute lymphoblastic leukemia. Blood.1995,85(7):1897–902.

[42] McLeod HL. Commentary on interactions between 6–mercap–topurine therapy and thiop–urinemethyltransferase (TPMT) activity. Eur J Clin Pharmacol. 1995,48(1):85–8.

[43] Deininger M, Szumlanski CL, Otterness DM, et al. Purine substrates for human thiopurine methyltransferase. Biochem 50 Pharmacol. 1994,29;48(11):2135–8.

[44] Lennard L, Singleton HJ. High –performance liquid chromato –graphic assay of human red

blood cell thiopurine methyltransferase activity. J Chromatogr B Biomed Appl. 1994,661 (1):25–33.

[45] McLeod HL,Lin JS,Scott EP,et al. Thiopurine methyltransferase activity in American white subjects and black subjects. Clin Pharmacol Ther. 1994,55(1):15–20.

[46] Capdeville R,Mousson B,Bax G,et al. Interactions between 6–mercaptopurine therapy and thiopurine methyltransferase activity. Eur J Clin Pharmacol. 1994,46(4):385–6.

[47] Ganiere–Monteil C,Pineau A,Kergueris MF,et al. Thiopurine methyl transferase activity: new extraction conditions for high–performance liquid chromatographic assay. J Chromatogr B Biomed Sci Appl. 1999,30;727(1–2): 235–9.

[48] McLeod HL,Coulthard S,Thomas AE,et al. Analysis of thiopurine methyltransferase variant alleles in childhood acute lymphoblastic leukaemia. Br J Haematol. 1999,105(3):696–700.

[49] Dervieux T,Blanco JG,Krynetski EY,et al. Differing contribution of thiopurine methyltrans– ferase to mercapto–purine versus thioguanine effects in human leukemic cells. Cancer Res. 2001,61(15):5810–6.

[50] McBride KL,Gilchrist GS,Smithson WA. Severe 6–thioguanine–induced marrow aplasia in a child with acute lymphoblastic leukemia and inhibited thiopurine methyltrans –ferase de– ficiency. J Pediatr Hematol Oncol. 2000,22(5):441–5.

[51] Lennard L,Lilleyman JS. Individualizing therapy with 6–mercap–topurine and 6–thiogua– nine related to the thiopurine methyltrans–ferase genetic polymorphism. Ther Drug Monit. 1996,18(4):328–34.

[52] Krynetski EY,Schuetz JD,Galpin AJ,et al. A single point mutation leading to loss of catalytic activity in human thiopurine S–methyltransferase. Proc Natl Acad Sci U S A. 1995,92(4):949–53.

[53] Lennard L,Gibson BE,Nicole T,et al. Congenital thiopurine methyltransferase deficiency and 6–mercaptopurine toxicity during treatment for acute lymphoblastic leukaemia. Arch Dis Child. 1993,69(5):577–9.

[54] Chocair PR,Duley JA,Simmonds HA,et al. The importance of thiopurine methyltransferase activity for the use of azathio–prine in transplant recipients. Transplantation. 1992,53(5):

1051–6.

[55] Lennard L, Lilleyman JS, Van Loon J, et al. Genetic variation in response to 6–mercaptop-urine for childhood acute lymphoblastic leukaemia. Lancet. 1990;336(8709): 225–9.

[56] Rossi AM, Bianchi M, Guarnieri C, et al. Genotype–phenotype correlation for thiopurine S–methyltransferase in healthy Italian subjects. Eur J Clin Pharmacol. 2001,57(1):51–4.

[57] Evans WE, Hon YY, Bomgaars L, et al. Preponderance of thiopurine S–methyltransferase deficiency and heterozygosity among patients intolerant to mercaptopurine or azathioprine. JC1 in Oncol. 2001,19(8):2293–301.

[58] Weinshilboum R. Thiopurine pharmacogenetics:clinical and molecular studies of thiopurine methyltransferase. Drug Metab Dispos. 2001,29:601–5.

[59] Corominas H, Domenech M, Gonzalez D, et al. Allelic variants of the thiopurine S–methyl-transferase deficiency in patients with ulcerative colitis and in healthy controls. Am J Gastro. 2000,95(9):2313–7.

[60] Coulthard SA, Rabello C, Robson J, et al. A comparison of molecular and enzyme–based assays for the detection of thiopurine methyltransferase mutations. Br J Haematol. 2000; 110(3):599–604.

[61] Krynetski EY, Evans WE. Genetic polymorphism of thiopurine S–methyltransferase:molec-ular mechanisms and clinical importance. Pharmacology. 2000,61(3):136–46.

[62] Kader HA, Wenner WJ Jr, Telega GW, et al. Normal thiopurine methyltransferase levels do not eliminate 6–mercaptopurine or azathioprine toxicity in children withinflammatory bowel disease. J Clin Gastroenterol. 2000,30(4):409–13.

[63] McLeod HL, Krynetski EY, Relling MV, et al. Genetic polymorphism of thiopurine methyl-transferase and its clinical relevance for childhood acute lymphoblastic leukemia.Leukemia. 2000,14(4):567–72.

[64] Relling MV, Hancock ML, Rivera GK, et al. Mercaptopurine therapy intolerance and het-erozygosity at the thiopurine S–methyltransferase gene locus. J Natl Cancer Inst. 1999;91 (23):2001–8.

[65] Bo J, Schroder H, Kristinsson J, et al. Possible carcinogenic effect of 6–mercaptopurine on

bone marrow stem cells:relation to thiopurine metabolism. Cancer. 1999,86(6):1080-6.

[66] Coulthard SA,Howell C,Robson J,et al. The relationship between thiopurine methyltrans-ferase activity and genotype in blasts from patients with acute leukemia. Blood. 1998,92 (8):2856-62.

[67] Andersen JB,Szumlanski C,Weinshilboum RM,et al. Pharmacokinetics,dose adjustments, and 6-mercaptopurine/methotrexate drug interactions in two patients withthiopurine methyl-transferase deficiency.Acta Paediatr.1998,87(1):108-11.

[68] Lennard L,Welch JC,Lilleyman JS. Thiopurine drugs in the treatment of childhood leukaemia: the influence of inherited thiopurine methyltransferase activity on drug metabolism and cytotoxicity. Br J Clin Pharmacol. 1997,44(5):455-61.

[69] Lewis LD,Benin A,Szumlanski CL,et al. Olsalazine and 6-mercaptopurine-related bone marrow suppression:a possible drug-drug interaction. Clin Pharmacol Ther. 1997,62(4): 464-75.

[70] Lennard L,Lewis IJ,Michelagnoli M,et al. Thiopurine Methyltransferase edeficiency in childhood ALL:6-mercaptopurine dosage strategies. Med Pediatr Oncol. 1997,29(4):252-5.

[71] Lennard L. Therapeutic drug monitoring of cytotoxic drugs. Br J Clin Pharmacol. 2001,52: 75S-87S.

[72] Dervieux T,Medard Y. Possible implication of thiopurine S methyltransferase in occurrence of infectious episodes during maintenance therapy for childhood ALL with mercapto purine. Leukemia. 2001,15(11):1706-12.

综述 1

巯嘌呤代谢酶与巯嘌呤类药物机
效应关系的研究进展

遗传药理学(pharmacogenetics)、药物基因组学(pharmaco-genomics)药物治疗学(pharmacotherapeutics)和药物监测学(pharmacovigilance)等新学科的快速发展开辟了药物应用研究的新天地。药物基因组学和遗传药理学研究表明,个体间化疗药物效应和毒性方面差异的主要原因是药物代谢酶的遗传学改变所致。抗代谢药物 6-硫鸟嘌呤(6-TG)、6-巯基嘌呤(6-MP)和其前体药物硫唑嘌呤(AZA)是嘌呤类似物,在体内干扰核酸代谢,具有抗增殖和免疫抑制作用,主要用于急性白血病、自身免疫性疾病的治疗以及防止器官移植后的排斥反应。巯嘌呤甲基转移酶(TPMT)、次黄嘌呤鸟嘌呤磷酸核糖转移酶(HGPRT)和黄嘌呤氧化酶(XO)均为巯嘌呤类药物代谢过程中的关键酶,是目前急性白血病的遗传药理学、药物治疗学和药物监测学研究的重点。

一、疏嘌呤类药物的临床药理学[1-7]

6-MP 和 6-TG 是恶性血液系统疾病治疗中化疗方案的重要部分,主要用于急性淋巴细胞白血病(ALL)和急性髓性白血病(AML)。AZA 是 6-MP 的前体,主要用于自身免疫性疾病和防止器官移植后的排斥反应。这些药物均为药物前体,在体内需要进一步代谢为巯嘌呤核苷酸(6-TGN)而发挥细胞毒作用。目前认为,这些药物的主要细胞毒机制是 6-TGN 掺入 DNA 和 RNA。药物进入体内后通过 3 种竞争途径进行代谢,即经 HGPRT 等代谢为 6-TGN、经 TPMT 甲基化为甲基巯嘌呤(6-MMP)和经 XO 代谢为 6 硫尿酸。

临床资料调查表明,急性白血病患者红细胞内 6-TGN 浓度与口服 6-MP 2周后外周血粒细胞数呈明显负相关,粒细胞数反映了骨髓抑制程度,表明 6-TGN

浓度与骨髓毒性有关。急性白血病患者口服相同剂量 6-MP 时,个体间 6-TGN 浓度差异很大,且与 6-MeMP 大致呈负相关。6-MeMP 间接反映了 TPMT 的活性,因此 6-TGN 与 TPMT 活性呈负相关。一般具有高 6-MeMP 者,6-TGN 浓度相对较低;而具有低 6-MeMP 者 6-TGN 浓度高,进一步表明,TPMT 是影响 6-MP 代谢的关键因素。分析急性白血病患者的临床资料表明,个体间口服 6-MP 耐受性差异很大。一些患者口服 6-MP 标准剂量、全疗程对 6-MP 耐受性好,6-TGN 浓度相对较低,一般不出现粒细胞减少;另一些患者具有较高浓度的 6-TGN,对 6-MP 治疗敏感,短期内易出现粒细胞减少,临床需不断调整剂量以避免较大毒性反应的发生。部分患者因服药后胃肠反应以及反复皮疹、粒细胞减少等使口服 6-MP 剂量偏小,6-TGN 浓度也偏低,较少出现粒细胞减少,提示 6-MP 的标准剂量不一定是患者的最大耐受量,一些患者治疗失败的原因可能为剂量不当所致,进一步表明个体间体内代谢的差异显著影响其药理学效应。

依从性差可能为治疗失败的原因之一。实验发现一些急性白血病患者红细胞内 6-TGN 和 6-MeMP 浓度均低, 而且也未发现这些患者的临床特点与其他患者间的差异。虽然 6-MP 代谢受许多因素的影响,如吸收等。但未发现吸收不良征象的患者持续性 6-TGN 和 6-MeMP 低浓度, 推测与这些患者未能遵医嘱服药有关,常规检测 6-TGN 和 6-MeMP 等代谢产物浓度,对防止可能出现的不依从,改善其治疗效应有重要意义。

急性白血病患者缓解期肿瘤细胞数明显减少,成为测定肿瘤细胞内药物浓度,以进行细胞内药物代谢研究的限制因素。6-MP 治疗的靶细胞是淋巴细胞,若进行淋巴细胞内代谢产物测定,则需要标本量很大($\times 10^6 L$),大多数患者难以接受。文献表明,维持治疗期间 6-MP 细胞内代谢产物蓄积在红细胞内;红细胞中具有 6-MP 代谢的关键酶,如 TPMT、HGPRT 等;其中 6-MP 代谢产物浓度与其他细胞,如骨髓前体细胞,淋巴细胞等相一致;红细胞内代谢产物有蓄积作用,在一定时间内可达稳态浓度。因此用红细胞替代肿瘤细胞作为终点,进行药物代谢产物浓度和代谢酶活性检测,可间接反映药物的治疗强度。

二、6-TG 和 6-MP[8-11]

6-TG 和 6-MP 同属于嘌呤类衍生物。虽然 6-MP 主要用于儿童急性白血病，但至今无明确证据表明 6-MP 的作用优于 6-TG。体外试验表明，6-MP 产生的甲基化硫嘌呤单核苷酸(TMP)较 6-TG 产生甲基化硫嘌呤三核苷酸(TGMP)高 2.3 倍，由 6-MP 产生的 TIMP 较 6-TG 产生的 6-TGN 高 2.7 倍。而且，6-TG 孵育后细胞内 6-TGN 是 6-MP 的 2.5 倍。表明 6-MP、6-TG 及主要的核苷酸产物均为 TPMT 的底物。在白血病细胞应用 6-MP 和 6-TG 时，6-TGN 和甲基化核苷酸显著不同。6-TG 通过 HGPRT 直接代谢为 6-TGN，且较少被氧化而排出体外，因此形成的 6-TGN 应较多。如果 6-TGN 为 6-MP 和 6-TG 的主要活性代谢产物，那么在相同剂量下，6-TG 的作用应优于 6-MP。事实上，临床研究结果已经显示，在急性白血病患者，口服 6-TG 产生的 6-TGN 浓度明显高于 6-MP。

目前，6-MP 被广泛用于急性白血病维持阶段的化疗，而且对无病生存率有重要影响。而 6-TG 未被广泛应用于急性白血病的治疗，主要是由于早期临床试验表明，口服 6-TG 的临床疗效似乎并不优于 6-MP。1 组 23 例急性白血病患者应用 6-TG 和 6-P 的比较，根据血液毒性和红细胞内 6GN 的浓度判定药物的耐受性。6-MP 和 6-TG 的耐受剂量分为 30 mg/(m²·d)和 55 mg/(m²·d)。2 组患者出现贫血和粒细胞减少无明显差异。但 6-TG 组剂量限制性血小板减少更明显，有 4 例血小板数低于 20×10^9/L，6-MP 组仅 1 例。40 mg/m² 6-TG 组平均的 6-TGN 浓度 1 726 pmol/8×10^8RBC，而 75 mg/m² 6-MP 组为 308 pmol/8×10^8RBC。6-MP 组 6-TGN 浓度与中性粒细胞成负相关，而 6-TG 组则无。2 组患者 6-TGN 浓度与血小板数间无明显关系。此项结果表明，6-TG 对血小板有一种选择性作用。而且 6-TG 组红细胞内平均 6-TGN 浓度较 6-MP 组高 5 倍，但无明显的骨髓毒性。

三、硫嘌呤类药物代谢中的关键酶

(一)硫嘌呤甲基转移酶[12-18]

甲基化是许多药物生物转化的重要途径之一。而许多甲基化酶活性存在药理遗传学变异。TPMT 作为一个主要甲基化酶,催化含芳香和杂环的巯基化合物的 S-甲基化,是巯嘌呤类药物代谢的主要途径之一。TPMT 基因型与红细胞内和肿瘤细胞内 TPMT 活性有关,而且与毒性反应的危险性密切相关。TPMT 活性的影响因素很多,最常见的为药物之间的相互作用,与巯嘌呤药物同时应用的很多化合物能影响 TPMT 活性。如水杨酸类药物可抑制 TPMT 活性,阿司匹林的治疗量、水杨酸的血浆浓度均可影响 TPMT 的活性。利尿剂能影响巯嘌呤的甲基化等。

TPMT 催化巯嘌呤转变为无活性的甲基化碱基,但也产生甲基化 TG 核苷酸和甲基 MP 核苷酸,其中前者主要通过 TPMT 而失活,而后者通过抑制体内嘌呤的合成发挥抗增殖作用。临床研究表明,TPMT 低活性或缺乏的急性白血病患者用标准剂量 6-MP 治疗,其血液组织中累积大量的巯嘌呤核苷酸,可导致严重的血液毒性;而高活性 TPMT 者可能对标准剂量 6-MP 无反应。而且,急性白血病患者应用 6-MP 维持治疗期间,感染的发生率可能与 TPMT 的高活性有关,其原因可能为 6-MP 用量大,产生过高的甲基化巯嘌呤核苷酸所致。

目前已经克隆的 TPMT 基因全长 34 KB,发现的等位基因有 8 种,分别命名为 TPMT*1~TPMT*8,其中 TPMT*1 为野生型。8 种均表现为序列上单个核苷酸的变异,即单核苷酸多态性(SNP)。在变异的 TPMT 等位基因中,最常见的是 TPMT*3A、TPMT*3C 和 TPMT*2,是位于 TPMT 第 5、7 和 10 外显子区 3 个 SNP 的变异,使编码的氨基酸发生改变。TPMT 杂合变异的个体,应用巯嘌呤类药物治疗时血液学毒性的危险性增加,而纯合个体可能出现严重的并发症。研究表明,由变异的 TPMT 等位基因编码的 TPMT 蛋白降解增加可能是 TPMT 活性减低的主要机制。健康白种人群调查表明,红细胞内 TPMT 活性具有遗传多态性。89%~94% 为 TPMT 高活性,6%~11% 为低活性,0.3% 为活性缺乏者。80%~95% 低活性和缺乏者中可检测到 4 种等位基因变异,分别为 TPMT*2(G238C)、TPMT*3A(G460A A719G)、TPMT*3B(G460A)和 TPMT*3C(A719G)。肯尼亚人以 TPMT*3A 最常见。西班牙和荷兰溃疡性结肠炎患者和健康人调查表明,最常见的 TPMT 等位基因是 TPMT*3A，PMT3B 和 TPMT3C 也可见到。因此，TPMT 的活性和基因型均有种族差异，反映了欧洲人群不同的遗传背景。

TPMT 参与 6-MP、6-TG 和 AZA 的代谢，TPMT 的表达水平是这些药物代谢的重要决定因素。TPMT 基因变异的 Crohn 氏病患者，在服用 AZA 后出现再生障碍性贫血。而应用 6-MP 或 AZA 伴粒细胞减少和血小板减少的 Crohn 氏病患者中，10%为具有 2 种变异的 TPMT 等位基因，骨髓毒性在 1.5 个月内出现。17%有 1 种变异的 TPMT 等位基因，骨髓毒性在 1~18 个月内出现，另 73%未发现 TPMT 变异，骨髓毒性在 0.5~87 个月内出现。因此，Crohn 氏病患者应用 AZA 期间出现骨髓抑制与 TPMT 的等位基因变异有关。

30 例心脏移植术后第 1 个月应用 AZA 治疗的患者调查资料表明，TPMT 野生型者无粒细胞减少。而 4 例 TPMT 基因变异者中，2 例为 TPMT*3C，出现粒细胞减少，其他 2 例中性粒细胞下降 40%。这些患者需要停用 AZA 以纠正粒细胞减少。1 例强直性脊柱炎患者，应用 AZA 治疗的第 17 周出现严重的粒细胞缺乏，分析 TPMT 基因为 2 个位点变异的纯合型个体，经过输血治疗，8 周后粒细胞恢复。因此，TPMT 基因型的检测可减少骨髓毒性的发生。

（二）次黄嘌呤鸟嘌呤磷酸核糖转移酶[19-24]

HGPRT 参与嘌呤代谢，为巯嘌呤类药物代谢的另一关键酶，由 HGPRT 基因编码。HGPRT 基因不仅是真核生物基因调控的基础研究内容，也是几种人类遗传性疾病研究的课题。人类 HGPRT 基因位于人类 Xq26-q27.2，基因全长 55KB，含 56737 个碱基、9 个外显子、8 个内含子。在男性为半合子，女性为功能性半合子，属看家基因。其胚系突变可能导致自毁容貌综合征（Lesch-Nyhan）和痛风性关节炎。前者临床表现为智力低下、巨幼红细胞性贫血、高尿酸血症、共济失调、手足徐动和自残。而后者为 HGPRT 部分缺乏所致，临床表现为高尿酸血症。人类 HGPRT 基因突变中有 1 166 个单核苷酸多态性。DNA 序列分析已经对 HGPRT 基因突变的核苷酸水平进行了定位和定性。由于人类 HGPRT 基因很大而且复杂，基因克隆对大多数患者很困难。通过分离 HGPRT 编码的 cDNA

研究表明,人类 HGPRT 蛋白在 129~141 区相当大的氨基酸序列是同源的。

HGPRT 基因在中枢神经系统中表达增强，提示大脑依靠补救途径进行次黄嘌呤和鸟嘌呤的合成,HGPRT 缺乏使中枢神经细胞不能维持适当的细胞内源性产物以保证正常的神经系统功能。4 例痛风和 Lesch-Nyhan 综合征患者经胰蛋白酶肽序列分析,其变异为 SNP。Southern 杂交分析表明,Lesch-Nyhan 综合征患者基因异常包括部分或完全缺失和内重复。但 90%HGPRT 突变有正常的 mRNA 数量和体积，表明大多数 HGPRT 突变是由于 SNP 后小 DNA 缺失和重排所致。

癌症的发生是在特定的克隆中体细胞获得了一系列稳定的基因突变的多步骤过程。由于个体内自发性突变率很低,同一细胞中多种突变是如何积累到一定量而发病仍未明确。但基因的不稳定性均可能影响细胞周期、细胞死亡和 DNA 修复通路等细胞表达和功能的变化。应用急性淋巴细胞白血病患者化疗后的 T 细胞进行研究,在表达相同重排的 T 细胞受体 B(TCRB)基因的高可变区发现了多种 HGPRT 基因突变。儿科恶性肿瘤患者的研究表明,HGPRT 在 ALL 和霍奇金淋巴瘤患者中突变频率(M)增加,但 AML,患者不增加。在患者完成化疗后高 Mf 持续 8 年。但 Mf 增加是否为化疗的直接后果,需进一步研究化疗前和化疗中的 Mf。

联合化疗的不断进展已经很大地改善了患者的预后,但也成为第二肿瘤发生的重要原因。抗肿瘤药物和放射线通过损伤 DNA 引起体细胞突变。急性白血病患者在诱导化疗后测定 Mf 发现，由于这些患者诊断时外周血肿瘤细胞>50%,即使患者接受了一个疗程的化疗,平均的 Mf 与对照组也无差异。而淋巴瘤患者治疗后 Mf 高,这类患者有发生第二肿瘤的高度危险性,其原因可能与化疗中烷化剂的频繁使用有关。

24 例儿科实体瘤患者治疗前与 27 例健康人 Mf 分析结果表明,平均 Mf 无明显差异。实际上,HGPRT 的 Mf 被认为是随年龄的增长而增加。45 例儿童 ALL、13 例 AML 和 28 例健康人中,ALL 的 Mf 为 7.8×10^6,AML 为 1.7×10^6,而健

康人为 $1.1×10^6$,其中 5 例 ALL 为高 Mf($10×10^6$),而且在化疗结束 24 个月以上,间隔 12 个月以上重复显示 Mf 仍稳定。Southem 杂交分析证实,23%(15/52)ALL 有突变克座,而健康人则无,提示儿童强烈化疗可引起持久性体细胞突变,从而继发第二肿瘤。

研究表明红细胞内 6-TGN 与 HGPRT 活性无直接关系,一些 6-MP 治疗无反应的急性白血病儿童,红细胞内 HGPRT 酶活性也很高,6-TGN 浓度低,很少发生白细胞减少。HGPRT 活性个体间差异很小,正常人为 1.7 倍,而白血病患者为 1.3 倍,男性较女性高。假如 6-MP 化疗本身能引起 HGPRT 活性增加,那么男性需要更多的 6-MP 可能为原因之一。目前已表明,白血病患者对巯嘌呤类药物耐药可能与 HGPRT 缺乏或活性改变有关,可能为复发的原因之一。HGPRT 浓度为 150~500 μg/mL,在这种浓度时 HGPRT 电聚焦为二聚体,因此淋巴细胞的 HGPRT 可能由不同等电点的 2 种主要亚单位组成,提示淋巴细胞株的 HG-PRT 也要经翻译后修饰。HGPRT 的 SNP 是中性的,因此变异的等电点不能根据电荷在异亮氨酸和蛋氨酸的不同来解释。由于编码 HGPRT 的 mRNA 多数在细胞内,细胞内浓度的减少可能为 mRNA 失调,即蛋白质合成减少或翻译产物的不稳定使蛋白质快速降解有关。由于 2/3 以上的 HGPRT 缺乏患者残留的 HG-PRT 免疫反应蛋白不足 5%,因此不能对大多数 HGPRT 缺乏者应用测序技术分析突变。

(三)巯嘌呤氧化酶[25-32]

XO 为核酸代谢的限速酶。6-MP 经 XO 分解为 6-硫尿酸,是主要代谢产物之一。XO 基因位于 2q22.3-22.2,全长 60 KB,含 36 个外显子和 35 个内含子。每个外显子含 53~279 个碱基不等,内含子为 0.2~8 KB。XO 基因缺陷可导致遗传性黄嘌呤尿和其他嘌呤代谢异常。

别嘌呤醇为次黄嘌呤的类似物,是一种强力的 XO 抑制剂,通过抑制 XO 的氧化作用可干扰尿酸的形成。当同时给予鼠 6-MP 和别嘌呤醇时,6-MP 的氧化被抑制,抗肿瘤和免疫抑制作用增加 3~4 倍,而 6-MP 的毒性只增加 2 倍,使

6-MP 的治疗指数增加。对慢性粒细胞白血病患者的研究表明,300 mg 别嘌呤醇和 110 mg 6-MP 同时应用时,6-MP 作用增加 4 倍,而尿酸低于 4 倍。进一步研究表明,6-MP 活性增加伴随着毒性的增加,因此即使减少 6-MP 剂量在获得了抗白血病效应的同时,6-MP 的治疗指数无变化。种族间 XO 活性研究表明,此酶在黑种人较白人为低,6-MP 的这种代谢途径的减少使 6-TGN 等产物量增加,因而产生较强的有理学效应。XO 不仅参与 6NP 的氧化,而且参与次黄限吟和黄顿吟尿酸的形成,通过抑制黄原吟氧化酶,从而减少尿酸的形成,可能为治疗痛风和高尿酸血症的唯一途径。

别嘌呤醇不仅为 XO 的有效抑制剂,它的氧化作用可形成相应的黄嘌呤类似物羟原吟醇(oxypurinol),后者也为 XO 的一种强力抑制剂。虽然血浆中别嘌呤醇半衰期很短(90~120 min),但羟嘌呤醇可再吸收进入近曲小管,半赛期限长(18~30 h),羟嘌呤醇可在几天内达稳定水平,尿酸浓度也维持在理想水平。由于别嘌呤醇口服可完全吸收,而羟嘌呤醇则不能,因此,别嘌呤醇仍然为一种理想的羟嘌呤醇前体药物。当 XO 在体内被抑制后,羟基嘌呤、次黄嘌呤和黄嘌呤不能蓄积在血浆中。实际上,别嘌呤醇在治疗期间血浆中浓度变化很小,可能为次黄嘌呤和黄嘌呤经 HGPRT 进行核酸合成过程中被中和有关。

综上所述,虽然巯嘌呤类药物应用广泛,但治疗指数小,骨髓抑制是一种主要的毒性反应。红细胞内 TPMT 活性低可能为遗传多态性或药物间的相互作用所致,而 XO 可能受到别嘌呤醇的抑制。另一方面,这些酶的药理遗传学改变影响药物的生物效率、药代动力学、毒性和效应。在过去 20 年中,TPMT 遗传多态性作为一种模式,用于阐明遗传药理学应用于临床以及酶活性与基因型关系的研究。而 HGPRT 和 XO 进一步研究的目的在于阐明其分子基础以及基因变异对巯嘌呤类药物治疗效应的影响,并将巯嘌呤药物代谢酶遗传药理学应用于临床,从而有助于巯嘌呤类药物的个体化治疗的理论基础。

参考文献

[1] Bostrom B,Erdmann G. Cellular pharmacology of 6—mercap—topurine in acute lymphoblastic leukemia. AM J Pediatr Hematol Oncol. 1993,15:80—86.

[2] Aabakke J,Janka—Schaub G,Elion G. Thiopurine biology and pharmacology.Trends Pharmacol Sci.1997,188:3—8.

[3] Lennard L,Welch JC,Lilleyman JS. Thiopuine drug in the treatement of childhood leukemia:the influence inherited thiopuine methytranferase activity drug metabolism and cytoto—xicity. Br Clin Pharmacol. 1997,44:455—461.

[4] Welch C,Lennard L Morton GCA,et al. Pharmacokinetics of Mercaptopurine:plasma drug and red cell metabolite on—trations after an oral dose. Therap Drug Monit. 1997,19:382—385.

[5] Lennard L,Welch JC. Intracellula mereaptopurine. in children with acute lymphoblastic lukemia:a possible indicator of non—compliance. Br J Cancer. 1995,72:1004—1006.

[6] Schmiegelow K,Bruunshuus I. 6—Thioguanine nucleotide accumulation in red blood cells during maintenance chemotherapy for chlhood acute lymphoblastic leukemia and relation to leukopenia. Cancer Chemother Pharmcol. 1990,26:288—292.

[7] Relling MV,Rodman JH. Conventional omrediindividualized chemo—therapy for chilhood a—cute lymphoblastic leukemia. N Engl Med. 1998,338:499—505.

[8] Hale J,Lilleyman JS. Importance of mercapopuinein acute lymphoblastic leukemia. Arch Dis Childhood. 1991,66:462—466.

[9] Lennard L. Clinical implications of thiopurine methyltran sferase optimization of drug dosage and potential drug interactions. Ther Drug Monit. 1998,20(5):527—31.

[10] Lennard L,Singeton HJ. High—performance liquid chromato—graphic assay of the methyl and nucleotide metabolites of 6—mercaptopurine:quantitation of red blood cell 6—thioguanine nucleotide,6thioinosinic acid and 6—ethymercaptopurine metabo —lites in a single sample. J Chromatogra. 1992,583:83—90.

[11] Krynetski EY,Krynetskaia NE,Yanishevski Y,et al. Methylation of mercaptopurine,thiogua-nine,and their nucleotide metabolites by heteroloousyxesdhuman thopurine —methyltrans —

ferase. Mol Pharmacol. 1995,47(6):1141-7.

[12] Hall AG, Hamilton P, Minto L, et al. The use of denaturing high-pressure liquid hromatogra-
phy for the detection of mutations in thiopurine methyltransferase. J Biochem Biophys
Methods.2001,47(1-2):65-71.

[13] Corominas H, Domenech M, Gonzalez D. Allelic variants of the thiopurine S-methyltrans-
ferase deficiency in patients with ulcerative colitis and in healthy controls. Am J Gastro.
2000,95(9):2313-7.

[14] Colombel JF, Ferrari N, Debuysere H. Genotypic analysis of thiopurine S-methyltransferase
in patients with Crohn's disease and severe myelosuppression during azathioprine therapy.
Gastroenterology. 2000,118(6):1025-30.

[15] Sebbag L, Boucher P, Davelu P. Thiopurine S-methyltransferase gene polymorphism is pre-
dictive of azathioprine-induced myelosuppression in heart transplant recipients. Transplan-
tation.2000,15;69(7):1524-7.

[16] Tavadia SM, Mydlarski PR, Reis MD. Screening for azathioprine toxicity:a pharmacoeco-
nomic analysis based on a target case. J Am Acad Dermatol. 2000,42(4):628-32.

[17] Coulthard SA, Howell C, Robson J, et al. The relationship between thiopurine methyltrans-
ferase activity and genotype in blasts from patients with acute leukemia. Blood. 1998,92
(8):2856-62.

[18] Dervieux T, Medard Y, Verpillat P, et al. Possible implication of thiopurine S-methyltrans-
ferase in occurrence of infectious therapy for childhood lymphoblastic leukemia with mer-
captopurine. Leukemia. 2001,15(11):1706-12.

[19] Finette BA.Homan AC, Albertini RJ. Emergence of genetic in chilreeaed for leukemia.Sci-
ence. 2000,288:514-516.

[20] Moriwaki Y, Yamamoto T, Higashin K. Enzymes involved in purine metabolism a review of
histochemical localization and functional implications. Histol Histopathol. 1999,14 (4):
1321-40.

[21] Lope Jimenez M, Garcia Puig J, Mateos Anton F, et al. Purine transport through the blood-
brain barrier in HGPRT deficiency. Med Clin. 1989,11;92(5):167-70.

[22] Alexiou M,Leese HJ. Enzymes of purine salvage and catabolism in the mouse preimplantation embryo measured by HPLC. J Reprod Fertil. 1994,101(1):151-8.

[23] Suchail S,Sarciron ME,Petavy AF. Purine metabolism in Echinococcus multilocularis. Comp Biochem Physiol B Biochem Mol Biol. 1998,120(4):633-7.

[24] Cardelli P,Fiori A,Santulli MC,et al. Effect of inorganic phosphate on hypoxanthine transport in isolated brain microvessels. Biochem Int. 1992,28(5):823-34.

[25] Iwahana H,Itakura M. Inerited disorders of uric acid metabolism classification,enzymatic- and DNA-diagnosis. Nippon Rinsho.1996,54(12):3303-8.

[26] Yamaoka T,Itakura M. Metabolism of purine ucetides and the production of uric acid Nippon Rinsho.1996,54(12):3188-94.

[27] Yamamoto T,Moriwaki Y,Agbedana OE,et al. Oxypurine metabolism of xanthine oxidase-deficient hepatoma-derived cell line HuH-7.Effect of exogenous purines and allopurinol. Horm Metab Res. 1994,26(8):389-91.

[28] Ceballos G,Tuttle JB,Rubio R. Differential distribution of purine metabolizing enzymes between glia and neurons. J Neurochem. 1994,62(3):1144-53.

[29] Yamamoto T,Moriwaki Y,Agbedana OE,et al. Extracellular concentrations of oxypurines in xanthine oxidase-deficient hepatoma-derived cell line HuH-7. Adv Exp Med Biol. 1994,370:753-6.

[30] Yamamoto T,Moriwaki Y,Suda M,et al. Effect of BOF-4272 on the oxidation of allopurinol and pyrazinamide in vivo.Is xanthine dehydrogenase or aldehyde oxidase more important in oxidizing both allopurinol and pyrazinamide? Biochem Pharmacol. 1993,46(12):2277-84.

[31] Gross CJ,Savaiano DA. The effect of nutritional state and allopurinol on nucleotide formation in enterocytes from the guinea pig small intestine. Biochim Biophys Acta. 1991,1073(2):260-7.

[32] Yamamoto T,Takahashi S,Suda M,et al. Effect of probenecid on oxypurines in plasma. Int J Clin Pharmacol Ther Toxicol. 1989,27(10):510-4.

综述 2

巯嘌呤甲基转移酶基因的单核苷酸
多态性与儿童急淋白血病

巯嘌呤甲基转移酶(TPMT)催化巯嘌呤类药物的 S–甲基化。TPMT 具有遗传多态性,属常染色体共显性遗传,约 1/300 为 TPMT 缺乏。TPMT 缺乏的急淋白血病(ALL)患者,用标准剂量 6–巯基嘌呤(6–MP)治疗,其血液组织中累积大量的巯嘌呤核苷酸(6–TGN),可导致严重的骨髓毒性。TPMT 基因型与红细胞和肿瘤细胞内酶活性有关,而且与毒性反应密切相关。目前,TPMT 的分子基础基本明确,绝大多数变异是序列上的单个核苷酸的不同,即单核苷酸多态性(SNPS)。6–MP 的剂量强度是儿童 ALL 无病生存率的影响因素,而 TPMT 基因型也可能与继发性肿瘤有关。因此,进一步明确 TPMT 对巯嘌呤治疗效应的影响以及毒性反应的危险性,有利于提高巯嘌呤类药物的有效性和安全性。

6–MP 是儿童 ALL 维持治疗应用最广泛的药物之一, 而 6–MP 和其他巯嘌呤类药物,如 6–硫鸟嘌呤(6–TG)均为无活性的药物前体,在体内需通过复杂的代谢途径,最终形成巯嘌呤核苷酸(6–TGN)发挥细胞毒作用。目前认为,6–MP 的主要细胞毒机制是由 6–TGN 掺入 DNA/RNA,从而介导抗白血病作用。巯嘌呤甲基转移酶(TPMT,EC2.11.67)是一种胞浆酶,催化有芳香和杂环的巯基化合物,包括 6–MP 的 S–甲基化。6–MP 经 TPMT 甲基化为 6–甲基巯嘌呤或经巯嘌呤氧化酶氧化为硫尿酸,从而减少 6–TGN 的形成 TPMT 活性具有遗传多态性[1],约 1/300 为 TPMT 缺乏,属常染色体共显性遗传。临床研究发现[2-3],6–MP 治疗的 ALL 患者,红细胞内 6–TGN 的累积有个体差异,表现为骨髓毒性和抗白血病效应的不同。而且红细胞内 6–TGN 的浓度与 TPMT 活性呈负相关。提示高活性 TPMT 催化更多 6MP 甲基化,使 6–TGN 明显减少。TPMT 缺乏者红细胞内 6–TGN 浓度很高,仅用 6–MP 标准量的 1/10~1/15,即可发挥同样疗效,否则可能导致严重的骨髓毒性[4,5];TPMT 活性主要在红细胞内测定,而且 TPMT 在人体肝肾和正常淋巴细胞的活性水平与红细胞一致 [6]。人群普查已发现,红细胞内 TPMT 活性分 3 种:90% 为高活性,10% 为中度活性,约 0.3% 为低活性或缺乏者。家系和分子遗传学研究表明,10% 中度活性者为 TPMT 杂合子,低活性 TPMT 者为纯合子。TPMT 有种族差异[7],南美洲和白种人约 20% 为 TPMT 低活性。多种遗传基因均可影响白血病的易感性和治疗效应。而且儿童人生经历短暂,发病的环境及其他因素作用相对较小, 遗传因素对发病的影响显得更加突出。儿童 ALL 临床表型多样化,其基因多态性除了与易感性有关外,还可以影响药物代谢过程及清除率,致病基因多态性使不同个体体内生物活性物质的功能和效应出现差异。而人类有大量核苷酸序列多态性与疾病易感性和治疗效应有关。单核苷酸多态性(single nucleotide polymorphisms,SNPs),特指人类基因组中大量存在的单个核苷酸的变异,是一个具有高度稳定性的遗传学标记。目前已表明, TPMT 绝大多数等位基因的变异归因于序列上的单个核苷酸的不同。通过对 TPMT 基因 SNPS 的筛选,可进一步明确人类 TPMT 基因多态性的分子机制,以研究 TPMT 基因型对巯嘌呤类药物治疗效应的影响,从而为临床合理用药和根据不同基因型群体对药物的反应改进药物设计提供理论依据,提高 ALL 治疗的有效性和安全性。

一、TPMT 变异的分子遗传基础[8-10]

人类 TPMT 基因全长 34 KB,约含 30SNPS,目前已鉴定出 8 个 TPMT 等位基因。80%~95% 为中度或低活性的等位基因 TPMT*2、*3A 和 *3C。突变的等位基因 TPMT*2,在开放的阅读框架内,通过单个核苷酸转换(G238C),使密码子 80 的丙氨酸变成脯氨酸(Ala-Pro),从而导致蛋白质三维结构的改变。在酵母杂合性表达系统中,这种突变导致与野生型 cDNA 相关的 TPMT 活性降低到 1%。 TMPT*3A 更为常见, 是在开放的阅读框架内 2 个碱基的转换 (G460A 和 A719C),导致密码子 154 的丙氨酸变成苏氨酸(Ala>Thr)和 240 位处酪氨酸变成半胱氨酸（Tyr>Cys）。在酵母或COS-1细胞上表达为杂合子时，与野生型cDNA免疫测定蛋白质相比，TPMT*3A编码的TPMT活性降低到0.05%。在酵母中，杂合性表达建立了一种由TPMT*2和*3A等位基因编码的、突变的TPMT编码蛋白的水解率增加。这2种突变蛋白在15 min内活性约降解一半；而野生型蛋白半衰期为18 h；表达在哺乳动物时，TPMT*3B和*3C蛋白的水解率也增加，与具有这几种等位基因的个体蛋白水平低相一致。在临床TPMT基因型和表型分析中，突变的等位基因TPMT*48也被鉴定。TPMT*4为内含子9和外显子10接合点处的剪接位点序列区内含子的终末核苷酸的破坏，G>A转换；TPMT*5为具有中度活性的杂合子个体，T146C转换，导致密码子49上亮氨酸变成色氨酸(1eu>ser)。TPMT*6在具有中度活性的韩国人群中鉴定，为第8外显子区A539T的颠换，导致密码子的180酪氨酸变成苯丙氨酸（Try>phe）；TPMT*7从TPMT中度活性的欧洲患者中鉴定，是外显子10的T681G颠换，导致密码子227的组氨酸变成谷氨酸(His>Glu)；而TPMT*8为G644A，导致密码子215区精氨酸变成组氨酸（Arg>His），TPMT*8是在一个具有中度活性TPMT的南美患者中鉴定出来的。

目前对人群基因型与表型的研究，TPMT缺乏的分子诊断焦点为等位基因TPMT*2、*3A和*3C。通过使用等位基因特异性PCR或PCR-RELP以测定这些等位基因的3个已知的突变位点。用快速、简便的方法可鉴定出80%~95%的突变等位基因。但突变的TPMT等位基因的频率和方式有种族差异[7,11-12]，印度和巴基斯坦等南亚地区，突变的等位基因频繁低且均为*3A，与非洲不同。后者与白人相似，但非洲均为TPMT*3C，在南美洲TPMT*3C为最常见，还有TPMT*2、*3A，提示美国人口是白种人和南美洲人基因的结合体。

二、TPMT 基因型与表型的关系[10,13-16]

白血病和正常人TPMT*2、3A、*3C的基因型与表型的关系已明确。其中TPMT*3A是白人中最常见的，频率为3.2%~5.2%，TPMT*2最少见，占所有等位基因的 0.2%~0.5%,而 TPMT*3C 频率为 0.2%~0.8%。由于 TPMT*2、*3A、*3C 等位基因杂合性患者均为 TPMT 中度活性,纯合子为 TPMT 缺乏者,因此这些等位基因的存在可以预测表型。此外,TPMT*2/3A、3A3C 的复合性融合体也为 TPMT 缺乏者。虽然大多数研究用红细胞作为替代组织以测定 TPMT 活性,近年研究也表明,TPMT 基因型也影响肿瘤细胞 TPMT 活性。在 50 例儿童和成人的野生型纯合子中,TPMT 活性的平均值是 0.25 nm/mg 蛋白,5 例杂合性 3A 患者为 0.1 nm/mg 蛋白。而纯合子野生型和杂合子组 TPMT 活性的高度变异,表明这些 TPMT 的 SNP 不是唯一调节醇活性的因素。其他如启动子多态性、药物间相互作用、诊断和环境等均可影响酶活性。

三、基因型与毒性的关系[17-20]

因 TPMT 基因型确实能判定口服 6-MP 或别嘌呤醇患者毒性的危险性,TPMT 的基因药理学研究成为热点。67 例关节痛者用别嘌呤醇者,6 例(9%)为突变 TPMT 等位基因的杂合子。因开始治疗的 1 个月内的粒细胞数降低,5/6 中断治疗, 第 6 例患者为别嘌呤醇不耐受。野生型 TPMT 者治疗时间平均为 39 周,而杂合性突变 TPMT 等位基因平均为 2 周,表明 TPMT 基因型的回顾性资料能帮助临床管理用巯嘌呤类药物治疗的患者,治疗依赖于分子生物学的重要性。同时,1 例杂合性患者无毒性反应,是因为对别嘌呤醇不耐受,因此,分子生物学实验结合患者病史资料可更有效地管理患者。

目前, 已开始研究 ALL 患者中有关杂合性 TPMT 时基因型对疗效的影响。14 例英国儿童 ALL,杂合性 TPMT 等位基因频率为 10.9%,低 TPMT 活性的纯合子为 0.2%。纯合子野生型和杂合子患者都中断治疗,时间无明显差异。然而,纯合子突变 TPMT 基因型患者,维持治疗期间中断治疗时间为 53%,均为严重的 6-MP 毒性。6-MP 剂量强度影响其生存率,临床观察发现纯合子突变 ALL 个体治疗效果差,有高度危险性。近期,来自 st.Jude 儿童研究院的 180 例 ALL 儿童评价 6-MP 对预后的意义,指标包括红细胞内 6-TGN、TPMT 活性、MTX 多谷氨酸盐和 6-MP 治疗强度等。结果表明,6-MP 治疗强度为最重要的影响无病生存率的因素。6-MP 剂量强度在纯合子野生型 TPMT 者与无病生存率也有关,TPMT 活性低者疗效较好。这项研究也表明,治疗强度的增加,如粒细胞减少可调整其他药物的使用,否则将有可能出现毒副作用。

St.Jude 研究结果表明,TPMT 基因型在 6-MP 治疗的耐受方面有重要意义。一些 ALL 患者对硫嘌呤治疗的耐受性差。2 例 TMPT 缺乏者耐受 6-MP 全量仅为 7%周,而杂合性和纯合子野生型患者耐受治疗全程的 65% 和 84%。6-MP 减少剂量以预防毒性反应发生的百分率分别为野生型 2%、杂合子 16% 和纯合子突变体 6%,杂合子患者更应该减少 6-MP 的用药时间。英国和 St.Jude 的研究在 6-MP 剂量和 TPMT 杂合子的频率上结果相似,但只有 St.Jude 结果为 TPMT 杂合子表型与毒性增加有关。其原因可能为在 St.Jude 研究中强化治疗阶段化疗药物强度大,强化治疗可以影响骨髓再生和不能尽快改善杂合性 TPMT 基因型在 6-MP 骨髓抑制方面的作用。总之,这些研究表明 TPMT 基因型的影响对纯合子突变患者最有意义,但杂合子个体也有临床意义。

四、TPMT 和继发性肿瘤[21-22]

几种研究已表明,6-MP 药理学和继发性肿瘤发生率间有关,包括放疗后脑肿瘤和急性髓细胞性白血病(AML)。St.Jude 儿童研究院观察到脑肿瘤发生率较高,尤其是在接受预防性顿脑放疗者。16/52 占 12.8%,而未放疗者 0/101。此方案在治疗前和治疗期间给予更强的抗代谢药物, 其中 6 例儿童继发性脑肿瘤中,4 例红细胞内 6-TGN 浓度偏高,3 例有 TPMT 缺乏。缺乏 TPMT 的儿童脑肿瘤发生早,8 年累积发生率为 42.9%,野生型者为 8.3%。虽放疗与 6-MP 间特殊的生化机制和分子机制尚不明确,但这项研究表明应该避免这种方案治疗。在 6-MP 药理学对继发白血病影响的研究中,23 例应用同一化疗方案,8 例继发 AML。虽然继发 AML 者 TPMT 活性偏低,但红细胞内 TPMT 活性和 44 h MTX 浓度无差异,提示低 TPMT 活性可能与继发 AML 较早有关。在 439 例的儿童

ALL 评价中,5 例继发性再障或 AML 者其红细胞内 TPMT 活性显著减低,而 6-TGN 和 6-甲基巯嘌呤(6-MeMP)偏高。这些资料表明低 TPMT、高 TGN/6-MeMP 可导致 DNA 损伤,从而使继发白血病危险性增加。

五、小结

大量文献表明,功能性 TPMT 活性的回顾性资料具有高度的利用价值,尤其是儿童 ALL 的治疗。红细胞作为替代组织,测定 TPMT 活性并不适合于接受输血的患者。SNP 遗传性稳定而且数量大,通过先进的现代技术,有希望迅速获得大量有效 SNP 进行分析,可成功预测患者的 TPMT 状态,使基因型指导巯嘌呤药物应用成为现实。

参考文献

[1] Krynetski EY,Tai HL,Yates CR,et al. Genetic polymorphism of thiopurine S-methyltransferase:clinical importance and molecular mechanisms. Pharmaco genetics. 1996,6:279-290.

[2] Relling MV,Hancock ML,Rivera GK,et al. Mercaptopurine therapy intolerance and heterozygosity at the thiopurine S-methyltransferase gene locus. J Natl Cancer Inst. 1999,91:2001-2008.

[3] Lennard L,Lewis IJ,Michelagnoli M,et al. Thiopurine methyltransferase deficiency in childhood lymphoblastic leukae-mia:6-mercaptopurine dosage strategies. Med Pediatr Oncol. 1997,29:252-255.

[4] McBride KL,Gilchrist GS,Smithson WA,et al. Severe 6-thioguanine-induced marrow aplasia in a child with acute lymphoblastic leukemia and inhibited thiopurine methyltrans-ferase deficiency. J Pediatr Hematol Oncol. 2000,22:441-445.

[5] Lennard L. Clinical implications of thiopurine methyl-transferase optimization of drug dosage and potential drug interactions. Ther Drug Monit. 1998,20:527-531.

[6] McLeod HL,Relling MV,Liu Q,et al. Polymorphic methytransferase in rythroytes is idictive

of activity in leukemic blasts from children with acute lymphoblastic leukemia. Blood. 1995,85:1897–1902.

[7] Collie–Duguid ES,Pritchard SC,Powrie RH,et al. The frequency and distribution of thiop-urine methyltransferase alleles in Caucasian and Asian populations.Pharmaco –genetics. 1999,9(1):37–42.

[8] Otterness D,Szumlanski C. Human thiopurine methyltrans –ferase pharmacogenetics:gene sequence polymorphisms. Clin Pharmacol Ther. 1997,62:60–73.

[9] Toyokazu S,Toshihiro T,Yusuke N,et al. Genomic structure and multiple single–nucleotide polymorphisms (SNPs) of the thiopurine S–methyltransferase (TPMT) gene. J Hum Genet. 2000,45:299–302.

[10] Tai HL,Krynetski EY,Schuetz EG,et al. Enhanced proteolysis of thiopurine S–methyltrans-ferase (TPMT) encoded by mutant alleles in humans(TPMT*3A,TPMT*2):mechanisms for the genetic polymorphism of TPMT activity. Proc Natl Acad Sci U S A. 1997,94:6444–6449.

[11] Ameyaw MM,Collie–Duguid ES,Powrie RH,et al. Thiopurine methyltransferase alleles in British and Ghanaian populations. Hum Mol Genet. 1999,8:367–370.

[12] Collie–Duguid ES,Pritchard SC,Powrie RH,et al. The frequency and distribution of thiop-urine methyltransferase alleles in Caucasian and Asian populations. Pharmaco –genetics. 1999,9:37–42.

[13] Coulthard SA,Rabello C,Robson J,et al. A comparison of molecular and enzyme–based as-says for the detection of thiopurine methyltransferase mutations. Br J Haematol. 2000.110: 599–604.

[14] Krynetski EY,Evans WE. Genetic polymorphism of thiopurine methyltransferase:molecular mechanisms and clinical importance. Pharmacology. 2000,61(3):136–46.

[15] Krynetski EY,Evans WE. Pharmacogenetics as a molecular basis for individualized drug therapy:the thiopurine S–methyltrans–ferase paradigm. Pharm Res. 1999,16(3):342–9.

[16] Hall AG,Hamilton P,Minto L,et al. mutations in thiopurine methyltransferase. J Biochem Biophys Methods. 2001,30; 47:65–71.

[17] McLeod HL,Coulthard S,Thomas AE,et al. Analysis of thiopurine methyl transferase vari-
ant alleles in childhood ALL. Br J Haematol,1999,105:696–700.

[18] Evans WE,Horner M,Chu YQ,et al. Altered mercapto–purine metabolism,toxic effects,and
dosage requirement in a thiopurine methyltransferase deficient child with ALL. J Pediatr.
1991,119(6):985–9.

[19] Lennard L,Welch JC,Lilleyman JS. Thiopurine drugs in the treatment of childhood
leukaemia:the influence of inherited thiopurine methyltransferase activity on drug
metabolism and cytotoxicity. Br J Clin Pharmacol,1997,44:455–461.

[20] Schmiegelow K,Nyvold C,Seyfarth J,et al. Post–induction residual leukemia in childhood
acute lymphoblastic leukemia quantified by PCR correlates with in vitro prednisolone resis-
tance. Leukemia. 2001,15:1066–71.

[21] Relling MV,Rubnitz JE,Rivera GK,et al. High incidence of secondary brain tumours after
radiotherapy and antime–tabolites. Lancet. 1999 Jul 3;354(9172):34–9.

[22] Relling MV,Yanishevski Y,Nemec J,et al. Etoposide and antimetabolite pharmacology in
patients who develop second–ary acute myeloid leukemia. Leukemia. 1998,12(3):346–52.

单核苷酸多态性及其分析技术的研究进展

　　功能基因组分析以及根据基因特异位点上的序列变化来解释个体间疾病易感性和药物效应的差异,已经成为后基因组时代的重要任务。基因序列上绝大多数的变异都是单个核苷酸的不同, 即单核苷酸多态性 (single nucleotide polymorphisms, SNP)。SNP 不仅是人类种族和个体差异的标记,而且是决定不同人群疾病易感性和药物治疗效应的标记,是寻找疾病相关基因,进行疾病诊断、预防和药物筛选的基础。

一、单核苷酸多态性(SNP)[1-4]

　　传统的分类法将疾病分为遗传性和非遗传性。目前认为,所有疾病均有遗传倾向。然而单基因遗传病只占 2%,绝大多数复杂性疾病,如糖尿病、心脏病哮喘、关节炎和恶性肿瘤等,均为环境或其他因素的细微变化引起的多基因病。在人类基因组中最常见的遗传学变异为 SNP,SNP 在人口中频率在 1%以上,不同种族间变异的频率不同,平均为 1/300~500 bp。基因的 SNP 对人体产生不同的影响,可以是好、中性的或对人体有害的,可以增加疾病的危险性或有助于抵御疾病,影响疾病的病程;SNP 也可能影响某一药物的代谢,从而影响个体间药物的效应。一种药物对某一患者可能无效,而对另一患者产生严重副作用。

　　作为第三代遗传学标记的 SNP,属于双等位基因变异。SNP 可在致病基因内部或者附近提供一大套的标志,可以出现在基因的编码区和非编码区。位于蛋白质编码区的 SNP 引起氨基酸变异,可改变蛋白质的功能和结构,更可能影响蛋白表达水平。位于启动子区的 SNP 可能对基因转录活性起关键性作用,从而影响蛋白表达。由于 SNP 遗传性稳定而且数量大,通过先进的检测技术,有希望迅速获得大量有效的 SNP 来做遗传风险因子分析,从而发现、定位疾病相关基因的 SNP，建立候选基因的 SNP 图谱，以期对疾病候选基因进行完整的描述。如果能系统地鉴定和记录疾病（如白血病）基因的功能性 SNP 以及基因调控区的 SNP，那么通过病例对照的变异分析，就可能阐明这类 SNP 与疾病异常表型之间的关系，从而有助于阐明疾病遗传机理。另外，由于 DNA 芯片及其他技术的发展，已存在大规模检测 SNP 的可能性。通过对表型与全基因组 SNP 图谱的相关研究，理论上可将人类的任何表型、功能或对任何疾病的易感性加以定位。

个体间药物效应有高度的变异，药理遗传学的变异可能为药效变异的主要的原因之一，基因的 SNP 可以影响药物代谢过程及其清除率，使不同个体体内生物活性物质的功能和效应有一定差异。因此，药理遗传学研究中，高通量 SNP 的发现和筛选有助于了解遗传学的变异与药物效应或副作用的关系。资料表明，出生时全部个体用药相关的 SNP 为 23 000 个，预计到 2010 年，61%的临床患者和 50%以上的临床用药将进行以 SNP 分型为基础的个体化用药。

二、单核苷酸多态性检测技术[5-26]

SNP 分析试验多应用一些易于掌握的分子生物学方法。基本方法包括探针杂交、限制酶分析、位点特异性物 PCR、SSCP 和异源双链分析等。许多实验方法已经有了自动化仪器。目前常用的检测方法多数以 PCR 扩增为基础。

（一）单链构象多态性

单链构象多态性（single-strand conformational polymor-phism，SSCP）是一种 DNA 单链凝胶电泳技术，其基本原理是根据单链 DNA 分子在不含变性剂的中性聚丙烯酰胺凝胶中电泳时，DNA 单链的迁移率随其分子构象不同而改变，这种构象的不同可由一个碱基的变化所致。此方法可分析单个碱基不同的多态性或发现未知基因突变。实验时将 PCR 扩增产物变性后，在甲酰胺存在下使其维持单链，进行高分辨率的聚丙烯胺凝胶电泳，模板 DNA 会因含碱基置换、插入或缺失等改变，造成迁移率的变化而出现脉动移位。但目前大量的实验结果表明此法假阴性率很高。

（二）位点特异性PCR

位点特异性PCR（Allele-specifi PCR）检测SNP的基本原理是根据聚合反应对引物3'末端的正确碱基配对有特别严格的要求，由聚合酶、连接酶来识别错配位点。因为PCR引物越靠近3'端序列和引物的特异性关系越强，5'端序列和引物特异性关系较差甚至无关。因此，根据聚合反应对引物3'末端的正确碱基配对有特别严格的要求，由聚合酶、连接酶来识别错配位点。将SNP位点设计在引物3'端的第一位碱基上，应用PCR技术选择性扩增不同SNP的位点。这个方法的优势是将扩增和检测合二为一，具有快速灵敏的特点。

（三）限制性内切酶消化

限制性内切酶（restriction endonuclease）能识别DNA双链上特异的碱基序列并能将之切断，不同的限制性内切酶有各自特异的识别序列。如果SNP改变了限制性内切酶的识别序列，用一种限制性内切酶消化，由于碱基组成不同，就会产生不同的酶结果，这样仅仅通过PCR产物的电泳就很容易确定它们的不同。在高产出率低分辨的MADGE技术中应用了这个原理。在这个实验中，在凝胶上水平排列的孔内加上限制酶消化的PCR产物，根据凝胶孔的大小和多少来决定电场强弱，这样在孔的下游可以将产物分辨出来。但是据估计，一半的SNP没有任何限制性内切酶的识别序列。用错配引物修改扩增序列，制造限制性位点可以克服这个问题。

（四）变性高效液相色谱分析技术

变性高效液相色谱（Denaturing High Perfomance Liquid Chromatography, DHPLC）是一种新的高通量筛选DNA序列变异的技术，其专利产品为WAVE DNA片段分析系统。

其检测原理是用离子对反向变性高效液相色法分离并检测异源双链。该方法具有自动化、快速、检出率高、检出DNA片段大小范围广等优点。目前这项技术已用于基因序列的比较、人类基因多态性及疾病相关性的研究。

DHPLC进行基因突变检测是基于异源双链的形成，一个杂合性个体，PCR

产物一定含有野生型和突变型 2 种 DNA，并且两者的比例为 1:1，将 PCR 产物进行变性复性过程，杂交会形成同源双链和异源双链。同样，当野生型和突变型 PCR 产物混合后，进行变性复性过程，杂交后也会出现 4 种情况，它们不仅形成同源双链，而且错配形成异源双链。异源双链由于碱基对不匹配，在部分变性的温度条件下，就会在不匹配的碱基对处分解，由于单链 DNA 带负电荷减少，结合力弱。因此异源双链比同源双链先洗脱出来，根据柱子保留时间的不同将同源双链与异源双链分离。

基本流程为 PCR 产物的纯度鉴定后，选择 DHPLC 分离条件的选择，在接近 DNA 溶解温度（Tm）附近进行，进行突变检测时色谱柱温的选择与野生型 DNA 溶解温度 Tm 值有关。Tm 是指半数 DA 双链分子解链时的温度，部分变性温度是指在接近 DNA 溶解温度 Tm 附近进行的，计算机软件可根据 DNA 序列预测 Tm 值，一般在 Tm 值 2℃范围内进行检测。分离梯度的选择是将 DNA 序列及选择检验的方式输入计算机，软件系统可自动模拟选择最佳分离梯度。DHPLC 虽然可以敏感且准确地发现 DNA 变异，但发现的变异需进一步测序鉴定。

（五）微测序

微测序（mini-sequening）是利用微量 PCR 产物直接测序，通常是观察 2 个等位基因序列中是否同一位点存在不同的单核苷酸。实际实验中，可利用了不同方式，如荧光激发能量转换（FRET），引物用荧光标记，类似 TaqMan 探针，荧光可以被 Taq 酶在延伸反应中激活，用荧光分析仪检测。另外，应用 3100 型全自动 DNA 分析仪、SNaPshot 多重试剂盒进行 SNP 的检测，其基本原理遵循了 DNA 序列分析的双脱氧终止法原理，所不同的是 PC℉反应中只有荧光标记的 ddNTP。将 SNP 设计在引物 3'延伸的第一个碱基座位上，每一条引物在荧光标记 ddNTP 存在下与模板结合，在聚合酶作用下，延伸一个核苷酸时其 3'端加一个 ddNTP，将碱基用不同荧光标记，根据所发出的荧光颜色，判定 SNP。检测原理为 16 道毛细管和电极深入样品溶液，加电压后带负电荷的 DNA 分子进入毛细管,并在电场作用下向阳极脉动,同时应用先进的荧光检测系统,实时检测 5 色荧光,带色荧光标记的 DNA 片段按大小不同分别经过激光检测区,单个氩离子多组激光,激发主波长为 488 nm 和 514.5 nm,微光激发荧光,产生长波长的荧光信号,发射的荧光信号被冷探头收集,软件将光学信号转变为电泳图谱,自动分析。

(六)等位基因特异性寡核苷酸杂交

等位基因特异性寡核苷酸杂交(ASO)是以 PCR 为基础,利用 TaqMan 探针和实时监控定量 PCR 进行 SNP 检测的方法。TaqMan 探针用供、受体染料对标记。探针上 2 对荧光染料可因有荧光激发能量转换(FRET)而使荧光灭活,探针结合到 PCR 产物上后,Taq 酶消化一端的荧光抑制物,PCR 产物出现大量荧光。所有的反应试剂可以在反应开始时一起加入,其结果可由实时监控 PCR 完成。由于这种实验在封闭的管内完成,速度快并减少了 PC 污染的机会。但是必须小心设计,以保证每个等位基因上的 TaqMan 探针在 PCR 退火时只结合到设计好的模板上,而非碱基错配的模板。TaqMan 试剂目前只限于同时检测 2 个探针,因为欧 ET 要求一对特殊的供受体染料,每一个都在可见光谱中占一定的比例。

在另外一种 PCR 同源性杂交的过程中,用分子信号识别等位基因。这种杂交在特异目的序列的寡核苷酸探针有 2 个互补的 DNA 序列,一对供受体染料位于每个探针的两端。当没有杂交到目的序列上时,探针形成发夹型的 U 字结构,荧光与淬火的片段结合,从而使供体荧光消失。反之,当杂交到正确的目的序列上时,2 个染料相分离,荧光可以增强 900 倍。使用这种事先设计好的 U 字形探针的方法,可以使错配杂交更不稳定,从而增加在 SNP 分析中的等位基因选择性。而且目的序列中互补的侧翼片段是设计在 PCR 退火阶段发生杂交,而非像 TaqMan 那样在延伸阶段发生。其结果是探针的杂交稳定性的降低,更进一步增强对错配的敏感性。不同于使用 FRET 的方法,供、受体染料无需有重叠的光谱范围,可能是因为它们与 U 字形结合得更紧密。更为重要的是,在一次反应中可同时做 4 个以上的不同分子信号。

（七）基因芯片杂交

基因芯片杂交试验依赖于样本基因组 DNA 与短寒核苷酸杂交稳定性,观察更匹配或不匹配的目的序列的变化。通常用等位基因特异性寡核苷酸(ASO)与 DNA 样本或寡核苷酸在平面列阵上杂交,分为 2 种形式:一种是用一些疾病相关的等位基因扫描临床表型不同的病例标本,即多重等位基因特异性诊断性试验(MASDA)。突变特异的寡核苷酸杂交到不同病例某 SNP 位点附近序列的 PCR 产物的斑点上,阳性反应者经过序列分析可以确定该基因多态性与哪一种疾病有关。另一种方式相反,利用高密度寡核苷酸微列阵,更适用于同时分析多个 SNP。Whitehead 学院和 Affymetrix 公司的合作,利用特异的 2 000 个 SNP 设计成一个寡核苷酸芯片。因为已经知道寡核苷酸列阵杂交序列,该方法的成功关键在于准备大量的标本 PCR 产物。SNP 通常只需要很短的 PCR 产物,以保证各种相关基因片段都能在多重 PCR 中扩增。除此之外,PCR 引物包含一个相同的末端, 这样第二轮 PCR 扩增可以在同一系列引物下使不同 PCR 产物扩增效率更接近。在扩增之后,多重 PCR 混合物含有很多 SNP,与定制设计的含有互补的 SNP 序列附近的寡核苷酸 DNA 芯片杂交。如果用荧光 PCR 产物,杂交后可以由共焦的显微镜记录。通过比较实验组和对照组,可以找到不同标本的数千个 SNP 基因型。

综上所述,尽管已经大大改善了基因组 SNP 的识别方法,但以 SNP 为基础研究复杂疾病的遗传学仍然有许多问题需要解决。近年来,用于 SNP 分析显著的趋势是分析设备的小型化,并且可以分析更多的信息。代表这种趋向的是在一个探测芯片上做微小 PCR, 即 PCR 基因芯片或是在流体中微粒子表面以及 DNA 微阵列中进行的 DNA 试验。尽管所有这些技术都可应用于 SNP,但这些技术均存在不足,一种技术可能不能满足所有临床和研究的需要,往往需要一套 SNP 分析技术进行组合,通过相互补充和印证,以最大限度地提高以 SNP 为代表的大量基因信息的分析效率。

参考文献

［1］ Abdi F Bradbury EM,Doggett N,et al. Rapidcharacterization of DNA oligomers and geno-
typing of single nucleotide polymorphism using nucleotide–specific mass tags. Nucleic Acids
Res.2001,29(13):E61–1.

［2］ Bray MS,Boerwinkle E,Doris PA. High–throughputmultiplex SNP genotyping with MALDI–
TOF spectrometry:practice,problems and promise. Hum Mutat. 2001,17(4):296–304.

［3］ Watanabe G,Umetsu K,Yuasa I,et al. A novel technique for detecting single nucleotide
polymorphisms by analyzing consumed allele –specific primers. Electrophoresis. 2001,22
(3):418–20.

［4］ Kwok PY. High–throughput genotyping assay approaches. Pharmacogenomics. 2000,1(1):
95–100.

［5］ Mhlanga MM,Malmberg L. Using molecular beacons to detect single–nucleotide polymor-
phisms with real–time PCR. Methods. 2001,25(4):463–71.

［6］ Deng D,Deng G,Smith MF,et al. Simultaneous detection of CpG methylation and single
nucleotide polymorphism by denaturing high performance liquid chromatography. Nucleic
Acids Res. 2002,30(3):E13.

［7］ Higasa K,Hayashi K. Ordered catenation of sequence –tagged sites and multiplexed SNP
genotyping by sequencing. Nucleic Acids Res. 2002,30(3):E11.

［8］ Matyas G,Giunta C,Steinmann B,et al. Quantification of single nucleotide polymorphisms:a
novel method that combines primer extension assay and capillary electro–phoresis.Hum Mu-
tat.2002,19(1):58–68.

［9］ Qi X,Bakht S,Devos KM. L–RCA (ligation–rolling cirele amplification):a general method
for genotyping of single nucleotide polymorphisms (SNPs). Nucleic Acids Res. 2001, 29
(22):E116.

［10］ Kwok PY. Methods for genotyping single nucleotide polymorphisms.Annu Rev Genomics
Hum Genet. 2001, 2:235–58.

［11］ Shapero MH,Leuther KK,Nguyen A,et al. SNP genotyping by multiplexed solid–phase am-
plification and fluorescent mini –sequencing. Genome Res. 2001,11(11):1926–34.

[12] Aydin A,Baron H,Bahring S,et al. Efficient and cost−effective single nucleotide polymor−phism detection with different fluorescent applications. Biotechniques. 2001,31 (4):920−2,924,926−8.

[13] Zhou G,Kamahori M,Okano K,et al. Quantitative detection of single nucleotide polymor−phisms for a pooled sample by a bioluminometric assay coupled with modified primer exten−sion reactions (BAMPER). Nucleic Acids Res. 2001,2919):E93.

[14] Hsu TM,Chen X,Duan S,et al. Universal SNP genotyping assay with fluorescence polariza−tion detection. Biotech−niques. 2001,31(3)560,562,564−8.

[15] Faruqi AF,Hosono S,Driscoll MD,et al. High−throughput genotyping of single nucleotide polymorphisms with rolling circle amplification. BMC Genomics. 2001,2(1):4.

[16] Shintani M,Ieiri I,Inoue K,Mamiya K,et al. Genetic polymorphisms and functional charac−terization of the 5 flanking region of the human CYP2C9 gene:in vitro and in vivo studies. Clin Pharmacol Ther. 2001,70(2):175−82.

[17] Dong S,Wang E,Hsie L,Cao Y,et al. Flexible use of high−density oligonucleotide arrays for single−nucleotide polymor−phism discovery and validation. Genome Res. 2001,11(8): 1418−24.

[18] Hsu TM,Law SM,Duan S,et al. Genotyping single−nucleotide polymorphisms by the invad−er assay with dual −color fluorescence polarization detection. Clin Chem. 2001,47 (8): 1373−7.

[19] Ranade K,Chang MS,Ting CT,et al. High−throughput genotyping with single nucleotide polymorphisms. enome Res. 2001,11(7):1262−8.

[20] Prince JA,Feuk L,Howell WM,et al. Robust and accurate single nucleotide polymorphism genotyping by dynamic allele−specific hybridization (DASH):design criteria and assay val−idation.Genome Res. 2001,11(1):152−62.

[21] Sauer S,Lechner D,Berlin K,et al. Full flexibility genotyping of single nucleotide polymor−phisms by the GOOD assay. Nucleic Acids Res. 2000 Dec 1;28(23):E100.

[22] Suomalainen A,Syvanen AC. Quantitative analysis of human DNA sequences by PCR and solid−phase mini−sequencing. Mol Biotechnol. 2000,15(2):123−31.

[23] Orban TI, Csokay B, Olah E. Sequence alterations can mask each other's presence during screening with SSCP or heteroduplex analysis: BRCA genes as examples. Biotech-niques. 2000, 29(1): 94-8.

[24] Pastinen T, Raitio M, Lindroos K, et al. A system for specific, high throughput genotyping by allele-specific primer extension on microarrays. Genome Res. 2000, 10(7): 1031-42.

[25] Hall JG, Eis PS, Law SM, et al. Sensitive detection of DNA polymorphisms by the serial invasive signal amplification reaction. Proc Natl Acad Sci US A. 2000, 18; 97(15): 8272-7.

[26] Cai H, White PS, Torney D, et al. Flow cytometry-based mini-sequencing: a new platform for high-throughput single nucleotide polymorphism scoring. Genomics. 2000, 66 (2): 135-43.

6-MP 细胞药理学研究对儿童急淋白血病个体化治疗的指导作用

马晓莉

缩略语表

ALL（*acute lymphoblastic leukemia*）　　　　　急性淋巴细胞白血病

6-MP（*6-mercatopurine*）　　　　　　　　　　6-巯基嘌呤

6-TGN（*6-thioguanine nucleotide*）　　　　　　6-巯鸟嘌呤核苷酸

6-MeMP（*6-methymercatopurine*）　　　　　　6-甲基巯嘌呤

6-TIMP（*6-thioinosine monophosphate*）　　　　6-硫嘌呤单核苷酸

6-TG（*6-thioguanine*）　　　　　　　　　　　6-硫鸟嘌呤

TPMT（*thiopurine methytransferase*）　　　　　巯嘌呤甲基转移酶

HPRT（*hypoxanthine guanine phosphoribosyltransferase*）

　　　　　　　　　　　　　　　　　　　　　次黄嘌呤磷酸核糖转移酶

RP-HPLC（*reversed-phase high-performance liquid chromatography*）

　　　　　　　　　　　　　　　　　　　　　反相高效液相色谱分析

ODS（*octadecyl silance*，C_{18}）　　　　　　　十八烷基硅烷键合硅胶

PMA（*phenyl mercury acetate*）　　　　　　　乙酸苯汞

DTT（*DL-dithiothreitol*）　　　　　　　　　　二硫苏糖醇

HBSS（*Hanks balanced salt solution*）　　　　　Hank 氏平衡盐溶液

WBS（*white blood cell*）　　　　　　　　　　白细胞

ANC（*absolute neutrophil count*）　　　　　　中性粒细胞绝对值

RBC(*red blood cell*)   红细胞

MTX(*methotrexate*)   氨甲蝶呤

中文摘要

虽然儿童急淋白血病（ALL）的无病生存率已达 70% 以上，但仍有部分病例治疗失败。已证明，化疗药物代谢的个体差异显著影响其药理学效应，从而影响 ALL 的预后，常规化疗失败的部分原因可能为用药剂量不当所致。化疗药物体内代谢的个体差异，以及浓度、效应关系的复杂性使得药动学研究非常重要，为目前临床药理学研究的热点。

6-MP 为 ALL 维持治疗的核心药物之一，虽然临床应用广泛，但体内代谢过程复杂且未完全明确。目前认为最终代谢为具有细胞毒活性的核苷酸，主要为巯鸟嘌呤核苷酸（6-TGN），通过骨髓干细胞掺入 DNA 发挥抗白血病作用，不能形成足够量 6-TGN 者似乎具有较高的复发危险性。形成这种重要活性产物的个体间差异可能与巯嘌呤甲基转移酶（TPMT）活性有关。TPMT 为 6-MP 代谢过程的关键酶，通过甲基化形成 6-甲基巯嘌呤（6-MeMP），同时妨碍了 6-TGN 的形成。而 TPMT 具有遗传多态性，因此使个体间 6-MP 活性代谢产物浓度差异很大。

本实验应用反相高效液相色谱分析技术（RP-HPLC），通过对 31 例处于 ALL 维持治疗期、服用 6-MP 的患儿，定量测定其红细胞内 6-MP 的 3 种代谢产物：6-TGN、6-TMP 和 6-MeMP，以显示给定剂量下个体间代谢产物浓度的差异，阐明浓度与效应或毒性的关系，评价其依从性并判断药理学强度，同时为建立可靠的治疗指数、合理的用药方案以进行个体化治疗及随访观察，判定与 ALL 复发危险性的关系奠定基础。

实验发现，口服标准剂量 6-MP 的患儿，红细胞内 6-TGN 和 6-MeMP 的检出率高（100%），6-TGN 浓度个体间范围为 50~692 pmol/8×10^{8}RBC（平均 187,

$Q=177$）；口服相同剂量的患儿个体间 6-TGN 浓度差异很大（$CV=72\%$，个体内差异则较小（$CV=8.4\%$）；6-MeMP 浓度范围为 $0.7\sim29.1$ nmol/8×10^8RBC（平均 7.64，$Q=7.9$），与 6-TGN 呈负相关（$r_s=-0.582\,9$，$P=0.002$）。6-TGN 浓度与 6-MP 剂量无关（$r_s=0.235\,4$，$P=0.263$）；与剂量强度亦无明显相关（$r_s=0.446\,7$，$P=0.024$）；血 WBC 和 ANC 与 6-MP 剂量和剂量强度均无明显相关（$r_s=0.217\,6$，$P=0.271$ 和 $r_s=0.394\,0$，$P=0.052$），而与红细胞内 6-TGN 浓度呈负相关（$r_s=-0.668\,1$，$P=0.004$ 和 $r_s=-0.656\,4$，$P=0.003$）。此外，6-TGN 浓度与诊断时白细胞数、年龄、性别、缓解时间、维持治疗时间、免疫分型及临床分型等因素均无关，表明 6-TGN 可能为一种独立的、影响疗效的因素。实验发现，一些患儿（9.7%）红细胞内 6-TGN 与 6-MeMP 浓度均低于 P_{25}，也未发现其临床特点与其他患儿间的差异，推测与这些患儿未能遵医嘱服药有关。另外，6-TIMP 的检出率为 45%，但量多小于 6-TGN。

实验结果表明，在 ALL 患儿中，相同剂量、不同个体间，6-MP 细胞内活性产物浓度差异很大，可能为严重骨髓毒性或治疗失败的原因之一，TPMT 的遗传多态性可能为影响 6-MP 的细胞毒作用的关键因素。6-MP 的细胞毒作用与剂量无关，而与红细胞内 6-TGN 浓度有关；口服 6-MP 个体间耐受性差异很大，6-MP 的标准剂量不一定是患儿的最大耐受量；6-TGN 浓度与 6-MP 剂量和剂量强度均无明显直线关系，进一步反映了其体内代谢的复杂性及个体变异，提示红细胞内 6-TGN 浓度虽能较好地反映 6-MP 的治疗强度及依从性，但不能直接估计其量。检测 6-MP 细胞内活性产物浓度以进行剂量个性化，无疑会对患儿的治疗有所裨益，并为随访观察 6-MP 细胞药理学与 ALL 患儿复发危险性的关系提供依据。

关键词：6-MP；代谢；急淋白血病；个体化治疗

Cellular pharmacologic study of 6–MP directing childhood ALL on Individualized therapy

ABSTRACT

Background : Childhood acute lymphoblastic leukemia （ALL） is curable in approximately 70 percent of children. Despite this , the results of therapy in some cases are inexplicably poor. Many of the children who are not cured have presenting features that are indistinguishable from those in children who cured. Quantitative evaluations of pharmacokinetic characteristics are now being recognized as potentially important prognostic factors for treatment outcome. 6 –mercatopurine （6–MP） has been the backbone of maintenance chemotherapy for ALL , the response to 6–MP is highly variable.Its antileukemic effect can be related to drug derived 6–thioguanines （6–TGNs）, accumulated intracellularly in erythrocytes as a surrogate tissue with large interindividual variations. The inherited level of thiopurine methytransferase （TPMT） activity may be a major factor in the clinical response to 6–MP. Because TPMT forms methymercatopurine(6–MeMPs) metabolites at the expense of 6–TGNs, 6–MeMP and 6–TGN are products of two competing metabolic pathways. Those children who inherit very high levels of TPMT activity from low concentrations of 6–TGN and do not experience cytotoxicity at standard 6–MP dosage. They may be an increased risk of disease relapse. Two chemical compounds would be expected to show an inverse correlation.

Design: 6 –MP cellular pharmacology was studied in a consecutive cohort of children with ALL. We have used a specific and sensitive reversed–phase high–performance liquid chromatographic （RP–HPLC） assay for the measurement of 6 –MP intracellular metabolites: 6–TGN, 6–TIMP, 6–MeMP concentration RBC in 31 childhood ALL and assess interpatient variability and its clinical importance.

Assay were performed after at least 2 months 6-MP maintenance chemotherapy and a minimum 7 day unattenuated protocol dose of 50~75 mg/m²·d.

Result: There is a very wide variation in the concentration of two metabolites measured: 6-TGN ranged from 50 to 692 pmol per 8×10^8 red blood cells (median 187, Q=177) and 6-MeMP ranged from 0.7 to 29.1 nmol per 8×10^8 red blood cells (median 7.64, Q=7.9). The negative correlation with 6-TGN and 6-MeMP was apparent (r_s=-0.582 9, P=0.002). No child had both metabolite concentrations in upper quartiles, but in 3 children (9.7%) the concentration of both metabolites in the lower quartile. The most likely explanation for these findings is that a minority of children with ALL fail to take oral 6-MP either totally or intermittently. For patients receiving an unchanged dose of 6-MP, no significant correlation could be demonstration between the mean 6-TGN and the dose of 6-MP or the total dose of 6-MP. The degree of myelodepression as measured by mean WBC. There was a correlation with 6-TGN and mean WBC and mean absolute neutrophil count on 14 days postassay (r_s=-0.668 1, P=0.004; r_s=-0.656 4, P=0.003). Multivariate analysis using regression showed the 6-TGN effect on disease control to be independent of diagnostic WBC count, sex, age, immunological cell type, using 6-MP+MTX times and duration of remission at the time of 6-TGN assay. Children with all taking the same dose of 6-MP show great variability in its measurable cytotoxic effect. (CV=72%)

Conclusion: These findings support that 6-MP cellular pharmacologic variability may contribute to either severe myelotoxicity or therapeutic failures. The inherited activity of TPMT in a given individual can modulate the cytotoxic effect of 6-MP. 6-TGN may give a better reflection of the treatment intensity. This suggests that monitoring of 6-MP in children with ALL may be helpful, although this needs to be explored in prospective studies. Individualized dosages of 6-MP may a strategy to improve response for ALL. And monitoring Of 6-TGN concentration may also provide evidence for following up the relationship between the cellular pharmacology of 6-MP and risk of relapse in childhood ALL.

Key words: 6-MP; metabolism; ALL Individualized chemotherapy

综述 1

6-巯基嘌呤治疗儿童急性淋巴细胞白血病研究进展

现代强烈联合化疗使约 2/3 的急淋白血病(ALL)患儿获得长期生存[1]，但仍有部分病例复发，其中一些病例由维持治疗不当所致。在 ALL 的维持治疗阶段，合理应用 6-巯基嘌呤(6-MP)是使患儿获得长期生存不可忽略的治疗措施。本文就近年来 6-MP 治疗儿童 ALL 的药代动力学及分子、细胞生物学等方面的研究进展作一综述。

一、6-MP 药代动力学[2,3]

6-MP 是一种无活性的前体药物，口服后经吸收在组织细胞中代谢为具有细胞毒活性的核苷酸，后者最终掺入 DNA，导致细胞死亡。口服 6-MP 的生物利用度相当低，个体间差异很大，且具有剂量依赖性，口服较大剂量[500 mg/(m²·d)]，较标准剂量[75 mg/(m²·d)]的生物利用度相对较低，而中等剂量[87.5~175 mg/(m²·d)]较 50 mg/(m²·d)有较高比例的生物利用度，可能因较大剂量时血浆清除率减低所致。食物摄入及其方式的不同，极大地影响了药物的利用，6-MP 与食物同服可降低其利用度已得到很多学者的认同，牛奶中的过氧化物酶使 6-MP 分解为无活性的硫尿酸而影响其利用。目前虽未明确空腹服用可增加 6-MP 的利用，以及与食物同服的 6-MP 量与其细胞内活性代谢产物的关系，但不能除外食物为一种重要的干扰因素。

Toronto 研究组提出 6-MP 血浆动力学昼夜变化的概念，认为夜间清除率低而血浆浓度高，因而推荐晚间用药。近年来，Schmiegelow 等[4]认为，6-MP 血浆动力学变化的规律可解释部分病人早晨服药效果差的原因，但因个体组织中 6-MP 分布不同，表明红细胞内 6-MP 活性代谢产物无明显昼夜变化，研究 6-MP 与一些内源性物质(如造血细胞生长因子)的相互作用有显著的临床意义。作者认为夜间骨髓细胞增殖活性低,粒单细胞集落刺激因子水平低,而淋巴细胞活性达高峰,因此夜间服药可减少患儿复发的危险性,并可降低骨髓毒性反应。给予相同剂量的 6-MP,其利用度较早晨高。

6-MP 的细胞内存在形式主要为 3 种核苷酸代谢产物:硫代次黄嘌呤单核苷酸(TIMP),硫代黄嘌呤单核苷酸(TXMP)和硫鸟嘌呤单核苷酸(TGMP)。TIMP 为硫鸟嘌呤核苷酸(6-TGNs)的基础物,后者包括单、二、三磷酸硫鸟嘌呤(6-TGmP、TGdP 和 TGtP)。目前认为,6-MP 的细胞内活性代谢产物主要为 TMP 和 6-TGN。在红细胞中,核苷酸代谢产物起主要作用,为终末代谢。而在有核细胞(骨髓前体细胞和白血病细胞等)中,6-MP 的代谢产物则最终掺入 DNA 而发挥作用,因此不属于终末代谢。参与中间代谢的酶有多种,其中硫鸟嘌呤甲基转移酶(TPMT)为 6-MP 甲基代谢途经的关键酶。在血浆中,6-MP 半衰期很短(约5 h),有核细胞中由于代谢产物的快速掺入,半衰期也很短。而在红细胞中,代谢产物的半衰期较长(>24 h)。动物实验证明,6-MP 的代谢产物聚积在骨髓和脾脏中,可能与这些器官中红细胞大量积聚有关。如 6-MP 剂量不变,其代谢产物浓度在几周内达到稳定状态,口服药后红细胞内代谢产物的浓度不会发生即刻变化,有助于药物代谢动力学的研究。

二、6-MP 的细胞毒作用

6-MP 的毒性反应多为骨髓抑制,造血细胞为其易感细胞。它的抗白血病作用很可能为 6-TGN 掺入 DNA,在细胞的分子遗传学方面发挥作用,即细胞毒作用与 DNA 损伤有关[5],代谢产物掺入后形成的 TG-DNA 模板使复制不能以正常方式进行。DNA 损伤的类型依细胞类型的不同而不同,其中以单股断裂为主。目前认为抗代谢药物和细胞周期特异性药物的作用与诱导敏感组织细胞的凋亡有关[6]。DNA 损伤即使短暂,也可能成为细胞凋亡的触发因素。6-MP 与细胞接触时单独影响细胞周期的过程未完全明确,探讨 6-MP 引起细胞凋亡的详细过程,以进一步研究易感性决定因素的分子本质。

6-MP 剂量与儿童 ALL 长期无病生存率的改善有关[7]，将 6-MP 标准剂量减至一半可显著缩短缓解期，其原因可能为获得性耐药及个体间药物代谢的差异。Dibendetto 等[8]认为 6-MP 的蓄积量是维持治疗的关键因素，如平均蓄积量偏低（小于治疗量的 86%），则病人预后较差。这一因素与诊断时的白细胞数量、年龄及其他因素无关，表明 6-MP 的细胞毒作用与 6-TGN 浓度有关[9]。存活时间长者 6-TGN 浓度高。对 6-MP 耐受性大者虽长期给予足量 6-MP，6-TGN 浓度低，无骨髓毒性；而敏感者短期内产生较高的 6-TGN，需不断调整剂量，以达到稳定状态，此点与诊断时的白细胞数量、性别、年龄及免疫分型等因素无关。因此一些复发病人为 6-MP 使用不当，而非耐药所致。

Lennard 等[10]认为红细胞及外周血白细胞中 6-TGN 浓度个体间差异很大，提示存在遗传学差异，可能为严重骨髓抑制和治疗失败的原因，且与血浆 6-MP 的药物代谢动力学无关。近年来，Liliemark 等[11]认为 6-MP 代谢有自我限制作用，在一定浓度范围内（10 nm~1 um），6-TGN 浓度随 6-MP 剂量的增加而增加，但继续增加 6-MP 量将导致 6-TGN 形成减少，推测是因 TIMP 作为嘌呤合成代谢的抑制剂引起 ATP 耗竭所致。6-MP 的耐受性存在性别间的差异[12]，女孩更易达到 6-TGN 的作用浓度，对维持治疗敏感，而男孩耐受性较好。此点可能与性别间长期生存率的差异有关。次黄嘌呤磷酸核糖转移酶（HPRT）能促进 6-MP 活性代谢产物的形成，但 HPRT 活性与红细胞内 6-TGN 浓度无关。性别间红细胞内 6-TGN 浓度无显著性差异，进一步表明 6-TGN 不是 6-MP 唯一的活性产物。

已发现维持治疗期间 6-TGN 积聚在红细胞中[13]，骨髓抑制程度与 6-TGN 有关。红细胞可能具有形成 6-TGN 所需的酶，且 6-TGN 的积聚与其他组织，包括骨髓干细胞一致，因此红细胞内 6-TGN 可作为检测 6-MP 治疗有效性的指标。但口服 6-MP 后个体内 6-TGN 浓度变化很小，因此只反映其用药过程和治疗强度，并不能直接估计其量，且 6-TGN 的作用不能代表 6-MP 效应的全部。因此，测定 6-MP 作用的靶细胞内主要代谢产物浓度，可更直接地了解其药物代谢动力学,以调整药量减少部分病人复发的危险性。

三、6-MP 代谢的遗传学变异[2,14]

6-MP 发挥作用的基本条件为转变成核苷酸,后者不仅有赖于 6-MP 的浓度,而且与酶的浓度有关,而个体间酶活性水平的差异使 6-MP 的有效浓度不同。TPMT 为一种多形酶,催化 6-MP 甲基化而失活。遗传多态性使个体间 TPMT 活性有很大差异。它具有 2 个基因位点:低活性 TPMT(TPMT^L)和高活性 TPMT(TPMT^H)。约 1/300 为 TPMT^L 的纯合子,酶活性低;89% 为 TPMT^H 的纯合子,酶活性高;余 11% 为有中度 TPMT 活性的杂合子。在 ALL 儿童应用 6-MP 时红细胞内,6-TGN 与 TPMT 活性呈负相关。TPMT 活性与 6-TGN 的关系可能为在催化甲基化产物形成的同时阻止了非甲基化产物 6-TGN 等的形成。具有高活性 TPMT 者,给予标准剂量 6-MP,治疗效果差,一般不发生骨髓抑制,易复发;而具有低活性者,6-TGN 浓度在相同剂量 6-MP 时较高, 发生毒性反应的危险性大,因此 TPMT 遗传学变异可能为 ALL 儿童治疗的影响因素之一。但 TPMT 活性与 6-MP 治疗的总缓解时间无关。6-MP 化疗时,红细胞内 TPMT 活性增高,停药后其活性恢复到遗传的基础水平。TPMT 可能为 6-MP 细胞毒作用的调节器,反过来对 ALL 儿童预后有很大影响。具有高活性 TPMT 者对 6-MP 耐受时间长,但并不表明不能达到 6-TGN 的活性水平,只是需要较大剂量,而能耐受足够剂量者更可能复发, 因此测定 TPMT 活性可提高治疗的有效性减少副作用。Lennard 等[15]用高效液相色谱分析(HPLC)方法,同时测定 6-MP 代谢产物 6-TGN 和 6-甲基 MP。后者为 TPMT 催化的产物,间接反映该酶的活性,使无论何种原因(如药物代谢、吸收或依从性等)所致的对 6-MP 无反应儿童很快得到识别。

四、静脉应用 6-MP[16]

20 世纪 50 年代根据 6-MP 的血浆动力学,首次应用静脉疗法,但 6-MP 难溶于水。口服具有抗白血病作用,且容易吸收,因此多采用口服疗法。目前,静脉疗法因可解决很多口服的缺点已引起许多学者的注意。将碱性 6-MP 溶于大量液体中缓慢静脉注射可明显改善其溶解度。

动物实验证实 6-MP 经静脉注射后 4 h 达到稳定的血浆浓度,半衰期<1 h,用药后 6 h 脑脊液浓度达到稳定水平,具有细胞毒作用。而细胞内代谢产物在注射过程中逐渐增加,之后缓慢下降,消除半衰期平均为 3.6 d。

Camitta 等[17]用较大剂量[50 mg/(m²·h)]连续 48 h 静脉注射 6-MP 治疗儿童 ALL 取得良好效果,认为这样可使 6-MP 在肿瘤细胞内达最大的治疗浓度,且脑脊液中浓度达血浆浓度的 1/3,可迅速消灭体内肿瘤细胞,减少耐药性产生及肿瘤细胞进入庇护所的机会,并且 6-MP 对敏感儿童可预防脑膜白血病。

静脉注射较大剂量 6-MP 的优点还包括可避免肝肠代谢,提高生物利用度;可达较高的血浓度;克服口服给药的不依从性。静脉给药可直接监督,而且在同一时间内测定 6-MP 及其产物浓度可避免不依从性。但单独应用静脉 6-MP 治疗复发 ALL 完全缓解率低,可能因为较大剂量应用前口服 6-MP 而增加耐药性产生的概率;而常规剂量口服 6-MP 治疗 ALL,完全再缓解率仅为 1/3,因此不主张单独静脉应用 6-MP 治疗儿童 ALL。

6-MP 与氨甲蝶呤(MTX)的协同作用已成为治愈 ALL 的重要方面[18]。MTX 可增加具有细胞毒活性的 6-MP 代谢产物的总量,并可促进活性代谢产物掺入 DNA。6-MP 的应用也可提高阿糖胞苷(Ara-C)活性代谢产物 Ara-CTP 的浓度。较大剂量 6-MP 静脉缓慢注射联合静脉应用 MTX 或 Ara-C 治疗 ALL,其疗效将优于小剂量口服 6-MP。ALL 儿童长期无病存活者无 6-MP 的明显副作用,为静脉应用 6-MP 联合化疗提供了很好的应用前景。

参考文献

[1] Rivera GK,Pinkel D,Simone JV,et al. Treatment of acute lymphoblastic leukemia:30 years' experience at St. Jude Children's Reasearch Hospital. N Engl J Med,1993,329:

1289-1295.

[2] Bostrom B,Erdman G. Cellular pharmacology of 6-mercaptopurine in acute lymphoblastic leukemia. Am J Pediatr Hematol Oncol, 1993,15:80-86.

[3] Rivard GE,Linkt,Leclerc JM,et al. Milk could decrease the bioavailability of 6-mercaptopurine. Am J Pediatr Hematol Oncol,1989,11:402-406.

[4] Schmiegelow K,Glomstein,A,Kristinsson J,et al.Impact of morning versus evening schedule for oral methotrexate and 6-mercaptopurine on relapse risk for children with acute lymphoblastic leukemia.Am J Pediatr Hematol Oncol,1997,19:102-109.

[5] Pan BF,Nelson JA. Characterization of the DNA damage in 6-thioguanine-treated cells. Biochem Pharmacol,1990,40:1063-1069.

[6] John A,Hickman. Apoptosis induced by anticancer drugs. Cancer and Metastasis Reviews, 1992,11:121-139.

[7] Koren G,Ferrazine G,Sulh H,et al. Systemic exposure to mercaptopurine as a prognostic factor in acute lymphocytic leukemia in children. N Engl J Med,1990,323:17-21.

[8] Dibenedetto SP,Guardabosso V,Ragusa R,et al. 6-Mercaptopurine cumulative dose:a critical factor of maintenance therapy in average risk childhood acute lymphoblastic leukemia. Pediatr Hematol Oncol,1994,11:251-258.

[9] Lilleyman JS,Lennard L. Mercaptopurine metabolism and risk of relapse in childhood acute lymphoblastic leukemia. Lancet,1994,343:1188-1190.

[10] Lennard L,Lilleyman JS. Variable mercaptopurine metabolism and treatment outcome in childhood lymphoblastic leukemia. J Clin Oncol,1989,7:1816-1823.

[11] Liliemark J,Pettersson B,Engberg B,et al. On the paradoxically concentration-dependent metabolism of 6-mercatopurine in WEHI-3b murine leukemia cells.Cancer Res,1990,50: 108-112.

[12] Schmiegeolow K,Schroder H,Gustafsson G,et al. Risk of relapse in childhood acute lymphoblastic leukemia is related to RBC methotrexate and mercaptipurine metabolites during maintenance chemotherapy. J Clin Oncol,1995,13:345-351.

[13] Schmiegelow K,Bruunshuus I. 6-Thioguanine nucleotide accumulation in red blood cells

during maintenance chemotherapy for childhood acute lymphoblastic leukemia, and its relation to leukemia. Cancer Chemother Pharmacol, 1990, 26:288–292.

[14] Lennard L, Lilleyman JS, Van Loon JA, et al. Genetic variation in response to 6–mercaptopurine for childhood acute lymphoblastic leukemia. Lancet, 1990, 336:225–229.

[15] Lennard L, Singleton H. High–performance liquid chromato–graphic assay of the methyl and nucleotide metabolites of 6–mercaptopurine: quantitation of red blood cell 6–thioguanine nucleotide, 6–thioinosinic acid and 6–methylmercaptopurine metabolites in a single sample. J Chromatogr, 1992, 583:83–90.

[16] Donald P. Intravenous mercaptopurine: Life begins at 40. J Clin Oncol, 1993, 11:1826–1831.

[17] Camitta B, Leventhal B, Lauer S, et al. Intermediate–dose intravvenous methotrexate and mercaptopurine therapy for non–T, non–B acute lymphoblastic leukemia of childhood: A Pediatr Oncolgy Group Study. J Clin Oncol, 1989, 10:1539–1544.

[18] Innocenti F, Danesi R, DiPaolo A, et al. Clinical and experimental pharmacokinetic interaction between 6–mercaptopurine and methotrexate. Cancer Chemother Pharmacol, 1996, 37:409–414.

化疗药物动力学最佳化与急淋白血病个体化治疗

任何疾病的最佳治疗方案都取决于对疾病、个体生物学特点与治疗间复杂关系的全面了解,而这对急淋白血病(ALL)显得尤其重要[1]。现代强烈联合化疗使约 23% 的 ALL 儿童获得长期生存,但仍有部分病人治疗失败,而且其中一些病人的临床特点与长期生存者相似。已证明化疗药物代谢动力学的个体差异使其药理学效应明显不同,从而显著影响 ALL 的预后。然而,目前临床应用于 ALL 的绝大多数药物,如 6-巯基嘌呤(6-MP)、氨甲蝶呤(MTX)、长春新碱(VCR)等均已有 40 余年的历史,其药理学作用机制及最佳给药方案等仍未明确,因此进一步研究这些药物的代谢动力学以最大限度地提高疗效,改善无病生存率仍为这一领域的重要任务。

一、ALL 化疗的临床药理学[2,3]

肿瘤药理学研究的主要内容之一是根据个体对药物的反应及药物毒性预测效应。对 ALL 来说,给予同一化疗药物标准剂量,个体间效应差异很大。引起这种差异的因素包括个体和肿瘤 2 个方面。首先,个体的生物学特点不仅影响其药物代谢动力学,而且对药效学也有很大影响。儿童肿瘤代谢与成人不同,初诊时肝脏浸润可达 50%,以肝脏代谢为主的药物清除率减低。肿瘤坏死因子及干扰素等细胞因子可影响肝脏代谢的活性;肾脏清除率随儿童发育而提高,MTX 的清除率儿童较成人高。肾脏浸润在 ALL 也不少见,初诊时约有 24% 的病人伴随肾肿大以及高尿酸血症等肾损害,这些均影响肾脏对药物的排泄。临床试验表明,儿童对绝大多数化疗药物的耐受量平均为成人的 1.3~1.5 倍。虽然儿童对药物的代谢和清除率相对较高,但一些需转变为活性代谢产物发挥作用的药物,对未发育完善的儿童,可因代谢产物转变不全而对该类药物无反应。因此,儿童化疗的药理学特点使用药剂量不能进行简单的估计。此外,化疗药物与血浆蛋白结合率亦影响其效应。如低蛋白血症可降低药物的血浆蛋白结合率,使游离药物浓度增加,有增加毒性的危险;天门冬酰胺酶的应用使肝脏白蛋白合成减少,从而影响其化疗药物的蛋白结合率;药物间的相互作用可影响代谢,如 VCR 延缓 MTX 清除,强的松可降低环磷酰胺的代谢等。

另一方面,临床试验发现,同一化疗药物的个体间血浆浓度不同,且与其他组织或肿瘤组织浓度不一致,而肿瘤细胞内药物浓度不一定代表其分子水平的浓度,因此肿瘤因素对治疗效应亦有一定影响。ALL 的细胞、免疫和遗传学分型以及前期治疗(耐药)等方面均影响化疗效应。

二、化疗药物动力学最佳化的理论基础及临床应用[4,5]

一种药物满足其代谢动力学最佳化的主要指标:治疗指数(最大耐受量与最小有效量的比值)应小;个体间差异大;迟发的、难预测的药理学效应;药物浓度较剂量更能反映其效应。ALL 患者给予最大化疗剂量时,在出现严重毒副作用(骨髓抑制、神经毒性等)之前,一般都可以耐受,且毒性反应多为迟发性的。"化疗药物剂量越大,则效果越好"这一观点广泛用于临床至今,但绝大多数化疗药物治疗指数小以及肿瘤或正常组织对药物的敏感性难以预测等。因此,化疗药物多根据体重或体表面积给予标准剂量,在整个疗程中,除非出现严重毒副作用,根据经验相应减量,否则尽管病人无药物反应,很少有增加剂量的可能。此点为治疗失败的原因之一。联合化疗使得药物的剂量–效应关系更为复杂,近年来引入"剂量强度"的概念,即单位时间内总药量。临床试验表明,剂量强度与效应间关系更为密切,但药物的细胞内代谢及耐药也影响其量效关系。

药动学的各方面均存在个体间差异,许多化疗药物在相同剂量下,个体间血浓度范围为 3~10 倍差异,肝肾损害加重了这一差异。浓度–时间曲线下面积(AUC)为 ALL 化疗中最常用的药物动力学名词。AUC_{50} 为药理学效应达 50% 的药物浓度。对化疗无反应的病人,可能为药物清除率高使 AUC 降低或肿瘤细胞耐药致 AUC_{50} 偏高;而毒性反应重者,多为药物清除率降低或对化疗药物敏感性高所致。药理学效应直接与药物的靶浓度(靶组织的稳态浓度)有关,而药物的细胞内摄入、活性和肿瘤敏感性均影响其靶浓度。因此,同时进行化疗药物血浆及细胞内药物动力学研究是最佳选择。

MTX 为 ALL 维持治疗的重要部分。常规剂量为 20~50 mg/(m²·d),甲酰四氢叶酸对正常组织的解救作用,可使 MTX 剂量增至 33 g/m²[6],已表明这一剂量可改善 ALL 的预后。MTX 的药物动力学参数受多种因素的影响,如年龄、肾功能和水化作用等,这使个体间药物血浆浓度差异很大(7 倍),可能为治疗失败的原因,复发者血浆浓度偏低。鞘注 MTX 与急慢性中枢毒性有关,典型的中枢神经系统白血病,MTX 蓄积量个体间差异很大,而脑脊液内药物浓度难以测定。因此,这些病人需用较小剂量,重复给药以维持脑脊液浓度。目前,即使 MTX 细胞外药理学效应差异很大, 应用大剂量 MTX 亦能使其细胞内代谢产物达到较高的浓度,从而产生较强的抗白血病作用。B 和 T 淋巴细胞 MTX 代谢产物浓度不同,前者为高,与 B-ALL 预后有较好吻合。测定血浆 MTX 浓度可调整四氢叶酸的解救量,而细胞内外 MTX 浓度与疗效关系尚待进一步探讨。

6-MP[7,8]为 ALL 缓解期另一核心药物。该药为无活性前体,生物利用度相当低,其体内代谢途径复杂,药理学作用机制未完全明确。目前认为 6-MP 药理学效应与细胞内 6-硫鸟嘌呤核苷酸(6-TGN)浓度有关,而代谢过程的关键酶硫鸟嘌呤甲基转移酶(TPMT)具有遗传多态性,使 6-MP 药物动力学有很大差异。所以测定细胞内 6-TGN 等代谢产物浓度可评价其生物利用度、依从性,以及判断药理学强度等。

三、改普化疗药物治疗指数的对策

(一)根据生物学特点调整

许多药物引起的生理变化与药物动力学有关,如血清肌酐和血浆蛋白变化等,根据这些参数可进行适当的剂量调整,也可根据肝肾功等生化指标调整剂量,但多为经验性的,需对正常及肝肾损害时药物动力学变化进行详细了解。根据病人的耐受性调整化疗剂量,临床应用广泛。儿童 ALL 根据骨髓抑制程度调整 6-MP、MTX 药量,已证明可增加药物浓度改善疗效[9,10]。但联合化疗的应用使这种剂量调整难以掌握。因为在标准剂量强度下,个体间药物清除率的差异使有效浓度范围差异很大。对清除率高者,需增加药量以达到有效的血浓度;同时为避免严重毒性,清除率低者应减少剂量,结果表明这种对策可避免药物有效浓度过低,提高疗效[11]。

时间药理学研究表明,化疗药物有昼夜节律。Schmiegelow 等[12]认为,ALL 儿童夜间服用 6-MP 可改善其生存率。详细的生化机制未明确,可能与血细胞生成因子有昼夜依赖有关。此外,化疗药物的血浆浓度也有昼夜变化规律,成为药物昼夜调整的理论基础。

(二)根据药理遗传学调整[6,13]

绝大多数化疗药物的代谢过程复杂,参与代谢的许多酶具有遗传多态性。TPMT 促进 6-MP 甲基化,而人口中此酶约 10% 属部分缺乏,1% 属完全缺乏,缺乏者服用标准剂量 6-MP 可出现严重骨髓毒性。许多化疗药物代谢需细胞色素 P_{450} 参与。目前虽无证据表明此酶具有遗传多态性,但个体间酶活性差异很大(6倍)。此外,黄嘌呤磷酸核糖转移酶由 X 连锁基因编码,缺乏者多由单个碱基突变引起,该酶体内各组织分布不同,脑脊液中最高。ALL 儿童长期服用 6-MP 者,其活性较健康儿童高。因此研究药理遗传学表型,根据酶活性调整剂量可能为改善化疗药物治疗指数的重要对策。

(三)生物调节

目前已明确,应用生物调节剂可增加化疗药物的治疗指数。临床应用广泛的生物因子之一为四氢叶酸,可减少 MTX 的毒性反应,但不影响 MTX 的浓度。调节水平限于药物动力学。表达高 P-糖蛋白者对许多化疗药物具有交叉耐药性[14],属多药耐药基因。体外实验表明 P-糖蛋白抑制剂可降低细胞对化疗药物的耐受性。目前,已有许多基因逆转剂,如环孢菌素等应用于临床,以改善化疗药物的治疗指数,但逆转剂对细胞色素 P_{450} 的抑制作用影响了化疗药物的代谢。此外,血细胞生长因子可减少化疗药物所致的粒细胞减少及贫血等。因此详细了解一些生物因子的作用对 ALL 的药物动力学和药效学均有很大价值。

(四)药物作用时间

一些化疗药物的活性具有时间依赖性。同一剂量分次给药,以延长给药时间,可产生不同的效应。联合化疗通过药物动力学和药效学调节均具有时间依赖性。当 MTX 在 6-MP 之前应用时,可促进 6-MP 细胞内活性代谢产物的形成,其原因可能为 MTX 增加了 6-MP 活性代谢产物合成所需的前体(磷酸核糖焦磷酸)的形成。

四、化疗药物的靶效应及浓度检测时机[15-17]

20 年前,Sheiner 和 Torer 首次提出靶浓度对策(TCS),作为制订最佳治疗方案的依据。其主要内容为利用药物动力学和靶效应的判断。由于靶浓度为药物代谢动力学和药效学的决定因素,因此也是靶效应与个体最佳剂量间的关键因素。剂量与效应间的变异与药物动力学(剂量-浓度)变异有关,而与药效学(浓度-效应)变异无关。虽然剂量难预测效应,但浓度与剂量密切相关。而认为浓度即为血浆浓度是片面的,因为几乎所有药物的效应部位均不在血浆。血浆浓度与效应间差异很大,其最佳状态不一定产生最佳效应。药物的分布与效应间关系密切,而药物的分布为复杂的生理生化过程,在病理状态下更为复杂,药物的蓄积也不同,加重了个体间药物动力学的变异,因此药物分布为效应的决定因素,临床药理学应寻找控制血浆和靶组织浓度的生物学决定性因素。

ALL 化疗药物浓度检测(TDM)的特殊意义在于多为间断给药,难达稳态浓度;许多药物为前体,需在体内代谢为具有细胞毒活性的产物发挥作用;药物的作用机制复杂且未完全明确;联合化疗使细胞毒作用叠加,难从临床特点评价疗效;治疗效应的判断需随访观察几年;细胞内药物浓度检测也为多药耐药的重要课题。

TDM 必须经过临床随机实验,观察常规和个体化给药间的差异,建立个体药物作用的有效浓度范围。St.Jude 儿童研究院对 ALL 病人维持治疗期间应用鬼白噻吩甙(VM$_{26}$)、阿糖胞苷(Ara-C)和 MTX 进行临床试验,表明 3 种药物清除率个体间差异很大。VM$_{26}$ 血浆 AUC 与效应及毒性有关,而 MTX 的血浆稳态浓度与 ALL 的无病存活率有关[18]。对选择可控制因素,拟定可行的个体化治疗方案提供直接依据。

TDM 的终点选择非常重要,目前大多数化疗药物的治疗指数均未明确。浓度–效应关系未确立的主要原因在于终点选择不当。虽然维持治疗期间,许多化疗药物应用时间久而广泛,但血浆与正常或肿瘤组织的浓度并非一致,在治疗效应出现的同时产生许多明显的细胞损伤,因此靶浓度检测更有用。但维持治疗期,肿瘤细胞数的明显减少使靶浓度难以测定。解决这一问题的对策为应用替代组织。已有大量文献表明[5,19],维持治疗期化疗药物蓄积在红细胞中,且与靶组织淋巴细胞、骨髓前体细胞等浓度一致。测定红细胞内药物浓度虽不能表明细胞表达的变异或细胞损伤后修复及死亡途径等药理学效应,但可评价其药动力学。临床试验表明,MTX 的 TDM 终点为血浆、全血及红细胞;而 6-MP 的终点为红细胞,以测定细胞内代谢产物的蓄积。

TDM 的主要目的为显示给定剂量下药物分布的个体间差异;通过灵敏、准确、重复率高的方法测定药物浓度;建立可靠的治疗指数;显示浓度与效应的关系。目前多采用高效液相色谱分析法(HPLC),其灵敏度可达 $10^6 \sim 10^{11}$。与高科技(如自体骨髓移植、基因治疗及新药开发等)相比,TDM 并无新鲜感,但为 ALL 个体化治疗所必需的措施。

综上所述,化疗药物体内代谢的高度变异以及浓度–效应关系的复杂性使药物动力学研究非常重要。用现代分析技术,定量测定 ALL 病人化疗药物及其代谢产物的浓度,并将所得数据应用于药物动力学原理探讨浓度与效应或毒性的关系,结合临床调整药量,为提高疗效实现剂量个体化提供科学依据。

参考文献

［1］ Camitta BM,Pulien J,Murphy S. Biology and treatment of acute lymphocytic leukemia in children. Semi Oncol,1997;24:83-91.

［2］ Chabot G. Factors involved in clinical pharmacology variability in Oncology. Anticancer Res,1994;14:2269-2272.

［3］ Rodman JH,Relling MV,Stewart CF,et al. Clinical Pharmacokinetics and Pharmacodynamics of anticancer drugs in children. Semi Oncol,1993;20:18-29.

［4］ Liliemark J,Peterson C. Pharmacokinetic optimisation of anticancer therapy. Clin Pharmacokinet,1991;21:213-231.

［5］ Masson E,Zanboni WC. Pharmacokinitic Optinisation of cancer chemotherapy. Clin Phamacokinet,1997;32:324-343.

［6］ Bertino JR,Karnofsky MeMPrical lecture:ode to Methotrexate. J Clin Oncol,1993;11:5-14.

［7］ Lennard L. The clinical Pharmacology of 6-mercaptopurine. Eur J Clin Pharmacol,1992;43:329-339.

［8］ Mcieod HL,Relling MV,Liu Q,et al. Polymorphic thiopurine methyltransferase in erythrocytes is indicative of activity in leukemia blasts from children with acute lymphoblastic leukemia.Blood,1995;85:1897-1902.

［9］ Schmiegelow K,Schroder,H,Gustafsson G,et al. Risk of relapse in childhood acute lymphoblastic leukemia is related to RBC methotrexate and mercaptopurine metabolites during maintenance chenctherapy. J clin Oncol,1995;13:345-351.

［10］ SchmieyelowK, Schroder H,Schmiegelow M. Methotrexate and 6-marcaptoparine maintenance therapy for childhood acute lymphoblastic leukemia:Dose adjustments by white cell counts or by pharmacokinetic parameters? Cancer chemother Pharmacol,1994;34:209-215.

［11］ Evans WE,Rodman J,Relling MV,et al. Individulized dosages of chemotherapy as a strategy to improve response for acute lymphocytic leukemia. Semi Hematol,1991;28:15-21.

［12］ Schmiegelaw K,Glomatein A,Kristinsson J,et al. Impact of morning versus evening schedule for oral methotrexate and 6-mercaptopurine or relapse risk for children with acute lymphoblastic leukemia.Am J Pediatr Hematol Oncol,1997;19:102–109.

[13] Gonzale FJ,Idle JR.Pharmacogenotic Phamotyping and genotyping: Present status and future Potential. Clin Pharmacokinet,1994;26:59–70.

[14] Ling V,Charles F,Kettering Prize. P–glycopotein and resistance to anticancer drugs. Cancer, 1992;69:2603–2609.

[15] Eichler HG,Miller M. Drug distribution. Clin Pharmacokinet,1998;34:95–99.

[16] Holford NH. The target concentration approach to clinical drug development. Clin pharmacokinet,1995;29:287–291.

[17] Mcleod HL. Therapeutic drug monitoring opportunities in cancer therapy. Pharmacol Ther, 1997;74:39–54.

[18] Evans WE,Relling MV,Rodman JH,et al. Conventional compared with individualized chemotherapy for childhood acute lymphoblastic leukemia. New Engl J Med. 1998;338: 499–505.

[19] Schmiegelow K,Bruunshuus I. 6–Thioguanine nucleotide accumulation in red blood cells during maintenance Chemotherapy for childhood acute lymphoblastic leukemia,and its relation to leukopenia. Chemother Pharmaol,1990;26:288–292.

前　言

　　虽然儿童急淋白血病(ALL)的无病生存率已达 70%以上[1],但仍有部分病例治疗失败,其中一些患儿的临床特点与长期生存者无差异。在影响 ALL 患儿临床疗效的诸多因素中, 已证明化疗药物代谢的个体差异影响其药理学效应,从而显著影响 ALL 预后;常规化疗失败的部分原因可能为用药剂量不当,而非耐药所致[2]。ALL 患儿在出现严重毒副作用之前,一般都可耐受最大化疗量,且毒性反应多为迟发性的;而大多数化疗药物的治疗指数小以及肿瘤或正常组织对某一种化疗药物的敏感性难以预测等。因此,临床多根据经验,按体重或体表面积给予标准化疗剂量。在整个疗程中,根据患儿的临床反应适当调整药量。但联合化疗的应用使单一药物的剂量难以掌握调整尺度,有些患儿虽然无药物反应或毒性,但也很少增加剂量。化疗药物体内代谢的个体差异以及浓度-效应关系的复杂性使药物代谢动力学研究非常重要,为临床药理学的热点,但目前相关的临床资料很少。

　　既往更多强调诱导缓解治疗对预后的影响,而有关维持治疗对预后影响的研究较少。6-MP 为 ALL 维持治疗的核心药物之一[3-5],虽临床应用广泛,但体内代谢过程复杂(图 1),且未完全明确。目前认为,6-MP 在体内最终代谢为具有细胞毒活性的产物,主要为巯鸟嘌呤核苷酸(6-TGN),然后通过骨髓干细胞掺入 DNA 发挥抗白血病作用。6-MP 首先代谢为次黄嘌呤单核苷酸(TIMP),后者作为 6-TGN 的底物。6-TGN 包括单、双、三磷酸疏嘌呤核苷酸(TGmP、TGdP、TGtP)。不能形成足够量 6-TGN 者似乎具有较高的复发危险性。形成这种重要活性产物的个体间差异未完全明确, 资料表明 [6-10] 可能与巯嘌呤甲基转移酶(TPMT)活性有关。TPMT 为 6-MP 代谢过程的关键酶,通过甲基化反应形成 6-甲基巯嘌呤(6-MeMP),同时妨碍了 6-TGN 的形成。而 TPMT 具有遗传多态性,从而使 6-MP 活性代谢产物浓度个体间差异很大。

文献表明[11,12]，在ALL维持治疗期间，化疗药物蓄积在红细胞内，且与靶细胞浓度一致。体外试验显示，6-MP代谢产物主要积聚在骨髓、脾脏等，可能与这些脏器具有大量红细胞有关。而红细胞内代谢产物浓度在一定时间可达稳定状态，这些均为进行6-MP细胞药理学研究提供了条件。

根据以上理论，本实验的目的在于建立一种高效、快速、灵敏的方法，定量测定ALL患儿红细胞内6-MP代谢产物浓度，进一步探讨6-MP细胞药理学，以显示给定剂量下其代谢产物浓度的差异；阐明浓度与效应或毒性的关系；评价其依从性并判定药理学强度。为建立可靠的治疗指数、合理的用药方案以进行个体化治疗以及随访观察，判定与复发危险性的关系奠定基础。

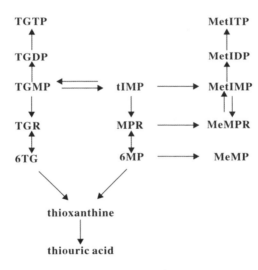

图1 巯嘌呤代谢

（Methyl）thoipurine nucleotides：

tGM（D，T）P=6-thioguanosine mono-（di-，tri-）phosphate.

MetIM（D，T）P=methylthioinosine mono-（di-，tri-）phosphate.

tIMP=6-thioinosine monophosphate.

（Methyl）thoipurine nucleosides：

TGR=6-thioguanine riboside；MPR=6-mercaptopurine riboside.

MeMPR=methylmercaptopurine riboside.

（Methyl）thoipurine bases：

6-TG=6-thioguanine；6-MP=6-mercaptopurine.

MeMP=6-methylmercaptopurine.

材料与方法

一、主要实验试剂

标准品 6-MP、6-TG、6-TIMP、6-MeMP，购自美国 Sigma 公司。

甲醇、甲苯、戊醇、DTT、PMA 等，购自北京化学试剂商店，均为分析纯。

蒸馏水为双蒸去离子水。

二、主要仪器设备

LC-4A 高效液相色谱分析仪，购自日本岛津公司。

SPD-2A 紫外检测器，购自日本岛津公司。

Dopond-ODS 色谱柱，购自美国杜邦公司。

CR-3A 色谱记录仪，购自日本岛津公司。

SCR-20B 低温离心机，购自日本日立公司。

Cell-DYN1300 血球计数仪，购自美国雅培公司。

三、研究对象选择标准

① ALL 缓解期随访的患儿。

② 口服 6-MP 为维持治疗的一部分，标准剂量为 50~75 mg/(m²·d)。

③ 口服 6-MP 2 个月以上或连续服用 7 d 以上，且 2 个月内未强化治疗。

④ 至少测定 3 次红细胞内 6-MP 代谢产物。

⑤ 肝肾功能正常。

四、病例来源

① 北京儿童医院血液病房 1995 年 2 月至 1998 年 6 月诊断为 ALL 的患儿。

② 北京儿童医院外科无血液系统疾病的患儿,作为质量控制组。

五、化疗

入选患儿均接受联合化疗,诱导方案采用 CODP+L(环磷酰胺、长春新碱、强的松、柔红霉素和左旋门冬酰胺酶),根据临床分型(依据年龄:标危 SR,2~10 岁;高危 HR,<2 岁或 ≥10 岁。白细胞数:SR,<25×10 L;HR,≥25×10⁹/L。免疫分型等)选择诱导药物剂量和巩固治疗方案。口服 MTX+6-MP 治疗时间为 SR 24W,HR 48W。剂量为 MTX 20 mg/(m²·w)×2,口服或静脉给药;6-MP 剂量为 50~75 mg/(m²·d)×14,睡前顿服。治疗过程中,根据患儿临床反应适当调整剂量,使血白细胞数(WBC)尽可能保持在 3~3.5×10⁹/L。所有患儿至少每个月复查一次血常规、血生化等。除 MTX+6-MP 外,COAP 方案(环磷酰胺、长春新碱、强的松和阿糖胞苷)也为维持治疗的一部分。

六、实验方法

(一)标准品储备液的配制

精密称取每种巯嘌呤标准品各 1 mg,加入 10 mL 容量瓶中,用 0.1 M NaOH 0.4 mL 溶解。6-TG 加水至刻度即可。其他巯嘌呤,用 1 M 的 HCl 配成终浓度为 0.1 M 的溶液至刻度。各种储备液浓度均为 100 μg/mL,置 4℃避光保存。储备液使用前均用含 1 mM DTT 的 0.1 M HCL 溶液稀释。

(二)PMA 加合物的配制

精密称取 PMA 43.8 mg、戊醇 1.5 g 加入甲苯至 100 mL,轻轻振荡 1 h,使 PMA 完全溶解。溶液中 PMA 和戊醇的浓度分别为 1.3 mM 和 170 mM。

(三)流动相的配制

甲醇与双蒸水的比例为 5:95,溶液中加入三乙胺 100 mM、DTT 0.5 mM,用正磷酸调解至 pH 3.2,脱气备用。

（四)Hank 氏液的配制

	NaCl	160 g
	KCl	8 g
Hank 氏原液甲	MgSO₄·7H₂O	2 g
	MgCl₂·6H₂O	2 g
	CaCl₂	2.8 g（加水 100 mL 溶解）
	双蒸水	800 mL
Hank 氏原液乙	NaHPO·12H₂O	3.04 g
	KH₂PO₄	1.2 g
	无水葡萄糖	20 g
	0.4%酚红液	100 mL
	双蒸水	800 mL
Hank 氏使用液	甲液 10 mL+乙液 5 mL+双蒸水 185 mL	

（五)样本的采集和处理

ALL 患儿在服用 6-MP 第 15 天早晨,取前臂肘前静脉血 2 mL;用肝素抗凝, 在 2 h 内分离出 RBC(160 g、4℃、10 min),然后用 Hank 氏液(HBSS)洗脱 RBC 2次 (160 g、4℃、10 min 和 640 g、4℃、10 min);加入等倍 HBSS,进行 RBC 计数,使浓 度约为 $8 \times 10^8/200$ μL;置 20℃保存待测。患儿红细胞与控制组红细胞同时进行。

（六)6-MP、6-TG、6-MeMP 的提取（图 2）

精取 RBC 200 μL(8×10^8RBC),加 3.75 mM 的 DTT 800 μL、1.5 M 的 H_2SO_4 500 μL,加热 100℃、1 h;冷却后加 3.4 M NaOH 500 μL,使溶液 pH 达 11.6 左 右,然后加入 PMA 加合物 8 mL,振荡 10 min 后离心(900 g、10℃、5 min);取甲 苯液 6 mL,加 0.1 M HCL 200 μL,涡旋震荡 20 s×3 次,在同条件下离心后,弃去 甲苯层。最后留 HCl 溶解的残余物200 μL,取 5 μL 进样。患儿标本与红细胞标 准品同时进行抽提。

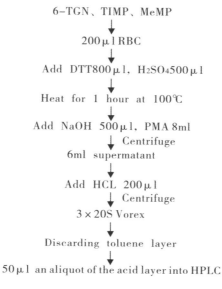

6-TGN、TIMP、MeMP
↓
200μl RBC
↓
Add DTT800μl, H₂SO₄500μl
↓
Heat for 1 hour at 100℃
↓
Add NaOH 500μl, PMA 8ml
↓ Centrifuge
6ml supermatant
↓
Add HCL 200μl
↓ Centrifuge
3×20S Vorex
↓
Discarding toluene layer
↓
50μl an aliquot of the acid layer into HPLC

图 2 6-TGN、TIMP、MeMP 提取流程

（七）标准曲线的制备方法

取质量控制组红细胞样本 7 份,1 份做空白对照,另 6 份加 6-TG、6-TIMP 和 6-MeMP,浓度分别为 0.03~0.9 nmol（5~150 ng）、0.03~0.9 nmol（15~450 ng）和 0.3~30 nmol（0.05~5 ng）/8×10⁸RBC,然后按样品处理及提取法进行分离。由于 6-TGN 缺乏,故以 6-TG 代替。各浓度分别测定 4 次。

（八）色谱条件及定量方法

采用岛津 *Shimadzu* LC-4A 型 HPLC;ODS(4.6 mm×250 mm、粒径 10 μm)色谱柱,柱温 15~20℃,吸收度 0.02 Aufs;SPD-2A 型紫外检测器;C-R3A 型色谱记录仪。流动相甲醇-水(5:95),流速 0.9 mL/min,波长 330/300 nm。由于无合适的图标,故采用外标法,用红细胞标准品求出校正系数(组分浓度/峰高),然后计算样品的浓度。

（九）质量控制

为保证分析过程中仪器的稳定性,室温控制在 15~20℃;开机 4~6 h,待基线稳定后进样;实验结束后严格冲洗色谱柱 1 h;所有玻璃器皿均用 30%硫酸溶液浸泡过夜,双蒸水冲洗。

储备液避光保存,有效期为 1 个月。由于 6-MP 见光极易分解,故操作过程尽量避光,在低温下进行。

为减少误差,除取样、样品预处理、标准品配制都要严格控制外,进样时应仔细准确。

每次测定时,用当日 2 个标准品的色谱行为的平均值与总平均值的均值作为当日测定的标准(峰高、峰面积、滞留时间、峰形);用 3 个红细胞标准品的平均值与总平均值的均值求出当日校正系数。

七、统计学处理

本实验结果采用 SPSS 软件进行统计学分析,计算均数、标准差及回归方程。均数比较用 T 检验;变量间用 Spearman 氏相关分析($r_s > 0.5$ 为明显相关,$P < 0.05$ 有显著性意义);判定变异程度用变异系数(CV)及四分位数间距($Q = P_{75} - P_{25}$,P_{75}、P_{25} 分别为上四分位数和下四分位数)。

结　果

一、预实验

(一)标准曲线及线性范围

以峰高对化合物的进样量进行线性回归结果见表 1、表 2。在灵敏度为 0.02 时,3 种化合物的最低检测限为 6-TGN 5 ng、6-TIMP 5 ng 和 6-MeMP 50 ng。

(二)萃取回收率

PMA 加合物为巯嘌呤抽提的限制因素,省去这一步则实验失败。在 pH 11~12 的情况下, 用 PMA 溶液提取红细胞中 6-TGN、6-TIMP 的回收率分别为 73.4%、60.6%,再次抽提回收率分别增加到 86.3% 和 74%,6-MeMP 的再次回收率为 51.4%。加用校正系数后,个体内天间、天内变异率均 <15%。

表 1　3 种化合物的标准曲线

Concentration/nmol	Peak height(mean±S.D.)	CV/%
6-TGN		
0.03	32±2.06	6.4
0.06	53±4.55	8.5
0.12	79±10.82	13.6
0.30	206±6.48	3.1
0.60	233±5.38	2.3
0.90	307±8.74	2.8
6-TIMP		
0.03	52±5.48	10.3
0.06	107±4.32	4.0
0.12	181±7.87	4.3
0.30	327±17.92	5.4
0.60	668±12.87	1.9
0.90	873±9.06	1.0
6-MeMP		
0.30	92±6.0	6.7
0.60	142±7.4	5.4
1.20	210±17.1	8.2
3.00	627±13.9	2.2
6.00	1 359±16.7	1.3
12.00	3 186±25.0	0.9

注:Concentration unit 为 nmol/8×10^8 RBC; Peak height unit 为 mm

表 2　线性方程、线性范围、相关系数

化合物	线性方程	范围/ng	相关系数(r_s)
6-TGN	Y=1.831 3X+57.027	5~15	0.987 1
6-TIMP	Y=1.873 1X+59.655	15~450	0.987 1
6-MeMP	Y=1.411 6X+171.41	50~2 000	0.885 5

注:Y=ratio of peak height, X=amount of compound added

（三）精密度试验

进行日内和日间精密度和准确度实验时,选择 6-TGN、6-TIMP 和 6-MeMP 的浓度分别为 0.6 nmol、0.6 nmol 和 6 nmol/8×10⁸RBC,按标本处理方法操作,一天内重复测定 6 次同一浓度的 RBC 样品,求其变异系数。每周测定同一浓度的这 3 种化合物共 5 次,求其变异系数。天内变异率为 0.2%~1.2%,天间变异率为 1.1%~2.1%。结果显示天内和天间变异率都小,可重复性好。

（四）6-TGN、6-TIMP 和 6-MeMP 的色谱行为

3 种化合物在本色谱中可完全分离,每个化合物色谱特征见图 3,空白红细胞、标准品、红细胞样品色谱图分别见 1A、1B、1C。1A 表示空白红细胞的色谱行为;1B 表示 6-TGN、6-TIMP 和 6-MeMP 标准品在浓度为 75 pmol/50 μL 时的色谱分离图;1C 表示红细胞标准品的色谱分离情况, 样品浓度为 6-TGN 和 TIMP 各 0.15 nmol/50 μL 和 6-MeMP 1.5 nmol/50 μL。3 种巯嘌呤的滞留时间分别为 6-TGN 7.8 min、TIMP 9.0min 和 6-MeMP 14.0 min。容量因子和分离度见表 3。

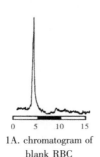

1A. chromatogram of
blank RBC

1B. chromatogram of
standard compound

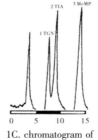

1C. chromatogram of
RBC Sample

图 3　3 种化合物的色谱行为

注:Peak 1=6-TGN、2=6-TIMP、3=6-MeMP

表 3　3 种化合物的色谱分离参数

化合物	滞留时间/min	容量因子(K')	分离度(Rₛ)
6-TGH	7.8	1.2	
6-TIMP	9.0	1.4	>3
6-MeMP	14.0	2.8	>5

注:$K'=t_r-t_0/t_0$,t_0 为非保留物质经过色谱柱所需的时间;t_r 为溶质的保留时间;$R_S=t_{r2}-t_{r1}/1/2$（W_2-W_1）,W 为溶质的峰底宽度

二、临床试验

（一）临床资料（表4）

1. 病人

在 40 例满足入选标准的患儿中，9 例因放疗、取血困难等原因剔除，剩余 31 例作为研究对象。诊断时平均年龄 5.5 岁（2.5~10.5 岁），男 19 例（平均 5.5 岁），女 12 例（平均 5.6 岁）；诊断时白细胞数平均为 $3.95 \times 10^9/L$（$1.5~520 \times 10^9/L$）。第一次缓解者 29 例，第二次缓解 2 例（睾白、脑白各 1 例）；普通急淋（C-ALL）占 48%，T 细胞急淋（T-ALL）1 例。维持治疗时间均>3 个月，平均维持治疗时间为 24 个月（3~36 个月）。

2. 剂量

31 例患儿服用 6-MP 平均时间为 24 周（4~40 周），实际服用 6-MP 剂量为 51~75 mg/（m²·d）（平均 67 mg/（m²·d）；14 d 总剂量（剂量强度）为 540~1 050 mg/m²（平均 896 mg/m²）。其中女平均剂量 67.8 mg/（m²·d），剂量强度为

表4 31例ALL患儿临床特点

Characteristic	study patients
Male/Female	19/12
Age at diag（ys）	
2~5	17
6~9	12
>10	2
WBC at diag（×10⁹/L）	
<10	17
10~25	7
25~100	4
>100	3
SR/HR	19/12
B-/T-cell/unknown	27/1/3

注：unknown 为无免疫分型者

883 mg/m²;男平均剂量 66 mg/(m²·d),剂量强度为 909 mg/m²。性别间 6-MP 每日剂量和剂量强度均无差异($P=0.848$,$t=0.56$ 和 $P=0119$,$t=0.45$)。所有患儿均未发现有药物吸收不良、服药后呕吐以及肝肾功能损害的证据。

(二)实验结果

1. 3 种产物的测定结果

31 例患儿平均测定次数为 4 次（3~10 次）；测定间隔时间平均为 6 周（4~18 周）。

(1)6-TGN

检出率为 100%，浓度范围为 50~692 Pmol/$8×10^8$RBC，平均187 Pmol/$8×10^8$RBC。其中女 177 Pmol/$8×10^8$RBC；男 200 Pmol/$8×10^8$RBC($t=0.39$,$P=0.083$);$P_{25}=75$ Pmol/$8×10^8$RBC,$P_{75}=252$ Pmol/$8×10^8$RBC,$Q=177$ Pmol/$8×10^8$RBC。高和低 6-TGN 浓度患儿特点见表5。服用相同剂量[75 mg/(m²·d)]的 9 例患儿（见表6），重复测定红细胞内 6-TGN 浓度，平均测定次数为 6 次。6-TGN 浓度为 52~370 Pmol/$8×10^8$RBC($173±125.8$,$CV=72\%$)。个体内 $CV=1.3\%$~3.1%(8.4%)。1 例患儿改用相应剂量 6-TG 后,6-TGN 浓度明显升高 （106~520 Pmol/$8×10^8$RBC,5 倍）,且耐受性好。开始服用 6-MP 后,6-TGN 在红细胞内缓慢蓄积,但个体间 6-TGN 蓄积量不同。在观察的 4 例患儿中（男 3 例,女 1 例),其中 3 例于服药 4~12 d(平均 8 d)6-TGN 接近或达稳定浓度,浓度范围 52~357 pmol/$8×10^8$RBC;1 例患儿 6-TGN 浓度与时间呈线性关系,于服用 6-MP 第 10 天因粒细胞减少而调整剂量(图 4)。

表 5　高和低 6-TGN 浓度患儿临床特点

6-TGN*	病人（n）	平均年龄/yr	性别（F/M）	M6-MP 量/（mg·m⁻²·d⁻¹）	MWBC（×10⁹/L）	临床分型（SR/HR）
>187	14	5.0	10/4	64.5	3.2	10/4
<187	17	6.1	10/7	69.5	4.6	9/8
总数	31	5.5	19/12	67	3.95	19/12

注:*6-TGN 浓度单位 Pmol/$8×10^8$RBC;r_s 均<0.23;P 值均>0.24

表 6　服用 6-MP 75 mg/(m²·d),RBC 内 6-TGN 浓度个体间差异

Patient	Time at MP(w)*	Assays	6-TGN(pmol/8×10⁸)			Survival (mo)**	Cell Type
			Mean	SD	CV/%***		
1	18	10	357	30.68	8.8	19	Pre-B
2	38	10	60	5.11	8.6	36	C-ALL
3	20	8	106	12.69	11.9	25	C-ALL
4	30	4	150	13.35	8.9	36	C-ALL
5	26	6	113	14.91	13.1	11	C-ALL
6	42	10	52	4.56	8.7	33	B-ALL
7	40	4	268	4.04	1.5	32	C-ALL
8	12	3	370	5.10	1.3	6	C-ALL
9	18	3	79	8.27	11.0	28	C-ALL

注:*6-PM 服药时间（周）;** 生存期（个月）;*** 个体内 CV8.4%,个体间 CV72%;r_s 均< 0.25,P 值均>0.2

（2）6-MeMP

检出率为 100%,浓度范围 0.7~29.1 nmol/8×10⁸RBC,平均 7.64 nmol/8× 10⁸RBC;P_{25}=1.8 nmol/8×10⁸RBC;P_{75}=9.7 nmol/88×10⁸RBC,Q=7.9。

（3）6-TIMP

检出率为 45%,浓度范围 22~128 Pmol/8×10⁸RBC,平均 30.5 Pmol/8× 10⁸RBC。仅一例患儿 6-TIMP 浓度 128 pmol/8×10⁸RBC 为 6-TGN（51 pmol/8× 10⁸RBC)的 2.5 倍,其他患儿 6-TIMP 均低于 6-TGN。

2. 相关性

（1）6-TGN 与 6-MeMP(图 5)

从图中可以看出,2 种产物浓度大致呈负相关(r_s=-0.582 9,P=0.002)。31 例患儿中,没有 1 例 6-TGN 和 6-MeMP 浓度均大于 P_{75},但 3 例患儿 2 种产物浓度均小于 P_{25},若除去这 3 例患儿进行分析,两者浓度则呈显著负相关(r_s=-0.791 7, P=0.000,Y=292.033-11.827X)。图 6 显示 2 例典型患儿色谱行为,口服相同剂

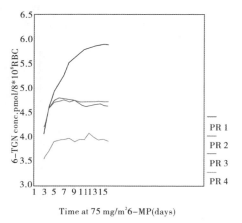

图4　4例患儿红细胞内 6-TGN 的蓄积

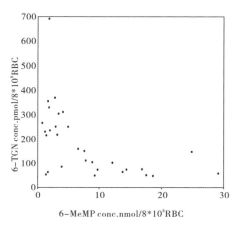

图5　6-TGN 和 6-MeMP 的关系

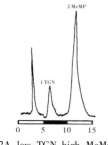

2A. low-TGN、high-MeMp

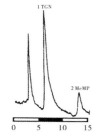

2B. high-TGN、low-MeMp

图6　2例患儿色谱行为

注:peak 1=6-TGN,2=6-MeMP

量 6-MP[75 mg/(m²·d)]时,滞留时间在 7.8 min 和 14 min 的色谱峰分别为 6-TGN 和 6-MeMP。2A 表示 1 例 6-TGN 浓度较低,而 6-MeMP 较高者;2B 表示 1 例 6-TGN 浓度较高而 6-MeMP 偏低者。

（2）6-TGN 浓度与 6-MP 剂量(图 7)

口服 6-MP 标准剂量的患儿中,6 例（19%）全疗程对 6-MP 耐受性好, 6-TGN 浓度相对较低($53\sim150$ pmol/8×10^8RBC),未出现粒细胞减少;9 例(32%) 具有较高浓度的 6-TGN($231\sim692$ pmol/8×10^8RBC),易出现粒细胞减少(平均为 8 d),2 例患儿(7%)因服药后胃肠反应(恶心、食欲差)以及反复皮疹等,使口服 6-MP 剂量偏小[$50\sim60$ mg/(m²·d)],6-TGN 浓度也偏低(<150 pmol/8×10^8RBC)。

6–TGN 浓度与每日口服 6–MP 剂量无关（r_s=0.235 4，P=0.263），与剂量强度亦无明显相关（r_s=0.446 7，P=0.024）。

（3）6–TGN 浓度、6–Mp 剂量与 WBC、ANC（见图 8、图 9、图 10）

31 例患儿用药期间 WBC 为 $2.2 \sim 7.0 \times 10^9$/L（平均 3.95×10^9/L），停药后 2 周 WBC 平均为 5.63×10^9/L（$4.1 \sim 8.0 \times 10^9$/L）。由于血 WBC 在同一剂量下个体间也有波动，有些患儿虽然 WBC 在 4.0×10^9/L，也未增加剂量。虽然治疗期间 WBC 的 CV 为 3.0%，但治疗后 WBC 均有不同程度下降（t=7.89，P=0.067）。血 WBC 与 6–MP

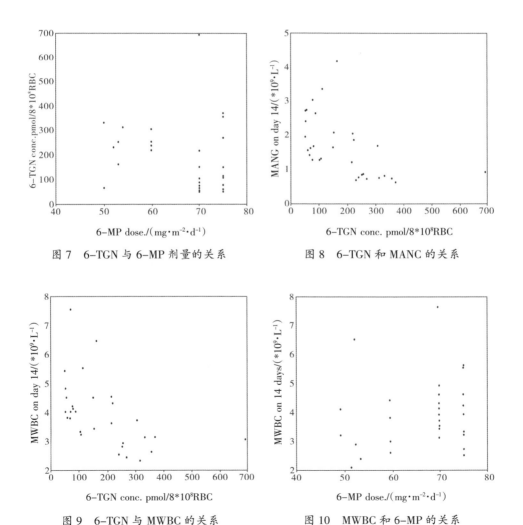

图 7　6–TGN 与 6–MP 剂量的关系　　　　图 8　6–TGN 和 MANC 的关系

图 9　6–TGN 与 MWBC 的关系　　　　图 10　MWBC 和 6–MP 的关系

每日剂量无关（r_s=0.217 6，P=0.271），与剂量强度亦无明显相关（r_s=0.394 0，P=0.052）。与年龄、性别、诊断时 WBC 数、临床分型及维持治疗时间均无关。但 WBC 和 ANC 数与 6–TGN 浓度呈明显负相关（r_s=−0.668 1，P=0.004；r_s=−0.656 4，P=0.003）。

（4）6–TGN 与其他因素（表5、表6）

红细胞内 6–TGN 浓度与患儿年龄、性别、免疫分型、临床分型、缓解时间及 6–MP+MTX 维持治疗时间均无关（r_s 均<0.23，P 值均>0.24）。

3. 随访

写本文时，31 例患儿治疗时间平均为 30 个月（11~46 个月）。1 例于缓解 2 年后转变为慢性粒细胞白血病，其复发前 6–TGN 浓度 692 pmol/8×10^8RBC，6–MeMP 为 1.8 nmol/8×10^8RBC。2 例患儿 6–TGN 为 53~60 pmol/8×10^8RBC，而 6–MeMP 为 18.6~29.2 nmol/8×10^8RBC，增加 6–MP 的剂量后，亦未发生粒细胞减少（其中 1 例已停药并随访 8 个月）。31 例患儿目前均存活，中位生存期为 29 个月。

讨 论

一、HPLC 方法[13–17]

应用反相高效液相色谱分析（RP–HPLC）技术，采用外标法，在同一份血标本中，同时测定 6–MP 的 3 种代谢产物：6–TGN、6–TIMP 和 6–MeMP。因这 3 种化合物化学结构差别甚微，理化性质相似，因此色谱分离难度高。本文应用 Lennard 的方法并进行改良。

（一）流动相对分离的影响

根据巯嘌呤类化合物的极性，用 C_{18} 为反相固定相，为使 3 种组分得到很好的分离，必须选择合适的流动相。与文献方法相比，流动相组成相同，为甲醇–水。随着甲醇的增加，虽可缩短各组分的保留时间，但 6–TIMP 和 6–TGN 的色谱峰部分重叠。将甲醇比例减小，又会使峰形加宽，导致拖尾。所以，为了使各组分既能分离又有较短的保留时间，流动相中加入三乙胺作为扫尾剂，可使各组分完全分离,保留时间与峰对称性适中。实验发现,若不加三乙胺,分离物的容量因子随甲醇比例增加而增加;加入三乙胺后,其容量因子随甲醇比例增加而减少,提示三乙胺的加入改变了3种化合物的色谱保留机理。一个样本在15 min内将3种化合物完全分离,具有快速、灵敏和稳定的特点。在上述流动相条件下,用正磷酸调解pH。反复实验结果表明,pH为3.2时,各组分分离效果最佳,且峰形好。因此,最后选择分离条件为甲醇–水(5:95),其中含0.01 mol/L三乙胺。流动相的温度在15~20℃时,对分离效果影响不大。

(二)定性方法的可靠性

物质的保留时间只是定性的部分依据,必须考虑有相同或相近保留时间的物质同时洗脱。虽然可以通过提高分离度等方法实现,但样品量微小、需要连续分析时极不方便。我们观察到,一种物质在色谱条件不变,柱效稳定的情况下,不仅其保留时间不变,且峰高度/面积比值恒定。如果此比值变异过大,则可能有杂质峰掺入其中或者是柱效下降,此时,只要再分析标本1次,就可以判断其原因。本方法以保留时间定性,同时通过对照待测峰与标准品的峰高度/面积比值判断待测峰的纯度,从而提高了物质浓度检测的可靠性。

(三)预处理物的选择

红细胞内巯嘌呤核苷酸在酸性溶液中,加热1 h可完全水解形成嘌呤碱(6-TGN和6-TG;6-TIMP和6-MP),是应用HPLC方法的基础。为保证嘌呤碱在色谱柱中的稳定性,防止经过色谱柱时被氧化水解,在流动相和抽提过程中加入DTT,既可防止巯基被氧化,又可避免抽提过程中巯嘌呤被降解。由于汞具有较大的生成螯合物的倾向,其中与硫形成螯合物的能力最强,而且难与含氧组分的有机试剂生成螯合物。因此我们选用乙酸苯汞与甲苯和戊醇形成的加合物对嘌呤碱进行抽提,虽然萃取回收率偏低,但加用校正系数,其结果变异不大。反复实验结果表明,PMA加合物作用的最适宜pH 11.6(11~12)。

(四)波长的选择

嘌呤碱具有强烈的紫外吸收特性,在选择检测波长时,取3种嘌呤碱标准品的酸溶液进行紫外扫描，其紫外最大吸收波长分别为 6-TG 342 nm、6-MP 322 nm 和 6-MeMP 303 nm。为了便于同时测定，本文选择 330/300 nm 为检测波长，我们认为可满足临床需要。

（五）方法的适用性

HPLC 技术为 20 世纪 60 年代发展起来的一种分离、分析技术。近年来在仪器填料和分析方法上又有了新的发展，进一步提高了分离效果和检测的灵敏度。目前此方法已成为一种高专一性、高灵敏性（灵敏度可达 $10^6 \sim 10^{11}$）、高效、快速和灵活多变的分析方法，尤其适合成分复杂的体液和组织等生物样品中特定成分或微量成分的分析和鉴定。本实验建立的 RP-HPLC 方法，测定 ALL 患儿红细胞内 6-MP 3 种代谢产物浓度，具有简便、快速、灵敏（10^9）的特点。口服标准剂量 6-MP 的患儿，其红细胞内 6-MP 3 种代谢产物检出率高，且浓度均在线性范围内。与高科技（如自体骨髓移植、基因治疗等）相比，此方法并无新鲜感，但检测浓度对临床的指导作用，将使其成为 ALL 患儿个体化治疗所必需的措施。进行 6-MP 细胞内活性产物浓度的检测以调整药量，进行剂量个体化，无疑会对患儿的治疗有所裨益。

二、临床部分

尽管 6-MP 用于治疗儿童 ALL 已有 40 余年的历史，但其作用的详细机制仍未明确。近年来，6-MP 的代谢及细胞毒作用模式成为一些学者关注的焦点。

第一，6-MP[3-5,18-20] 本身无抗白血病活性，为一种前体药物。口服后沿 3 条途径（氧化、甲基化和核苷酸形成）进行广泛的肝肠代谢及细胞内代谢，最终形成几种具有细胞毒活性的核苷酸，其中主要为 6-TGN。红细胞内 6-MP 代谢产物浓度测定结果显示，口服标准剂量 6-MP，个体间 6-TGN 浓度范围很大；口服相同剂量 6-MP 的患儿，个体间 6-TGN 浓度差异很大，而个体内变异较小；虽然 6-MeMP 浓度个体间差异很大，但与 6-TGN 大致呈负相关。6-MeMP 间接反映了 TPMT 的活性，因此 6-TGN 与 TPMT 活性呈负相关。除 3 例 2 种产物浓度

均低于 P_{25} 外，一般具有高 6-MeMP 者，6-TGN 浓度相对较低；而具有低6-MeMP 者 6-TGN 浓度高，推测 TPMT 为影响 6-MP 代谢的关键因素。文献表明，人口中 TPMT 约 10% 属部分缺乏，1% 属完全缺乏，缺乏者服用标准剂量6-MP 可出现严重骨髓毒性。而 6-MeMP 浓度并不能直接估计 TPMT 活性程度，也不能判定 TPMT 缺乏的程度，为本实验的缺点之一。因此，测定 TPMT 活性可直接了解其个体间差异，从而更有助于提高疗效，减少副作用。

另外，6-MeMP 代谢产物的作用及其与临床疗效的关系目前仍未明确[6-10]，但 6-MeMP 在红细胞内浓度远高于 6-TGN（6-MeMP 为 nmol/8×10^8RBC，而6-TGN 为 pmol/8×10^8RBC），且 TPMT 的催化反应能使整个甲基供体耗竭，可在不同水平影响细胞代谢。因此，6-MeMP 的生物效应不能完全排除，应该成为研究 6-MP 药理学机制的重点。

第二，分析患儿临床资料表明，口服 6-MP 个体间耐受性差异很大。一些患儿口服 6-MP 标准剂量，全疗程对 6-MP 耐受性好，6-TGN 浓度相对较低，一般不出现粒细胞减少；而另一些患儿具有较高浓度的 6-TGN，对 6-MP 治疗敏感，短期内易出现粒细胞减少，临床需不断调整剂量以避免较大毒性反应的发生；部分患儿因服药后胃肠反应（恶心、食欲差）以及反复皮疹等，使口服 6-MP 剂量偏小，6-TGN 浓度也偏低，较少出现粒细胞减少，提示 6-MP 的标准剂量不一定是患儿的最大耐受量，一些患儿治疗失败的原因可能为剂量不当所致。

实验结果显示，6-TGN 浓度与 6-MP 剂量和剂量强度均无明显相关亦无直线关系，进一步反映了 6-MP 体内代谢的复杂性及个体差异，6-TGN 浓度虽能较好地反映 6-MP 的治疗强度，但不能直接估计其量。

第三，ALL 患儿在 6-MP 治疗前后血 WBC 有明显差异，红细胞内 6-TGN浓度与口服 6-MP 14 d 后血 WBC 和 ANC 呈明显负相关，粒细胞数反映了骨髓抑制程度，提示 6-TGN 浓度与骨髓毒性有关。6-TGN 浓度高者易出现粒细胞减少，红细胞内 6-TGN 与粒细胞减少的关系进一步表明其与骨髓内药物代谢一致，6-TGN 是骨髓干细胞细胞毒活性核苷酸的一个反应[21-25]。Schmiegelow 等[21,22]

认为,ALL 患儿红细胞内 6-TGN 浓度与复发的危险性有关,6-TGN 浓度低者易复发。本组患儿中位生存期为 29 个月,除 1 例转变为慢性粒细胞白血病且其 6-TGN 浓度不低外,目前无其他复发者,因此未表明 6-TGN 浓度与复发的危险性的关系,需进一步随访。

实验结果表明,患儿血 WBC 和 ANC 与 6-MP 剂量和剂量强度均无明显关系,进一步证实 6-MP 的作用主要取决于其细胞内活性代谢产物的浓度。此外根据多元回归分析结果,6-TGN 浓度与诊断时白细胞数、年龄、性别、缓解时间及 6-MP+MTX 维持治疗时间、免疫分型和临床分型等均无关,表明 6-TGN 浓度可能为一种独立的影响疗效的因素。本实验表明,口服国产 6-MP,红细胞内 6-TGN、6-MeMP 浓度与国外文献报道相近。

第四,文献表明,6-MP 细胞内代谢有明显的性别差异[26,27]。标准剂量下男性较女性耐受性好,发生粒细胞减少者少,一般无需在治疗过程中调整剂量;而女性则对 6-MP 敏感,易发生粒细胞减少,且与性别间无病生存率一致。Lennard 等认为,性别间 6-MP 代谢差异与巯嘌呤磷酸核糖转移酶(HRPT)有关,后者属性连锁酶,也为 6-MP 代谢的关键酶。本组患儿临床资料显示,6-MP 剂量和剂量强度无性别间差异,这是否与病例过少有关,需进一步积累资料、随访观察以证实。6-TGN 浓度亦无性别间差异($t=0.39, P=0.083$),此点与国外文献相符。关于性别间 6-MP 代谢差异及其原因,有待进一步探讨。

依从性差可能为治疗失败的原因之一[28]。实验发现,一些患儿(9.7%)红细胞内 6-TGN 与 6-MeMP 浓度均低于 P_{25},而且经过反复测定验证,也未发现这些患儿的临床特点与其他患儿间的差异。虽然 6-MP 代谢受许多因素的影响,如吸收等,但一例患儿持续性 6-TGN 和 6-MeMP 低浓度,临床未发现吸收不良征象。因此,我们推测与这些患儿未能遵医嘱服药有关,但判定依从性的好坏是很困难的,需要不断积累资料以证实。我们认为常规检测 6-MP 代谢产物浓度,对防止可能出现的不依从、改善其治疗效应有重要意义。

第五,几乎所有化疗药物的效应部位均不在血浆,6-MP 又是一种前体药物,其血浆浓度与效应间差异很大,血浆的最佳浓度不一定能产生最佳效应,而且测定血浆浓度所要求的时间与血标本的连续性使一般患儿难以接受。因此测定 6-MP 血浆浓度对监测其疗效、指导个体化治疗作用不大。

由于药物的分布为复杂的生理生化过程,是其效应的决定因素。在病理状态下,则药物的分布更为复杂,使药物的蓄积也不同,这样就加重了个体间药物代谢动力学的变异。因此,测定靶细胞内药物的浓度能直接反映其治疗强度。但 ALL 患儿缓解期肿瘤细胞数明显减少,成为测定肿瘤细胞内药物浓度,以进行细胞内药物代谢研究的限制因素。6-MP 治疗的靶细胞是淋巴细胞,若进行淋巴细胞内代谢产物测定,则需要标本量很大($\times 10^6$/L),大多数患儿难以接受。文献表明[11,12],维持治疗期间,6-MP 细胞内代谢产物蓄积在红细胞内。红细胞中具有 6-MP 代谢的关键酶,如 TPMT,HPRT 等,且其中 6-MP 代谢产物浓度与其他细胞,如骨髓前体细胞、淋巴细胞等一致。而且红细胞内代谢产物有蓄积作用,在一定时间内可达稳态浓度。因此用红细胞替代肿瘤细胞作为终点,进行药物浓度检测,可间接反映药物的治疗强度,并为进行 6-MP 细胞药理学研究提供了场所。4 例患儿 6-TGN 在红细胞中蓄积的资料表明,在 1~2 周,6-TGN 浓度蓄积可接近或达稳定状态,且个体间差异大,但需进一步积累资料以证实。

第六,6-TG 和 6-MP 同属于嘌呤类衍生物[29-31,19]。虽然 6-MP 主要用于儿童 ALL,但至今无明确证据表明 6-MP 的作用优于 6-TG。2 种药物在体内代谢过程不同,6-TG 通过 HPRT 直接代谢为 6-TGN,且较少被氧化而排出体外,因此形成的 6-TGN 应较多。如果 6-TGN 为 6-MP 和 6-TG 的主要活性代谢产物,那么在相同剂量下,6-TG 的作用应优于 6-MP。事实上,临床研究结果已经显示,在 ALL 患儿中,口服 6-TG 产生的 6-TGN 浓度明显高于 6-MP。本组病例中,1 例患儿先后服用 6-MP 和 6-TG,相同剂量时,后者浓度为前者的 5 倍,与文献报道相符。但患儿用药后白细胞数无明显差异,推测其原因可能为 6-TGN 不是 6-MP 唯一的活性代谢产物。实验结果显示,6-TIMP 的检出率为 45%,但量多小于 6-TGN,与文献报道一致。但 1 例患儿 6-TIMP 平均浓度为 6-TGN 的 2.5 倍,并有白细胞数减少,提示 6-TIMP 也可能发挥一些作用。我们认为根据临床资料难以提供用 6-TG 替代 6-MP 的依据,需进行 2 种药物的细胞药理学以及药理学作用的生化机制的研究以明确。

第七,个体化治疗为儿童 ALL 联合化疗的趋势[32-35],其目的在于增加防效,减少治疗的副作用。而其指导依据在于对疾病本身、个体生理特点及治疗反应的全面了解,细胞药理学研究将使化疗药物的应用更为合理。临床资料显示,80%ALL 患儿首次复发出现在造血组织,提示骨髓中维持足够量的药物浓度相当重要。根据药物及其产物浓度调整药量可缩小个体间变异,以达到个体化治疗的目的。如对 6-TGN 浓度低者,应寻找原因及时调整以增加疗效;而对浓度过高者,应适当减少其用量以避免较大毒性反应的发生。

应该说明,本组患儿的临床疗效是联合化疗的结果,6-MP 药物代谢动力学参数只是从一个侧面反映了浓度与疗效的关系。为全面评价联合化疗患者用药与治疗间的关系和规律,进一步开展多种化疗药物的联合检测是十分必要的。即使从现在的工作看,实际 ALL 治疗中,体内药物浓度的检测和研究对临床医生及时更换不敏感药物或调整给药剂量,改变用药方法以及设计高效、低毒的个体化治疗方案也都是一个有希望的途径。ALL 患儿联合化疗检测的特殊意义还在于化疗药物多为间断给药,难以达到稳态浓度;许多药物为前体,需在体内代谢为具有细胞毒活性的产物发挥作用;药物的作用机制复杂且未完全明确;治疗效应需随访观察几年以判断。另外,对 ALL 患儿,尤其是维持治疗期间,药物的反复应用易产生耐药性,是治疗失败的原因。深入开展多药耐药的实验和临床研究,探讨耐药机制,寻找疗效好、毒性低的逆转剂,是目前国内外十分活跃的课题, 而检测细胞内药物浓度可直接观察到细胞内药物的排泄和外流量,从而有助于筛选出耐药细胞的逆转剂,因此细胞内药物浓度检测也是研究多药耐药的重要课题。

红细胞内 6-MP 代谢产物浓度测定提出了这样的问题:未出现粒细胞减少和未达到细胞毒作用水平的患儿,6-MP 剂量的上限是多少? 另外,本文所得到的 3 种 6-MP 代谢产物的参数是否具有代表性，还需积累较多的病例加以验证，并在此基础上建立可靠的治疗指数，制订出合理的治疗方案，进行常规与个体化治疗的比较；对所研究患儿进行随访，以判定 6-MP 细胞药理学与 ALL 复发危险性的关系。

小　结

① RP-HPLC 方法具有快速、高效、灵敏等特点，适用于细胞内化疗药物浓度检测。

② 6-MP 的细胞毒作用与剂量无关，而与红细胞内 6-TGN 浓度有关；个体间 6-TGN 范围大，相同剂量下浓度差异很大。

③ 6-TGN 与 6-MeMP 呈负相关，推测 TPMT 为可能影响 6-MP 代谢的关键因素。

④ 口服 6-MP 个体间耐受性差异很大，提示标准剂量不一定是患儿的最大耐受量。

⑤ 6-TGN 浓度与 6-MP 剂量和剂量强度均无明显直线关系，进一步反映了 6-MP 体内代谢的复杂性及个体差异。红细胞内 6-TGN 浓度虽能较好地反映 6-MP 的治疗强度及依从性，但不能直接估计其量。

⑥ 6-TGN 浓度与 ALL 患儿其他临床特点无关，表明 6-TGN 浓度可能为一种独立的影响疗效的因素。

⑦ 多种化疗药物的联合检测是儿童急淋白血病个体化治疗的趋势。

⑧ 本文所得到的 6-MP 3 种代谢产物的参数是否具有代表性，还需积累较多的资料加以验证。

参考文献

[1]　Rivera GK, Pinkel D, Simon JV, et al. childhood of acute lymphoblastic leukemia 30 years of "total therapy" at St. Jude Children's Research Hospital. N Engl J Med. 1993;329: 1289–1295.

[2] Rodman JH, Relling MV, Stewart CF, et al. The clinical pharmacokinetics and pharmacody-namics of anticancer drugs inchildren. Semin Oncol. 1993;20:18-29.

[3] Bostrom B, Erdmann G. Cellular pharmacology of 6-mercaptopurine in acute lymphoblastic leukemia. AM J Pediatr Hematol Oncol. 1993;15:80-86.

[4] Lennard L. The clinical pharmacology of 6-mercaptopurine. Clin Pharmcol. 1992;43:329-339.

[5] Aabakke J, Janka-Schaub G, Elion G. Thiopurine biology and pharmacology. Trends Pharmacol Sci1997;188:3-8.

[6] Lennard L, Welch JC, Lilleyman JS. Thiopuine drug in the treatement of childhood leukemi-a:the influence inherited thiopuine methytranferase activity drug metabolism and cytotoxici-ty. Br Clin Pharmacol 1997;44:455-461.

[7] Lennard L Lilleyman S, Van Loon J, et al. Genetic variation in response to 6-mercaptop-urine for childhood acute lymphoblastic leukemia. Lancet 1990;336:225-229.

[8] Evans WE, Honer M, Chu YQ, et al. Altered mereaptopurine metabolism, toxic effects, and dosage requirement in a thiopurine methytransferase deficient child with acute lymphoblas-tic leukemia. J Pediatr. 1991;119:985-989.

[9] Lemnard L, Gibson BS, Nocole T, et al. Congenital thiopurine methytransferase deficient child and 6-mercaptopurine toxicity during treatment for acute lymphoblastic leukemia. Arch Dis Child. 1993;69:577-584.

[10] Krynetski EY, Tai H-L, Yates CR, et al. Genetie polymorpism of thiopurine methytransferase: clinical importance and molecular mechanisms. Pharmacolgenetics. 1996;6:279-283.

[11] Rostiami-Hodjegan A, Lennard L, Lilleyman JS. The accumulation of Mercaptopurine metabolite in age fractionated red blood cell. Br J Clin Pharmcol.1995;40:217-222.

[12] Schmiegelow K, Bruunshuus I. 6-Thioguanine nucleotide accumulation in red blood cells during maintenance chemotherapy for childhood acute lymphoblastic leukemia, and its rela-tion to leukopenia. Cancer Chemother Pharmcol. 1990;26:288-292.

[13] Rowland K, Lennard L, Lilleyman JS. High-performance liquid chromatographic assay of methythioguanine nucleotide. J Chromatogr. 1998;705:29-37.

[14] Lennard L, Singeton HJ. High-performance liquid chromatographic assay of the methyl and

nucleotide metabolites of 6-mercaptopurine: quantitation of red blood cell 6-thioguanine nucleotide,6thioinosinic acid and 6-ethymercaptopurine metabolites in a single sample. J Chromatogra. 1992;583:83-90.

[15] Keuzenkamp J, Abreu D, Bokkerink PM. Determination of exeracellular and inracelar thiopurines and methyiopurines by HPLC. J Chromatogra. 1995;672:53-61.

[16] Erdmann GR,Steury C,Carleton B.Reversed-phase high-performance liquid. chromato-graphic approach to determine total lymphocyte concentrations of 6-thioguanine,methymer-captopurine and methythiopurines in humans. J Chromatogra. 1991;571:149-156.

[17] Erdmann GR,France LA,Bostrom BC,et al. A reversed-phase high-performance liquid chromatography approach to determineing total red blood cell concentrations of 6-thioguanine, methymercaptopurine and methythiopurines in a patient receiving thiopuanine therapy. Biomed Chromatog. 1990;4:47-51.

[18] Welch JC,Lennard L,Morton GCA,et al. Pharmacokinetics of Mercaptopurine:plasma drug and red cell metabolite concentrations after an oral dose. Therap Drug Monit 1997;19:382-385.

[19] Janka-Schaub GE,Harms D,Erb N,et al. Randomized comparison of 6-mercaptopurine versus 6-thioguanine in Childhood ALL:pharmacology,hematological toxicity,and preliminary clinical results(abstract). Med Pediatr Oncol,1996;27:213.

[20] Elion GB. The purine path to chemotherapy. Science,1989;244:41-47.

[21] Lilleyman S,Lennard L. Mercaptopurine.metabolism and risk of relapse in childhood lym-phoblastic leukemia. Lancet 1944;343:1188-1190.

[22] Schmiegelow K,Schroder H,Gustafsson G,et al. Risk of relapse in childhood acute lym-phoblastic leukema is related to RBC Methotreat and Mercaptopurie metabolites during-maintea chemotherapy. J Clin Oncol,1995;345-351.

[23] Schmiegelow K,Schroder H,Schmiegelow M. Methotrexate and 6-mercaptopurine mainte-nance chemotherapy for childhood acute lymphoblastic leukemia:dose adjustments by white cell counts or by pharmacolkinetic parameters?Cancer Chemother Pharmacol. 1994;34:209-215.

[24] Schmiegelow K,Pulczy MK. M Maintenance chemotherapy for childhood acute lymphoblastic

leukemia:Should dosage be guided by white-cell counts? AM J Hematol Oncol. 1990;12:
462–267.

[25] Bokkerink PM,Elisabet H,Ronney A,et al. 6–Mercaptopurine:Cytotoxicity and biochemical oharmacology in human malignant T–lymphoblasts. Biochem Pharmacol. 1993;7:1455 – 1463.

[26] Lennard L,Lilleyman JS. Variable mercaptopurine metabolism and treatment outcome in childhood acute lymphoblastic leukemia. J Clic Oncol 1989;7:1816–1823.

[27] Hale JP,Lilleyman JS. Importance of mercaptopurine in acute lymphoblastic leukemia. Arch Dis Childhood. 1991;66:462–466.

[28] Lennard L,Welch JC. Intracellular metabolite of Mercaptopurine.in children with acute lym- phoblastic leukemia:a possible indicator of non–compliance. Br J Cancer 1995,72:1004–1006.

[29] Erb N,Harms D.O,Janka–Schaub G. Pharmcokinetics and metabolism of thiopurine in chil- dren with acute lymphoblastic leukemia receiving 6–thioguanine versus 6–ercaptopurine. Cancer Chemothe Pharmacol 1998;42:266–272.

[30] Lennard L,Davies HA,Lilleyman JS. Is 6–thioguanine More appite than 6–Mercaptopurine for children withacute lymphoblastic leukemia? Br J Cancer 1993;68:186–190.

[31] Evans EW,Relling MV. Mercaptopurine and thioguanine for the treatment of acute lym- phoblastic leukemia. Leukemia Res. 1994;18:811–814.

[32] Relling MV,Rodman JH,et al. Conventional compared with individualized chemotherapy for childhood acute lymphoblastic leukemia. N Engl Med. 1998;338:499–505.

[33] Evans E,WRodman JH,Relling MV,et al. Individualized dosages of chemotherapy as a strategy to improve response for acute lymphoblastic leukemia. Semin Hematol. 1991;28 (4):15–21.

[34] Sasaki Y. Pharmacological considerations in high–dose chemotherapy. Cancer Chemother Pharmcol. 1997;40:S115–S118.

[35] Warren D,Andersen A,Slordal L. Quantiation of 6–Thioguanine residues in pheripheral blood leukocyte DNA obtain from patients receiving 6–Mercaptopurine–based maintenance therapy. Cancer Res. 1995,55:1670–1674.

儿童横纹肌肉瘤的精准治疗：
从简单的基因检测到复杂的个体化治疗

马晓莉

横纹肌肉瘤（Rhabdomyosarcoma，RMS）是儿童期最常见的软组织肿瘤，占儿童恶性肿瘤的 4.5%~8%（占北京儿童医院统计的 2 705 例儿童肿瘤中的 6.5%）[1-3]。临床表现多样，异质性强，预后与肿瘤原发部位、大小、压迫，以及侵犯周围组织、器官程度和病理类型有关。RMS 原发部位以头颈部多发，其次为躯干、四肢及泌尿生殖系统。其病理诊断复杂，存在许多随机或非随机染色体片段获得、扩增或缺失等畸变。RMS 对化疗、放疗敏感，但单一治疗效果差，需要肿瘤内、外、放疗等多学科联合的综合治疗和长期随访。化疗及管理是肿瘤内科的主要任务。

国际横纹肌肉瘤协作组（Intergroup Rhabdomyosarcoma Study Group，IRSG）和欧洲儿童软组织肉瘤研究组 （European pediatric soft tissue sarcomas study group，EpSSG）等较大的儿童肿瘤研究组经过 20 余年的努力，使 RMS 疗效逐年提高。其临床研究结果表明，儿童 RMS 的精准治疗建立在循证治疗的基础上，从简单的基因检测到复杂的个体化治疗。

一、横纹肌肉瘤标准治疗的循证依据[1,4-10]

美国 1972 年在国家癌症研究所（National Cancer Institute，NCI）的支持下，成立了国际横纹肌肉瘤研究组， 分别于 1972、1978、1984 和 1991 年开始进行 IRS Ⅰ~Ⅳ研究，共纳入 4 292 例合格受试者。首先开始按照手术和病理结果对患者进行分组，分别为 Group Ⅰ~Ⅳ。IRS Ⅳ显示，Ⅰ、Ⅱ、Ⅲ、Ⅳ组的 3 年 EFS 分别为 83%、86%、73%和 24%，提示临床分期与预后密切相关。其后又制定了 RMS 治疗前的 TNM 分期系统，IRS Ⅳ显示，TNM 1、2、3、4 期的 3 年 EFS 分别为 86%、80%、68%和 22%。IRSG 之后的研究，融合上述 2 种分期系统，共同指导化疗方案的选择和优化，并根据年龄、肿瘤大小、病理、治疗前 TNM 临床分期和治疗后 IRS 病理分期，将 RMS 分为低、中和高危 3 组，进行分层和综合治疗，以不断优化 RMS 患者的化疗方案，改善预后。那么从 IRS Ⅰ~Ⅴ研究中我们能够获知什么？

（一）关于手术治疗

RMS 恶性程度较高，手术的彻底性与预后直接相关，术后有肿瘤残留的患者，应该进行二次手术。不能进行肿瘤广泛切除的，应先行化疗，术前化疗可提高周手术完整切除率，减少术后放射治疗剂量，减轻放射治疗毒性。

（二）关于放射治疗

推荐剂量和范围应包括 2 cm 瘤旁组织和受累淋巴结；IRS Ⅳ研究显示，高分割放疗（1 d 2 次）和常规放疗（1 d 1 次），疗效无差别；近距离照射可用于阴道、膀胱、前列腺和头颈等部位以及局部治疗高度个体化等。针对术后镜下残留，即 Group Ⅱ，无区域淋巴结侵犯患者，放射治疗剂量为 36 Gy，有淋巴结侵犯为 41 Gy；有肉眼残留，即 Group Ⅲ，推荐标准剂量是 50.4 Gy。

（三）关于化疗

全部患儿均需化疗，以减少根治手术扩大化的需求。主要化疗药物包括环磷酰胺（C）、放线菌素 D（A）、长春新碱（V）、拓扑替康（T）、阿霉素（D）、异环磷酰胺（I）和依托泊苷（E）等。低危型标准化疗方案为 VAC，化疗疗程由 IRS-Ⅰ/Ⅱ的 2 年缩短为 IRS-Ⅲ/Ⅳ中的 1 年。在 IRS-Ⅴ中，低危 Ⅰ 型环磷酰胺由 2.2 g/m² 减为 1.2 g/m²，疗程由 45 周缩短至 24 周。IRS-Ⅱ/Ⅲ研究表明，中危型 VAC 方案加用阿霉素，疗效未见提高。IRS-Ⅳ~Ⅴ研究表明，VIE 不优于 VAC，VTC 不优于 VAC。高危型 VAC、VDC/IE 交替。

在 IRS-V 中,271 例低危 RMS 研究结果显示,降低环磷酰胺剂量,缩短疗程,结合局部放疗,不会降低低危 RMS 生存率;109 例高危 RMS 总结显示,原发瘤灶化疗 20~25 周(脑膜或颅内 1~6 周),转移瘤灶 47~52 周,3 年 EFS 达 69%,但伴有 2 种及以上危险因素的预后极差,需寻求更有效治疗方案。

二、横纹肌肉瘤分子水平的研究(基因)带来的诊断治疗变化

(一)诊断方面

根据组织形态学特点,RMS 主要分为胚胎性(embroronal RMS)和腺泡状(alveolar RMS)2 种亚型。免疫组织化学检测在 RMS 诊断中有重要作用,尤其是 MyoG 和 MyoD1 具有高度特异性和敏感性,通常作为 RMS 的首选标准抗体。细胞遗传学及分子生物学研究表明,部分 RMS 中存在染色体易位 t(2;13)(q35;ql4)或 t(1;13)(q36;q14)。这 2 种易位形成相应的融合基因 PAX3-FKHR 和 PAX7-FKHR。其中 PAX3-FKHR 编码的 PAX3-FKHR 融合蛋白与预后不良相关。PAX3-FOXO1 阳性的患者比 PAX7-FOXO1 阳性的患者预后差。2012 年,Marshall 等[11]发现 PAX-FOXO1 可以上调成纤维细胞生长因子受体(FGFR4)的表达。RAS 通路的突变对于胚胎型 RMS 的危险分级有重要意义。RAS 通路突变的患者约占高危分组的 75%、中危分组的 45%、低危分组的 0%。但在腺泡型 RMS 样本中没有发现 RAS 的突变[12]。

(二)治疗方面

目前,FGFR 酪氨酸激酶抑制剂已成为抗肿瘤药物研究的热点,且已经合成出许多化合物用于多种肿瘤的靶向治疗。92% 的胚胎型 RMS 会发生 8 号染色体的扩增和 MCU/MICU1 表达下调,导致线粒体功能障碍和氧化应激,从而降低横纹肌肉瘤细胞的氧化应激水平,是治疗 RMS 的有效措施。目前有几种药物对治疗小鼠胚胎型 RMS 异基因移植肿瘤模型有显著疗效,比如卡非佐米、金诺芬、西立伐他汀和哇巴因。它们都以氧化应激为靶点,诱导细胞的线粒体死亡。

N-Myc 和融合蛋白 PAX3/7-FOXO1 在 ARMS 的生物学作用中起协同效应,N-Myc 是 PAX3-FOXO1 下游的直接靶基因。Tonelli 等[13]用 PNA-N-Myc 治疗小鼠 ARMS 模型,用微 PET 评估疗效发现,其中 75% 的样本肿瘤消除,25% 的样本肿瘤信号有很大程度的减少, 其中肿瘤消除的样本 30 d 后复查示病灶没有复发。而 N-Myc 基因在非胎儿小鼠和人体组织中很难表达,提示 N-Myc 作为一个癌症特异性治疗靶点的可能性。

(三)横纹肌肉瘤一线化疗药物的药理遗传学研究（个体化用药）[13,14]

精准医学的本质是个体化治疗,而遗传代谢学（Pharmacogenomics）研究使化疗药物应用更安全、经济、有效、合理。因此,药理遗传学是肿瘤的个体化治疗和精准医学的方向。近年来,美国制定精准医学计划短期目标,基于已知癌症基因组信息,尽快扩展可阻断和治疗的肿瘤疾病谱。创新靶向药物的临床研究,促进成人和儿童肿瘤的治疗,研究抗肿瘤联合治疗方案,获得克服药物抵抗的新知识。

美国卫生和公共服务部、美国国立卫生研究院, 建立了药物基因组学数据库 PharmGKB,致力于临床应用。2015 年年底,已经发布了 66 个一线治疗药物的个体化治疗指南。因此,药理遗传学研究的任务是针对肿瘤本身,利用快速发展的基因组学、代谢组学等技术,在分子层面了解肿瘤的产生原因和发展过程,在肿瘤的诊断过程和治疗过程中要重视基因检测的意义, 指导正确诊断和合理用药。针对患者本身,要了解药物的吸收、分布、代谢、排泄过程,尽可能减轻毒副作用。

1. 放线菌素 D

Christopher 等[14]研究了 2004—2012 年 158 例使用放线菌素 D 化疗患者的药物动力学。患者平均年龄 4.6 岁,其中 30% 患有横纹肌肉瘤。最常见的不良反应是粒细胞缺乏占 44%。结果显示,体重是决定放线菌素 D 消除速率的重要因素。而 ABCB1 基因变异与放线菌素 D 清除率、剂量和药物毒性之间无显著相关性。

2. 长春新碱

长春新碱促进微管解聚,影响纺锤体形成,从而抑制细胞有丝分裂过程。研究表明, TUBB3 mRNA 表达水平与长春新碱的疗效密切相关。TUBB3 高水平表达的细胞系对长春新碱相对敏感。而常规化疗药物与抗血管生成抑制剂联合治疗肿瘤已成为目前的研究热点。VEGF 是最主要、最直接的血管生长因子之一,其表达水平与肿瘤浸润的深度及有无转移呈正相关。人 RMS 细胞 PLA-802 能够分泌 VEGF,同时小剂量长春新碱或恩度(Endo)单独应用均能抑制 PLA-802 细胞中 VEGF 的表达,从而抑制肿瘤细胞生长,而二者联合应用抑制作用更加明显。

3. 环磷酰胺(CTX)和异环磷酰胺(IFO)

CTX 是 20 世纪 50 年代人工合成的氮芥类烷化剂,是细胞周期非特异性的广谱抗肿瘤药物,同时也具有免疫抑制作用。IFO 是环磷酰胺类的衍生物,60 年代中期首次在德国合成,70 年代发现 IFO 与其他烷化剂有交叉耐药性,并能引起严重的出血性膀胱炎,直到美司那(α-筑基乙基磺酸钠盐,Mesna)应用于临床,IFO 于 1988 年被 FDA 批准进入临床。2 种药在体外均无活性,必须进入体内经肝脏细胞色素 P_{450} 代谢活化后才能发挥烷化作用。

目前 2 药均是一线抗肿瘤药,但抗瘤谱、临床使用剂量和毒性均有所不同。CTX 在活化前发生脱氯乙基作用的<10% ,而 IFO 有 50% 以上的概率发生此反应。IFO 给药后,患者尿中脱氯乙基作用的产物含量占给予量的 50%,远远高于苯环羟化后的代谢产物 4-羧基异磷酰胺。因此 2 药在细胞毒性相当时,IFO 与 CTX 的剂量约为 5∶1,在此剂量下, IFO 生成的氯乙醛和丙烯醛的数量明显多于 CTX, 因此 IFO 肾毒性和出血性膀胱炎发生率高于 CTX。

4. 阿霉素

阿霉素的抗肿瘤活性机制是嵌入到 DNA 拓扑异构酶Ⅱ,导致 DNA 合成抑制或中毒(TOP2A),产生自由基,导致 DNA 和细胞膜的损伤。阿霉素耐药机制主要是 ABCB1 基因的表达上调, 而 ABCB1 作为一个 ATP 依赖性的药物外排泵造成药物外排增加,因此通过抑制该基因,即可减少耐药。

5. 依托泊苷

依托泊苷的代谢是由 CYP3A4 和 CYP3A5 介导,两者均由 NR1I2 的转录调节。因此,调节 NR1I2 活性物质,例如地塞米松、利福平,可增强依托泊苷清除。依托泊苷可以抑制拓扑异构酶 Ⅱα 和 β,但其抗肿瘤活性主要通过抑制拓扑异构酶Ⅱα,而致癌作用已被归因于 β 亚型。高表达的 Topo Ⅱα 使用依托泊苷效果较好,低表达的 Topo Ⅱα 对依托泊苷药物耐药。

三、现阶段我国儿童 RMS 精准治疗的主要任务

国内多学科联合诊治儿童 RMS 起步较晚,没有多中心协作,诊断标准、治疗方案和手段、评估标准未统一。患儿总体预后偏差,可能与诊断时发生远处转移的患儿多,治疗方法单一以及管理不规范有关。根据本研究组的经验,如果能及时诊断、规范治疗,可以缩小我国与欧美之间的差距。因此,规范化、系统地诊治 RMS 对于提高生存率和生存质量意义重大,是儿童 RMS 精准化诊治的具体内容。近期由北京儿童医院牵头完成的多中心 161 例 RMS 临床分析显示,患儿中位年龄 4.2 岁,男孩明显多于女孩,原发瘤灶部位以泌尿生殖系统最多,这些均与国外较大中心的报告不一致[15,16]。

据此,现阶段我国儿童 RMS 的精准治疗的主要任务是,遵循循证医学依据,通过谨慎、准确地应用国内外较大儿童肿瘤协作组发布的诊治指南,结合我国的临床经验以及患者经济承受能力和意愿,制定分层和综合治疗策略,规范化诊治 RMS,并不断优化化疗方案,改善预后。同时,重视 RMS 患者个体差异与疗效的关系。在此过程中,不断总结各种 RMS 治疗过程中的异质性,重视基因检测的意义,指导正确诊断和合理用药。另一方面,要了解药物的吸收、分布、代谢、排泄过程,尽可能减轻毒副作用,以便更合理地使用化疗药物。

在此过程中,逐渐建立多中心参与的 RMS 样本库和药理遗传学等数据库,以中国儿童 RMS 的遗传背景为基础,开发用于指导临床精准诊断和精准治疗的生物标志物。从而增加诊断的准确性,为患者量身设计最佳的治疗方案,目标

是达到治疗效果的最优化和副作用的最小化,实现个体化精准治疗。

参考文献

［1］ Weiss AR, Lyden ER, Anderson JR, *et al*. Histologic and clinical characteristics can guide staging evaluations for children and adolescents with rhabdomyosarcoma: a report from the children's oncology group soft tissue sarcoma committee. J Clin Oncol, 2013,31:3226－3232.

［2］ 李佩娟. 小儿肿瘤的特点及研究进展. 李佩娟主编. 小儿肿瘤病理学. 北京: 北京出版社, 2001,26.

［3］ 马晓莉,黄澄如,孙宁,等. 软组织肉瘤. 江载芳,申昆玲,沈颖主编. 诸福棠实用儿科学. 第 8 版. 北京:人民卫生出版社,2015, 2399－2403.

［4］ Crist WM, Anderson JR, Meza JL, *et al*. Intergroup Rhabdomyosarcoma Study－Ⅳ: results for patients with nonmetastatic disease. J Clin Oncol, 2001,19:3091－3102.

［5］ Minn AY, Lyden ER, Anderson JR, *et al*. Early Treatment Failure in Intermediate－Risk Rhabdomyosarcoma: results from IRS－Ⅳ and D9803-a Report from the Children's Oncology Group. J Clin Oncol, 2010,27:4228－4232.

［6］ Gupta AA, Anderson JR, Pappo AS, *et al*. Patterns of Chemotherapy－Induced Toxicities in Younger Children and Adolescents with Rhabdomyosarcoma: a report from the Children's Oncology Group Soft Tissue Sarcoma Committee. Cancer, 2012,118:1130－1137.

［7］ Raney RB, Walterhouse DO, Meza JL, *et al*. Results of the intergroup rhabdomyosarcoma study group D9602 protocol, using vincristine and dactinomycin with or without cyclophos－phamide and radiation therapy, for newly diagnosed patients with low －risk embryonal rhabdomyosarcoma: a report from the soft tissue sarcoma committee of the children's oncology group. J Clin Oncol, 2011,29:1312－1318.

［8］ Raney B, Huh W, Hawkins D, *et al*. Outcome of patients with localized orbital sarcoma who relapsed following treatment on Intergroup Rhabdomyosarcoma Study Group(IRSG) protocols－Ⅲ and－Ⅳ, 1984—1997: a report from the children's oncology group. Pediatr Blood Cancer, 2013,60:371－376.

[9] Aaron R. Histologic and Clinical Characteristics Can Guide Staging Evaluations for Children and Adolescents with Rhabdomyosarcoma: A Report From the Children's Oncology Group Soft Tissue Sarcoma Committee. J clin oncol, 2013,31:3226-3232.

[10] Walterhouse DO, Pappo AS, Meza JL, *et al.* Shorter-duration therapy using vincristine, dactinomycin, and lower-dose cyclophosphamide with or without radiotherapy for patients with newly diagnosed low-risk rhabdomyosarcoma: a report from the Soft Tissue Sarcoma Committee of the Children's Oncology Group. J Clin Oncol, 2014,32:3547-3552.

[11] Marshall AD, van der Ent MA, Grosveld GC. PAX3-FOXO1 and FGFR4 in alveolar rhabdomyosarcoma. Mol Carcinog, 2012,51:807-815.

[12] Chen X, Stewart E, Shelat AA, *et al.* Targeting oxidative stress in embryonal rhabdo myosarcoma. Cancer Cell,2013,24:710-724.

[13] Tonelli R, Mclntyre A, Camerin C, *et al.* Antitumor activity of sustained N-myc reduction in rhabdomyosarcomas and transcriptional block by antigene therapy. Clin Cancer Res, 2012,18:796-807.

[14] Hill CR, Cole M, Errington J,*et al.* Characterisation of the clinical pharmacokinetics of actinomycin D and the influence of ABCB1 pharmacogenetic variation on actinomycin D disposition in children with cancer. Clin Pharmacokinet, 2014,53:741-751.

[15] Xiaoli Ma, Dongsheng Huang, Weihong Zhao, *et al.* Clinical characteristics and prognosis of childhood rhabdomyosarcoma: a ten-year retrospective multicenter study. Int J Clin Exp Med, 2015, 8:17196-17205.

[16] 黄东生,张谊. 儿童横纹肌肉瘤的诊断及治疗. 临床儿科杂志, 2012,30:404-402.

6-巯基嘌呤治疗儿童急性淋巴细胞白血病研究进展

马晓莉　吴敏媛　胡亚美

现代强烈联合化疗使约 2/3 的急性淋巴细胞白血病(ALL)患儿获得长期生存[1]，但仍有部分病例复发，其中一些病例是由于维持治疗不当所致。在 ALL 的维持治疗阶段，合理应用 6-巯基嘌呤(6-MP)是使患儿获得长期生存有力的治疗措施。本文就近年来 6-MP 治疗儿童 ALL 的药物代谢动力学和分子学及细胞生物学等方面的研究进展作一综述。

一、6-MP 药物代谢动力学[2,3]

6-PM 是一种无活性的前体药物，口服后经吸收在组织细胞中代谢为具有细胞毒活性的核苷酸，后者最终掺入 DNA，导致细胞死亡。口服 6-MP 的生物利用度相当低，个体间差异很大，且具有剂量依赖性，口服较大剂量($500\ mg/m^2$)较标准剂量($75\ mg/m^2$)的生物利用度相对较低，而中等剂量($88\sim175\ mg/m^2$)较 $50\ mg/m^2$ 有较高比例的生物利用度，可能因较大剂量时血浆清除率降低所致。食物摄入及其方式的不同极大地影响了药物的利用，6-MP 与食物同服可降低其利用度已得到很多学者的认同。牛奶中的过氧化物酶使 6-MP 分解为无活性的硫尿酸而影响其利用。目前虽未明确空服可增加 6-MP 的利用，以及与食物同服的 6-MP 量与其细胞内活性代谢产物的关系，但不能除外食物为一种重要的干扰因素。

Toronto 研究组提出 6-MP 血浆动力学昼夜变化的概念，认为夜间清除率低而血浆浓度高，因而推荐晚间用药。近年来 Schmiegelow 等[4]认为，6-MP血浆动力学变化的规律可解释部分病人早晨服药效果差的原因。个体组织中6-MP分布不同,红细胞内6-MP活性代谢产物就无明显昼夜变化。6-MP与一些内源性物质(如造血细胞生长因子)的相互作用有显著的临床意义。夜间骨髓细胞增殖活性低,粒-单细胞集落刺激因子水平低,而淋巴细胞活性达高峰,因此夜间服药可降低患儿复发的危险性,并可降低骨髓毒性反应,即给予相同剂量的6-MP,其利用度较早晨高。

6-MP的细胞内存在形式主要为3种核苷酸代谢产物:硫代次黄嘌呤核苷单磷酸(TIMP)、硫代嘌呤核苷酸(TXMP)、硫鸟嘌呤核苷单磷酸(6-TGMP),其中以TIMP量最多,为硫鸟嘌呤核苷酸(6-TGN)的基础物。后者包括单、二、三磷酸硫鸟嘌呤(6-TGmP、TGdP和TGtP)。目前认为6-MP的细胞内活性代谢产物主要为TIMP和6-TNG。

在红细胞中核苷酸代谢产物起主要作用,为终末代谢;而在有核细胞(骨髓前体细胞和白血病细胞等)中6-MP的代谢产物则最终掺入DNA而发挥作用,因此不属于终末代谢。参与中间代谢的酶有多种,其中硫鸟嘌呤甲基转移酶(TPMT)为6-MP甲基代谢途径的关键酶。6-MP半衰期在血浆中很短(约5 h),在有核细胞中,由于代谢产物的快速掺入半衰期也很短,而在红细胞中的半衰期较长(>24 h)。动物实验证明6-MP的代谢产物集聚在骨髓和脾脏中,可能与这些器官中红细胞大量积聚有关。如6-MP剂量不变,其代谢产物浓度在几周内达稳定状态。口服药后,红细胞内代产物的浓度不会发生即刻变化,有助于药物代谢动力学的研究。

二、6-MP 的细胞毒作用

6-MP的毒性反应多为骨髓抑制,因造血细胞为易感细胞。它的抗白血病作用很可能为6-TGN掺入DNA,在细胞的分子遗传学方面发挥作用,细胞毒作用与DNA损伤有关[5],即代谢产物掺入后形成的TG-DNA模板使复制不能以正常方式进行。DNA损伤的类型因细胞的类型不同而不同,其中以单股断裂为主。目前认为抗代谢药物和细胞周期特异性药物的作用与诱导敏感组织细胞的凋亡有关[6]。DNA损伤即使短暂,也可能成为细胞凋亡的触发因素。6-MP与细胞接触时单独影响细胞周期的过程未被完全明确,应探讨6-MP引起细胞凋亡的详细过程,以进一步研究易感性决定因素的分子本质。

6-MP剂量与儿童ALL长期无病生存率的改善有关,将6-MP标准剂量减至一半时可显著缩短缓解期,其原因可能为获得性耐药及个体间药物代谢的差异。Dibenedetto等[7]认为6-MP的蓄积量是维持特治疗的关键因素,如平均蓄积量偏低(小于治疗量的86%),则病人预后较差。这一因素与诊断时白细胞数、年龄及其他因素无关。6-MP的细胞毒作用与6-TGN浓度有关[9],存活时间长者6-TGN浓度高。对6-MP耐受性强者虽长期给予足量6-MP,体内6-TGN浓度低,无骨髓毒性;而敏感者短期内产生较高的6-TGN,难以达到稳定状态,需不断调整剂量。此点与诊断时白细胞数、性别、年龄及免疫分型等因素无关。因此一些复发病人是因为6-MP使用不当而非耐药所致。

Lennard等[10]认为外周血红细胞及白细胞中6-TGN浓度个体间差异很大,可能存在遗传学差异,是严重骨髓抑制和治疗失败的原因,且与血浆6-MP的药物代谢动力学无关。近年Liliemark等[11]认为,6-MP代谢有自我限制现象,在一定浓度范围内(10 nm~1 μm),6-TGN浓度随6-MP剂量的增加而增加。但继续增加6-MP量将导致6-TGN形成减少,推测是因TIMP作为嘌呤合成代谢的抑制剂引起ATP耗竭所致。6-MP的耐受性存在性别间的差异[12],女孩更易达到6-TGN的稳定浓度,对维持治疗敏感。性联酶次黄嘌呤磷酸核糖转移酶(HG-PRT)能促进活性代谢产物的形成,但HGPRT活性与红细胞内6-TGN浓度无关,性别间红细胞内6-TCN浓度亦无显著差异,表明6-TGN不能代表6-MP活性产物的全部。

维持治疗期间6-TGN积聚在患儿的红细胞中[13]。骨髓抑制程度与6-TGN有关,红细胞可能具有形成6-TGN所需的酶,且6-TGN的积聚与其他组织(包括骨髓干细胞)一致,因此红细胞内6-TGN可作为监测6-MP治疗有效性的指标。口服 6-MP 后个体内 6-TGN 浓度变化很小,因此不能直接估计其量,且 6-TGN 的作用不能代表 6-MP 的全部效应,因此测定 6-MP 主要代谢产物作用的靶细胞内药物浓度,可更直接了解其药物代谢动力学,以调整药量减少部分病人复发的危险性。

三、6-MP 代谢的遗传学变异[2,14]

6-MP 发挥作用的基本条件为转变成核苷酸,后者不仅依赖 6-MP 的浓度,而且与酶的浓度有关,而酶活性个体间水平的差异使 6-MP 的有效浓度不同。TPMT 为一种多形酶,可催化 6-MP 甲基化而失活。遗传多态性使个体间 TPMT 活性有很大差异。它具有 2 个基因位点:低活性 TPMT(TPMTL)和高活性 TPMT(TPMTH)。约 1/300 为 TPMTL 的纯合子,酶活性低;89% 为 TPMTH 的纯合子,酶括性高;余 11% 为有中度 TPMT 活性的杂合子。ALL 儿童应用 6-MP 时,红细胞内 6-TCN 与 TPMT 活性呈负相关。TPMT 活性可能在于催化甲基化产物形成的同时,阻止了非甲基化产物 6-TGN 等的形成。其有高活性 TPMT 者,给予标准剂量 6-MP,治疗效果差,一般也不发生骨髓抑制,且易复发;而具有低活性者,6-TGN 浓度在相同剂量 6-MP 时较高,发生毒性反应的危险性大,因此 TPMT 遗传学变异可能是影响 ALL 儿童治疗的因素之一。但 TPMT 活性与 6-MP 化疗时红细胞内 TPMT 活性增高,停药后其活性恢复到基础水平。TPMT 可能为 6-MP 细胞毒作用的调节器,对 ALL 儿童预后有很大影响。具有高活性 TPMT 者对 6-MP 耐受时间长,但并不表明不能达到 6-TGN 的活性水平,只是需要较大剂量。而能耐受足够剂量者更可能复发,因此测定 TPMT 活性可提高治疗的有效性并减少副作用。Lennard 等[15]用高效液相色谱分析(HPLC)方法,同时测定 6-MP 代谢产物 6-TGN 和 6-甲基 MP。后者为 TPMT 催化的产物,间接反映该酶的活性,使无论何种原因(如药物代谢、吸收或依从性等)所致的对 6-MP 无反应儿童很快得到识别。

四、静脉应用 6-MP[16]

20 世纪 50 年代,根据 6-MP 的血浆动力学,首次应用静脉疗法,但 6-MP 难溶于水。而口服具有抗白血病作用,且容易吸收,因此多采用口服疗法。目前静脉疗法可解决很多口服的缺点,故已引起人们的注意。将碱性 6-MP 溶于大量液体中缓慢静脉注射可明显提高其溶解度。

动物实验证实经静脉注射 6-MP 4 h 后达稳定的血浆浓度,半衰期<1 h,6 h 脑脊液浓度达到稳定水平,具有细胞毒作用。而细胞内代谢产物在注射过程中逐渐增加,之后缓慢下降,消除半衰期平均为 3.6 d。

Camitta 等[17]用较大剂量[50 mg/(m²·h)]6-MP 连续静脉注射治疗儿童 ALL 取得良好效果。认为 6-MP 在肿瘤细胞内达最大的治疗浓度,且脑脊液中浓度达血浆浓度的 1/3,可迅速消灭体内肿瘤细胞,缺少耐药性产生及肿瘤细胞进入庇护所的机会,并在 6-MP 敏感儿童可预防脑膜白血病。静脉注射维持时间以 48 h 为宜。

静脉注射较大剂量 6-MP 的优点还包括可避免肝肠代谢,提高生物利用度;可达较高的血浓度;克服口服给药的不依从性。调查表明,约 1/3 患儿有服药时间提早 2~4 h 的情况,静脉给药可直接监管,且在同一时同内测定 6-MP 及其产物浓度从而避免不依从性。但单独应用静脉 6-MP 增加了耐药性产生的概率;而常规剂量口服 6-MP 治疗 ALL,完全缓解率仅为 1/3,因此不主张单独静脉应用 6-MP 治疗儿童 ALL。

6-MP 与氨甲蝶岭(MTX)的协同作用已成为治愈 ALL 的重要方面[18],MTX 可增加具有细胞毒活性的 6-MP 代谢产物的总量,并可促进活性代谢产物掺入 DNA。6-MP 的应用也可提高三磷酸阿糖胞苷(Ara-C)活性代谢产物三磷酸阿糖胞苷(Ara-CTP)的浓度。较大剂量 6-MP 联合静脉应用 MTX 或 Ara-C 治疗 ALL,其疗效将优于小剂量口服 6-MP。ALL 儿童长期无病存活者无 6-MP 的明显副作用,为静脉应用 6-MP 联合化疗提供了很好的前景。

参考文献

[1] Rivera GK,Pinkel D,Simone JV,et al. Treatment of acute lymphoblastic leukemia:30 years' experience at St. Jude Children's Reasearch Hospital. N Engl J Med,1993,329: 1289–1295.

[2] Bostrom B,Erdman G. Cellular pharmacology of 6–mercaptopurine in acute lympboblastic leukemia. Am J Pediatr Hematol Oncol,1993,15:80–86.

[3] Rivard GE,Lin KT,Leclerc JM,et al. Milk could decrease the bioavailability of–mercap- topurine. Am J Pediatr Hematol Oncol,1989,11:402–406.

[4] Schrniegelow K,Glornstein A,Kristinsson J,et al. Impact of morning versus evening shedule for oral methotrexate and 6–mercaptopurine on relapse risk for children with acute lym–phoblastic leukemia. Am J Pediatr Hematol Oncol,1997,19:102–109.

[5] Pan BE,Nelson J. A Characterization of the DNA damage in 6–thioguanine–treated cells. Biochem Pharmacol,1990,40:1063–1089.

[6] Hickman J. A Apoptosis induced by anticancer drugs. Cancer and Metastasis Reviews, 1992,11:121–139.

[7] Koren G,Ferrazine G,Sulh H,et al. Systemic exposure to mercaptopurine as a prognostic factor in acute lymphocytic leukemia in children. N Engl J Med,1990,323:17–21.

[8] Dibenedetto SP,Guardabosso V,Ragusa R,et al. 6–Mercaptopurine cumulative dose:a critical factor of maintenance therapy in average risk childhood acute lymphoblastic leukemia. Pediatr Hematol Oncool,1994,11:251–258.

[9] Lilleyman JS,Lennard L. Mercaptopurine metabolism and risk of relapse in childhood acute lymphoblastic leukemia. Lancet,1994, 343:1188–1190.

[10] Lennard L,Lilleyman JS. Variable mercaptop–urine metabolism and treatment outcome in childhood lymphoblastic leukemia. J Clin Oncol,1989,7:1816–1823.

[11] Liliemark J,Pettersson B,Engberg B,et al. On the paradoxically concentration–dependent metabolism of 6–mercatopurine in WEHI–3b murine leukemia cells. Cancer Res,1990,50: 108–112.

[12] Schmiegeolow K,Schroder H,Gustafsson G,et al. Risk of relapse in childhood acute lym–

phoblastic leukemia is related to RBC methotrexate and mercaptipurine metabolites during maintenance chemotherapy. J Clin Oncol, 1995,13:345–351.

[13] Schmiegelow K, Bruunshuus I. 6–Thioguanine nucleotide accumlation in red blood cells durng maintenance chemotherapy for childhood acute lymphoblastic leukemia, and its relation to leukemia. Cancer Chemother Pharmacol, 1990, 26:288–292.

[14] Lennard L, Lilleyman JS, Van Loon JA, et al. Genetic variation in response to 6–mercaptopurine for childhood acute lymphoblastic leukemis. Lancet, 1990, 336:225–229.

[15] Lennard L, Singleton H. High–performance liquid chromatographic assay of the methyl and mucleotide metabolites of 6–mercaptopurine: quantitation of red blood cell 6–thioguanine nucleotide, 6–thioinosinic acid and 6–methylmer–captopurine metabolites in a single sample. J Chromatogr, 1992, 583:83–90.

[16] Donald P. Intravenous mercaptopurine: Life begins at 40. J Clin Oncol, 1993, 11:1826–1831.

[17] Camitta B, Leventhal B, Lauer S, et al. Intermediacte –dose intravenous methotrexate and mercaptopurine therapy for non –T, non –B acute lymphoblastic leukemia of childhood: A Pediatr Oncolgy Group Study. J Clin Oncol, 1989, 10:1539–1544.

[18] Innocenti F, Danesi R, DiPaolo A, et al. Clinical and experimental pharmacokinetic interaction between 6–mercaptopurine and methotreonte. Cancer Chemother Pharmacol, 1996, 37:409–414.

巯嘌呤甲基转移酶基因多态性位点与
白血病巯嘌呤耐受性关系

马晓莉　朱　平　吴敏媛　李志刚　胡亚美

巯嘌呤甲基转移酶（thiopurine methyltrans-ferase,TPMT）是巯嘌呤类药物（6-巯基嘌呤,6-mercatopurine,6-MP）代谢的关键酶。目前已证明 TPMT 具有遗传多态性,TPMT 缺乏的急性白血病(ALL)患儿,用标准剂量的 6-MP 治疗可能会导致严重的毒副反应[1-3]。不同种族间变异的 TPMT 等位基因的频率不同,而且类型也有差异，其中以 TPMT*2（G238C）、TPMT*3A（G460A,A719G）和 TPMT*3C(A719G)最为常见。我们应用以聚合酶链反应(PCR)为基础的限制性内切酶消化和变性高效液相色谱分析（denaturing high-performance liquid chromatography,DHPLC)2 种方法,结合 DNA 直接测序对中国汉族人和 ALL 患儿进行研究。分析 TPMT 基因型对 ALL 患儿 6-MP 治疗效应和毒性反应的影响,以进一步提高 ALL 患儿巯嘌呤类药物治疗的有效性和安全性。

一、对象和方法

（一）对象

1. 280 例 ALL 患儿

来自 1995 年 12 月至 2002 年 1 月北京儿童医院血液中心。所有病例均经临床、骨髓形态学及免疫学确诊。其中女 101 例,男 179 例;发病年龄为 1~14 岁,中位年龄为 7 岁。

2. 250 例汉族健康成人

来自北京大学第一医院无血缘关系的健康献血人员。其中女 120 名，男 130名；年龄为 18~60 岁，中位年龄为 30 岁。

3. 160 例临床资料完整的 ALL 患者

根据 6-MP 维持治疗期间血液毒性和肝毒性而中断治疗和（或）减少剂量以判定 6-MP 的耐受性，详细记录 160 例患者 6-MP 全量［标准剂量：75 mg/(m²·d)，×21 d］治疗时间、减少剂量（标准剂量的几分之一）时间(d)和未治疗时间(d)。

（二）方法

1. 引物设计及基因扩增

根据美国麻省理工学院 Whitehead 研究所建立的引物设计程序，分别设计引物。引物序列为 TPMT 第 5 外显子 G238C：5′–CCTGCATGTTCTTTGAAACC–3′：5′–CAGGAATT–TCGGTGATTGGT–3′，扩增长度 257 bp。第 7 外显子 G460A：5′–CCAGGTCCACACATTCCTCT–3′：5′–TTA–CCATTTGCGATCACCTG–3′，扩增长度 232 bp。第 10 外显子 A719 G：5′–AATCCCTGATGATCATTCTTCA–3′：5′–TTCAATTCCTCAAAAACATGTCA–3′，扩增长度 219 bp。PCR 扩增条件为 94℃、1 min 预变性，94℃变性 30 s，57℃退火 30 s，72℃延伸 1 min，反应均为 35 个循环。PCR 扩增体系 25 μl，包括 Tris–Cl(pH 8.3)10 mmol/L、KCI 50 mmol/L、MgCl₂ 1.5 mmol/L、dNTPs 0.2 mmol/L、引物 10 pmol、DNA 0.2 μg、Taq DNA 多聚酶 1 U。

基因组 DNA 的提取：采取高盐沉淀法提取基因组 DNA[1–3]。

2. 酶切位点的选择

分析 TPMT 基因外显子区 3 个多态性位点的限制性内切酶谱，并选择 BsiYI 消化 TPMT 第 5 外显子 G238C、Mwol 消化 TPMT 第 7 外显子 G460A、Accl 消化 TPMT 第 10 外显子 A719G。用质粒 NeNos 作为阳性对照。分子 Marker 采用 PBR322/MSPI。

3. TPMT 基因多态性的分析

应用 TPMT 第 5 和第 7 外显子的引物进行 PCR 扩增，经聚丙烯酰胺凝胶电泳后获得目的片段。将检测标本与阳性对照质粒 NeNos(PCR 扩增片段长度为 449 bp，第 189 位碱基处存在 BsiYI 酶切位点，在第 73、104、133、173、212 位碱基处存在 Mwol 酶切位点)的 PCR 产物进行纯化。然后分别用 BsiYI 和 Mwol (1 U/标本)在 60℃ 条件下消化 180 min。应用 TPMT 第 10 外显子的引物进行 PCR 扩增，经聚丙烯酰胺凝胶电泳后获得目的片段。检测标本用 Accl(0.5 U/标本)消化，最适的消化条件为 37℃、120 min。再经聚丙烯酰胺凝胶电泳得到酶切片段，经过 DNA 测序印证。

DHPLC 的部分变性温度根据 DNA 解链温度 Tm 进行选择。将 DNA 序列及选择检验的方式输入计算机，软件系统可自动模拟选择最佳分离梯度。已知野生型在不变性和部分变性温度的条件下均为单一峰。未知样品需与野生型混合，经过变性复性过程，在部分变性温度的条件下，若有突变则色谱峰的个数和峰的对称性有改变，可与野生型比较进行鉴别；若没有突变，则为单一峰。

4. DNA 测序

经 PCR 扩增的目的片段，经过聚丙烯酰胺凝胶电泳证实后，对每一位点均进行 DNA 测序以确认。对限制性内切酶消化得到的阳性条带应用双侧引物分别测序以确认。对 DHPLC 发现的变异峰应用双侧引物分别测序以进一步鉴定。

(三)统计学分析

采用直接计数法计算健康成人和急性白血病患儿 TPMT 基因中 3 个单核苷酸多态性(single nucleotide polymorphisms，SNP)位点多态性的频率。频率间运算采用 SPSS 软件进行统计学分析，2 样本率间的比较用四格表的 χ^2 检验 (Fisher's Exact Test)，以 $P<0.05$ 为差异有显著性。

二、结果

(一)多态性位点的检测结果(图1)

Accl 消化 TPMT 第 10 外显子 A719G 位点 PCR 产物的聚丙烯酰胺电泳,目的片段为 219 bp,所指为其中 1 例杂合性 TPMTA719G,片段分别为 219、150 和 69 bp。应用 PCR 引物分析的 1 例 TPMT 第 10 外显子序列。DHPLC 检测的 TPMT 第 10 外显子 A719G 的色谱图,为杂合峰。

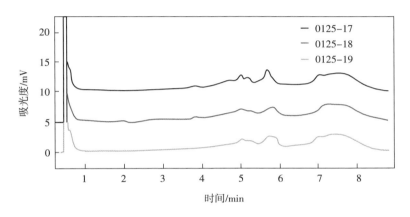

图 1 DHPLC 检测的 3 例 TPMT 第 10 外显子的色谱图
注:均为杂合峰

(二)中国汉族人群和急性白血病患儿 TPT 基因中 3 个多态性位点的分布情况

以北京地区健康献血人员为代表的中国汉族人群 TPMT 基因外显子区 3 个 SNP 位点的多态性频率为 3.6%(9/250),变异的位点为 1TPMT 第 10 外显子区 A719G,等位基因为 TPMT*3C,且均为杂合变异(TPMT*3C/TPMT*1),未发现纯合变异。所研究的人群中,未发现 TPMT 第 5 外显区 G 238C 和第 7 外显子区 G 460A,即未检测到 TPMT*2 和 TPMT*3A。

280 例 ALL 患儿 TPMT 外显子区的 3 个 SNP 位点有 10 例为杂合变异 (TPMT*3C/TPMT*1),未发现纯合变异者,变异率为 3.6%,变异的等位基因均为 1PMT*3C,未发现 TPMT*2 和 TPMT*3A。ALL 患儿 PMT 基因变异的频率和类型

163

与健康成人组的差异均无显著性。

TPMT 外显子区 3 个常见的 SNP 位点均有限制性内切酶谱的变化，BsiYI、Mwol 和 Accl 分别消化 TPMT 第 5、7 和 10 外显子区的 SNP 位点，结果与 DNA 直接测序的符合率为 100%。DHPLC 筛选 TPMT 基因第 5 和 10 外显子区 SNP 的结果与酶切的一致率为 100%。与 DNA 直接测序的符合率也为 100%。但 DHPLC 检测第 7 外显子区 SNP 时杂合峰出现率很高，DNA 直接测序证实杂合峰均为假阳性。

（三）TMT 基因型与急性白血病患儿 6-MP 耐受性的关系

在观察的 160 例 ALL 患儿中，接受 6-MP 标准剂量 $[75\ mg/(m \cdot d)]$、全疗程者 115 例（72%），45 例（28%）未接受全程治疗，其中 TPT 野生型者 39 例，占野生型的 26%，TPMT 杂合型者 6 例，占杂合型的 60%（$P=0.03$）。平均未用药时间为全疗程的 24%（6%~40%），但 TPMT 野生型和杂合变异型患儿的平均未用药时间无明显差异（24% 和 23.5%），同时 60%（6/10 例）杂合型患儿和 20%（30/150 例）野生型患儿的 6-MP 剂量减少（$P=0.009$），减量后平均用量为标准剂量的 1/3 和 1/2。

6/10 例 TPT 杂合变异的急性白血病患儿在剂量调整前，6-MP 治疗 2 周后的粒细胞数 2.0~2.5（22）$\times 10^9$/L。1 例患儿同时伴有肝毒性。不断地调整剂量后，粒细胞数维持在 3×10^9/L。调整剂量后 TPT 杂合变异者对 6-MP 治疗耐受未再出现急性毒性反应。

39/150（26%）例 TPT 野生型急性白血病患儿出现 6-MP 不耐受现象，其中 6 例出现严重粒细胞减少（$1.0~1.5 \times 10^9$/L）。不断地调整剂量后，平均粒细胞数为 2×10^9/L，平均 6-MP 用量为标准剂量的 1/4。其中 1 例 ALL 患儿首次应用 CAT（阿糖胞苷、环磷酰胺和 6-MP）巩固方案治疗时，6-MP 剂量为 62.5 mg/d，治疗 7 d 后粒细胞数为 7.3×10^9L。而在维持治疗开始后再次应用该药原量时出现严重不耐受，首先表现为皮疹和胃肠道反应，5 d 后出现粒细胞缺乏。目前 6-MP 剂量减少到标准剂量的 1/6，粒细胞数维持在 1×10^9L 左右。

三、讨论

联合化疗的应用使急性白血病的无病生存率有了明显提高,但化疗药物的效应个体间差异很大许多证据表明,多种遗传基因均可影响该病的治疗效应。药物代谢酶基因的变异是个体间药物效应差异的主要原因 [1,2]。已经发现的 TPMT 等位基因有 8 种[3,6],均表现为序列上单个核苷酸的变异,即单核苷酸多态性。这些等位基因分别为 TPMT*1~TPMT*8,其中 TPMT*1 为野生型。不同种族间变异的 TPMT 等位基因的频率不同,而且类型也有差异[7-12],其中欧美白种人以 TPMT*3A 最为常见,变异率为 7.4%~13.6%。南美洲以 TPMT*3C 多见,也有 TPMT*2 和 TPMT*3A,非洲人多为 TPMT*3C,变异率为 10.9%~14.4%,亚洲人多为 TPMT*3C,也有 TPMT*3A。

我们的检测结果表明,以北京地区健康献血人员为代表的中国汉族健康人群中,TPMT 基因外显子区的多态性频率为 3.6%,远低于欧美和非洲其他国家,接近亚洲资料,而且变异的 TPMT 等位基因类型也不同。在 TPMT 基因外显子区 3 个 SNP 位点中,只检测到 TPMT 第 10 外显子 A719G,即变异的等位基因均为 TPMT*3C,且全部为杂合变异(TPMT*1/TPMT*3C),未发现纯合变异。在所研究的人群中未发现 TPMT*2 和 TPMT*3A。ALL 患儿 TPMT 基因变异的频率和类型与健康成人无差异。

临床研究表明[7-13],ALL 患儿口服 6-MP 的耐受性个体间差异很大。一些患儿口服 6-MP 标准剂量、全疗程对 6-MP 耐受性好,一般不出现粒细胞减少;另一些患儿对 6-MP 治疗敏感,短期内出现粒细胞减少,需要多次调整 6-MP 的剂量以避免严重的毒性反应。在观察的 160 例 ALL 患儿中,28%患儿由于血液毒性和肝毒性未接受全程治疗,TPMT 基因杂合型者占杂合型患儿的 60%,明显增高。而且由于血液毒性和肝毒性,使 TPMT 杂合型者较野生型者 6-MP 减少剂量的比率明显增高。表明 TPMT 杂合变异者,应用 6-MP 治疗时发生血液毒性和肝毒性较高,对 6-MP 的耐受性差,必须中断治疗或减少剂量以避免发生较大的毒性反应。

我们的实验结果表明,TPMT 杂合变异患儿,不断地剂量调整后,粒细胞数维持在 $3×10^9$/L,对 6-MP 的治疗能耐受,未再出现急性毒性反应。同时在因血液毒性和肝毒性对 6-MP 不耐受的 TPMT 野生型患儿中,6 例出现严重粒细胞减少,经过不断的剂量调整,平均 6-MP 治疗剂量为标准剂量的 1/4。因此 6-MP 的标准剂量不一定是患儿的最大耐受量。6-MP 在体内代谢的个体差异会严重影响其耐受性,一些患儿治疗失败的原因可能为剂量不当。

在研究的 TPMT 基因 3 个 SNP 位点中,只确定了 TPMT 第 10 外显子 A719G(TPMT*3C)与 ALL 患儿 6-MP 耐受性有关。所研究的人群中未发现 TPMT*2 和 TPMT*3A。这些 SNP 与 ALL 患儿 6-MP 耐受性的关系还不清楚。同时 39 例 TPMT 野生型的 ALL 患儿也有 6-MP 不耐受现象,推测 TPMT 基因的其他变异可能影响 6-MP 的耐受性。因此需要进一步研究这些患儿 TPMT 基因型,以进一步明确 TPMT 基因型与 6-MP 耐受性的关系。

为提高 TPMT 基因 SNP 检测的可靠性,我们应用 2 种常见的 SNP 检测方法,并结合了 DNA 的直接测序。PCR 产物的限制性内切酶消化是 SNP 检测最常用的方法之一。我们应用酶切软件分别分析 TPMT 外显子区 SNP 的限制性内切酶谐,然后根据在 3 个 SNP 位点的限制性内切酶谱的变化进行 SNP 检测。其中 Accl 用于 TPMT 第 10 外显子 SNP 的检测,Accl 在实验室常用,消化条件容易掌握,其酶切结果与 DNA 序列分析完全符合。BsiYI 和 Mwol 分别用于 TPMT 第 5 和第 7 外显子 SNP 的检测,由于这 2 种酶较少应用,故选择质粒 NeNos 作为阳性对照。实验结果表明,BsiYI 和 Mwol 酶切结果与 DNA 直接序列的分析完全相符合。因此,这 3 个限制性内切酶检测 TPMT 基因外显子区的 3 个 SNP 位点准确率高,结果可靠。

为快速高通量筛选出 TPMT 基因的 SNP,并且引证和补充酶切结果,我们建立了 DHPLC。实验结果表明,DHPLC 能准确地检测 TPMT 基因第 5 和 10 外显子区的 SNP,筛选结果与酶切结果完全一致,与 DNA 直接测序结果也完全一致。而 TPMT 第 7 外显子区 SNP 检测结果发现,此区杂合性变异率高达 34%,色谱峰属标准的 4 个峰,经 DNA 直接序列分析证实杂合峰均为假阳性。如果将部分变性温度改变（54~60℃）, 则发现杂合峰标本在 54℃和 60℃时是单峰,55~59℃时均为 4 个峰,但 57℃时峰形最好,而单峰标本的峰形未随温度发生变化。说明 DHPLC 的检测误差并不是变性温度不合适造成的, 推测其原因可能与变性 DNA 之间的错配以及此区 DNA 结构的复杂性或特殊性有关。

参考文献

［1］ MeLeod HL, Coulthard S, Thomas AE, et al. Analysis of thiopurine methyltransferase variant alleles in childhood acute lymphoblastic leukaemia. Br J Haematol, 1999, 105:696–700.

［2］ McBride KL, Gilchrist GS, Smithson WA. Severe 6–thioguanine–induced marrow aplasia in a child with acute lymphoblastic leukemia and inhibited thiopurine methyltransferase deficiency. J Pediatr Hematol Oncol, 2000, 22:441–445.

［3］ Weinshilboum R. Thiopurine pharmacogenetics: clinical and molecular studies ol thiopurine methyltransfersse. Drug Metab Dispos, 2001, 29:601–605.

［4］ Krynetski EY, Evans WE. Genetic polymorphism of thiopurine S–methyltransferase: molecular mechanisms and clinical importance. Pharmacol, 2000, 1:136–146.

［5］ McLeod HL, Krynetski EY, Relling MV, et al. Genetic polymorphism of thiopurine methyl–transferase and its clinical relevance for childhood acute lymphoblastic leukemia. Leukemia, 2000, 14:567–572.

［6］ Relling MV, Hancock ML, Rivera CK, et al. Mercaptopurine therapy intolerance and heterozygosity at the thiopurine S–methyltransferase gene locus. J Natl Cancer Inst, 1999, 91: 20010–2008.

［7］ Andesen JB, Szumlanski C, Weinshilboum RM, et al. Pharmacokinetics, dose adjustments, and 6 –mercaptopurine/methotrexate drug interactions in two children with thiopurine methyltransferase deficiency. Acta Paediatr, 1998, 87:108–111.

［8］ Lennard L, Lewis IJ, Michelagnoli M, et al. Thiopurine methyltransferase deficiency in childhood ALL:6 –mercaptopurine dosage strategies. Med Pediatr Oncol, 1997, 29:252 – 255.

[9]   Rossi AM, Bianchi M, Guarnieri C, et al. Genotype-phenotype correlation for thiopurine S-methyltransferase in healthy Italian subjects. Eur J Clin Pharmacol, 2001, 57:51-54.

[10] Collie-Duguid ES, Pritchard SC, Powrie RH, et al. The frequency and distribution of thiopurine methyltransferase alleles in Caucasian and Asian populations. Pharmacogenetics, 1999, 9:37-42.

[11] McLeod HL, Pritchard SC, Githang'a J, et al. Ethnic differences in thiopurine methyltransferase pharmacogenetics: evidence for allele specificity in Caucasian and Kenyan individuals. Pharmacogenetics, 1999, 9:773-776.

[12] Hon YY, Fessing MY, Pui CH, et al. Polymorphism of the thiopurine S-methyltransferase gene in African-Americans. Hum Mol Genet, 1999, 8:371-376.

巯嘌呤甲基转移酶基因的单核苷酸多态性与
儿童急淋白血病

马晓莉　综述　朱　平　胡亚美　审校

6-巯基嘌呤（6-MP）是儿童 ALL 维持治疗应用最为广泛的药物之一，而6-MP 和其他巯嘌呤类药物如 6-硫鸟嘌呤（6-TG）均为无活性的药物前体，在体内需通过复杂的代谢途径最终形成巯嘌呤核苷酸（6-TGN），从而发挥细胞毒作用。目前认为，6-MP 的主要细胞毒机制是由 6-TGN 掺入 DNA/RNA，从而介导抗白血病作用。巯嘌呤甲基转移酶（TPMT，EC2.1.1.67）是一种胞浆酶，催化有芳香和杂环的巯基化合物，包括 6MP 的 S-甲基化。6-MP 经 TPMT 甲基化为 6-甲基巯嘌呤或经巯嘌呤氧化酶氧化为硫尿酸，从而减少了 6-TGN 的形成。TPMT 活性具有遗传多态性[1]，约 1/300 为 TPMT 缺乏，属常染色体共显性遗传。

临床研究发现[2,3]，6MP 治疗的 ALL 患儿，红细胞内 6-TGN 的累积有个体差异，表现为骨髓毒性和抗白血病效应的不同，而且红细胞内 6-TGN 的浓度与TPMT 活性呈负相关，提示高活性 TPMT 催化更多 6MP 甲基化，使 6-TGN 明显减少。TPMT 缺乏者红细胞内 6-TGN 浓度很高，仅用 6-MP 标准量的 1/10~1/15即可发挥同样疗效，否则可能导致严重的骨髓毒性[4,5]。TPMT 活性主要在红细胞内测定，而且 TPMT 在人体肝肾和正常淋巴细胞的活性水平与红细胞一致[6]。人群普查已发现，红细胞内 TPMT 活性分为 3 种：90% 为高活性，10% 为中度活性，约 0.3% 为低活性或缺乏者。家系和分子遗传学研究表明，10% 中度活性者为TPMT 杂合子，低活性 TPMT 者为纯合子。TPMT 有种族差异[7]，南美洲人和欧洲人约 20% 为 TPMT 低活性。

多种遗传基因均可影响白血病的易感性和治疗效应,而且儿童人生经历短暂,发病的环境及其他因素作用相对较小,遗传因素对发病的影响显得更加突出。儿童 ALL 临床表型多样化,其基因多态性除了与易感性有关,还可以影响药物代谢过程及清除率,致病基因多态性使不同个体体内生物活性物质的功能和效应出现差异。而人类有大量核苷酸序列多态性与疾病易感性和治疗效应有关。单核苷酸多态性(single nucleotide polymorphisms,SNPs)特指人类基因组中大量存在的单个核苷酸的变异,是一个具有高度稳定性的遗传学标记。目前已证明 TPMT 绝大多数等位基因的变异归因于序列上的单个核苷酸的不同。通过对 TPMT 基因 SNPs 的筛选,可进一步明确人类 TPMT 基因多态性的分子机制,以研究 TPMT 基因型对硫嘌呤类药物治疗效应的影响,从而为临床合理用药和根据不同基因型群体对药物的反应改进药物设计提供理论依据,提高 ALL 治疗的有效性和安全性。

一、TPMT 变异的分子遗传基础[8-10]

人类 TPMT 基因全长 34 KB,约含 30 SNPs,目前已鉴定出 8 个 TPMT 等位基因。80%~95%为中度或低活性的等位基因 TPMT*2、*3A 和 *3C。突变的等位基因 TPMT*2,在开放的阅读框架内,通过单个核苷酸转换(G238C),使密码子 80 的丙氨酸变成脯氨酸(Ala-Pro),从而导致蛋白质三维结构的改变。在酵母杂合性表达系统中, 这种突变导致与野生型 cDNA 相关的 TPMT 活性降低 99%。TMPT*3A 更为常见,是在开放的阅读框架内 2 个碱基的转换(G460A 和 A719C),导致密码子 154 的丙氨酸变成苏氨酸(Ala>Thr)和 240 位处酪氨酸变成半胱氨酸(Tyr>Cys)。在酵母或 COS-1 细胞上表达为杂合子时,与野生型 TPMT 相比,TPMT*3A 编码的 TPMT 活性降低 99.5%。在酵母中,杂合性表达建立了一种由 TPMT*2 和 *3A 等位基因编码的、突变的 TPMT 编码蛋白的水解率增加。这 2 种突变蛋白在 15 min 内活性约降低一半;而野生型蛋白半衰期为 18 h;表达在哺乳动物时,TPMT*3B 和 *3C 蛋白的水解率也增加,与具有这几种等位基因的个体蛋白水平低一致。在临床 TPMT 基因型和表型分析中，突变的等位基因 TPMT*4~8 也被鉴定。TPMT*4 为内含子 9 和外显子 10 接合点处的剪接位点序列区内含子的末端核苷的破坏，为 G 与 A 转换；TPMT*5 具有中度活性的杂合子个体，T146C 转换，导致密码子 49 上亮氨酸变成色氨酸（leu>ser）。TPMT*6 在具有中度活性的韩国人群中鉴定，为第 8 外显子区 A539T 的颠换，导致密码子的 180 酪氨酸变成苯丙氨酸(Try>phe)；TPMT*7 从 TPMT 中度活性的欧洲患者中鉴定，是外显子 10 的 T681G 颠换，导致密码子 227 的组氨酸变成谷氨酸（His>Glu）；而 TPMT*8 为 G644A，导致密码子 215 区精氨酸变成组氨酸(Arg>His)，TPMT*8 是在一个具有中度活性 TPMT 的南美洲患者中鉴定出来的。基于目前对人群基因型与表型的研究，TPMT 缺乏的分子诊断焦点为等位基因 TPMT*2、3A 和 3C。通过使用等位基因特异性 PCR 或 PCR– RELP，测定这些等位基因 3 个已知的突变位点。用快速而简便的方法可鉴定出 80%~95% 的突变等位基因。但突变的 TPMT 等位基因的频率和方式有种族差异[7,11,12]，印度和巴基斯坦等南亚国家的人突变的等位基因频繁低且均为 *3A，与非洲人不同。后者与欧洲人相似，但非洲人均为 TPMT*3C，在南美洲人中 TPMT*3C 为最常见，还有 TPMT*2、*3A。提示美国人是欧洲人和南美洲人基因的结合体。

二、TPMT 基因型与表型的关系[10,13–16]

白血病患者和正常人 TPMT*2、*3A、*3C 的基因型与表型的关系已明确。其中 TPMT*3A 是白人中最常见的，频率为 3.2%~5.2% ，TPMT*2 最少见，占所有等位基因的 0.2%~0.5%，而 TPMT*3C 频率为 0.2%~0.8%。由于 TPMT*2、*3A、*3C 等位基因杂合性患者均为 TPMT 中度活性，纯合子为 TPMT 缺乏者，因此这些等位基因的存在可以预测表型。此外，TPMT*2/3A、3A/3C 的复合性融合体也为 TPMT 缺乏者。虽然大多数研究用红细胞作为替代组织以测定 TPMT 活性，近年的研究也表明，TPMT 基因型影响肿瘤细胞 TPMT 活性。在 50 例儿童和成人患者的野生型纯合子中，TPMT 活性的平均值是 0.25 nU/mg 蛋白，5 例杂合性 3A 患者为 0.1 nU/mg 蛋白。而纯合子野生型和杂合子组 TPMT 活性的高度变异，表明这些 TPMT 的 SNP 不是唯一调节酶活性的因素。其他如启动子多态性、药物间相互作用、诊断和环境等均可影响酶活性。

三、基因型与毒性的关系[16-18]

因 TPMT 基因型确实能判定口服 6-MP 或别嘌呤醇患者毒性的危险性，TPMT 的基因药理学研究成为热点。67 例关节痛用别嘌呤醇者，6 例（9%）为突变 TPMT 等位基因的杂合子。因开始治疗的 1 个月内的粒细胞数降低，5/6 中断治疗，第 6 例患者为别嘌呤醇不耐受。野生型 TPMT 者治疗时间平均为 39 周，而杂合性突变 TPMT 等位基因平均为 2 周，表明 TPMT 基因型的回顾性资料能帮助临床管理用巯嘌呤类药物治疗的患者，治疗依赖于分子生物学的重要性。同时，1 例杂合性患者无毒性反应，是因为对别嘌呤醇不耐受，因此分子生物学实验结合患者病史资料可更有效地管理患者。

目前，已开始研究 ALL 患者中有关杂合性 TPMT 时基因型对疗效的影响。14 例英国儿童 ALL，杂合性 TPMT 等位基因频率为 10.9%，低 TPMT 活性的纯合子为 0.2%。纯合子野生型和杂合子患者都中断治疗，时间无明显差异。然而，纯合子突变 TPMT 基因型患者，维持治疗期间中断治疗时间的为 53%，均为严重的 6-MP 毒性。6-MP 剂量强度影响其生存率，临床观察发现纯合子突变 ALL 个体治疗效果差，有高度危险性。近期，来自 St. Jude 儿童研究院 180 例 ALL 儿童评价 6-MP 对预后的意义，指标包括红细胞内 6-TGN、TPMT 活性、MTX 多谷氨酸盐和 6-MP 治疗强度等。结果表明，6-MP 治疗强度为最重要的影响无病生存率的因素。6-MP 剂量强度在纯合子野生型 TPMT 与无病生存率也有关。这项研究表明，治疗强度的增加，如粒细胞减少可调整其他药物的使用，否则将有可能出现毒副作用。

St. Jude 研究结果表明，TPMT 基因型在 6-MP 治疗的耐受方面有重要意义。一些 ALL 患者对巯嘌呤治疗的耐受性差。2 例 TPMT 缺乏者耐受 6-MP 全量仅为总疗程的 7%，而杂合性和纯合子野生型患者为耐受治疗全程的 65% 和 84%。6-MP 减少剂量以预防毒性反应发生的百分率分别为野生型 2%、杂合子 16% 和纯合子突变体 6%，杂合子患者更应该减少 6-MP 的用药时间。英国和 St. Jude 研究结果在 6-MP 剂量和 TPMT 杂合子的频率上结果相似，但只有 St. Jude 结果为 TPMT 杂合子表型与毒性增加有关。其原因可能为在 St. Jude 研究中强化治疗阶段化疗药物强度大，强化治疗可以影响骨髓再生和不能尽快改善杂合性 TPMT 基因型在 6-MP 骨髓抑制方面的作用。总之，这些研究表明 TPMT 基因型的影响对纯合子突变患者最有意义，但杂合子个体也有临床意义。

四、TPMT 和继发性肿瘤[19,20]

几种研究已表明,6-MP 药理学和继发性肿瘤发生率有关,包括放疗后脑肿瘤和急性髓细胞性白血病(AML)。St. Jude 儿童研究院观察到脑肿瘤发生率较高,尤其是在接受预防性颅脑放疗者,6/52 占 12.8%,而未放疗的 101 例患者无 1 例发生。6 例儿童继发性脑肿瘤中,4 例红细胞内 6-TGN 浓度偏高,3 例有 TPMT 缺乏。缺乏 TPMT 的儿童脑肿瘤发生早,8 年累积发生率为 42.9%,野生型者为 8.3%。虽放疗与 6-MP 间特殊的生化机制和分子机制未明确,但这项研究表明应该避免这种治疗方案。在 6-MP 药理学对继发白血病影响的研究中,23 例应用同一化疗方案,8 例继发 AML。虽然继发 AML 者 TPMT 活性偏低,但红细胞内TPMT 活性和 44 h MTX 浓度无差异，提示低 TPMT 活性可能与继发 AML 较早有关。在 439 例儿童 ALL 评价中,5 例继发性再障或 AML 者红细胞内TPMT 活性显著降低,而 6-TGN 和 6-甲基巯嘌呤（6-MeMP）偏高。这些资料表明低 TPMT、高 TGN/6-MeMP 可导致 DNA 损伤,从而使继发白血病的危险性增加。

五、小结

大量文献表明，功能性 TPMT 活性的回顾性资料具有高度的利用价值,尤其是对儿童 ALL 的治疗。红细胞作为替代组织测定 TPMT 活性并不适合于接受输血的患者。SNPs 遗传性稳定而且数量大,通过先进的现代技术,有希望迅速获得大量有效 SNPs 以进行分析,可成功地预测患者的 TPMT 状态,使基因型指导巯嘌呤药物应用成为现实。

参考文献

[1]　Krynetski EY,Tai HL,Yates CR,*et al*. Pharmacogenetics,1996,6:279.

[2]　Relling MV, Hancock ML, Rivera GK,*et al*. J Natl Cancer Inst,1999,91:2001.

[3]　Lennard L,Lewis U, Michelagnoli M,*et al*. Med Pediatr Oncol,1997,29:252.

[4]　McBride KL,Gilchrist GS,Smithson WA,*et al*. J Pediatr Hematol Oncol, 2000,22:441.

[5]　Lennard L. Ther Drug Monit,1998,20:527.

[6]　McLeod HL,Relling MV,Liu Q,*et al*. Blood,1995,85:1897.

[7]　McLeod HL,Pritchard SC,Githang'a J,*et al*. Pharmacogenetics,1999,9:773.

[8]　Otterness D, Szumlanski C, Lennard L,*et al*. Clin Pharmacol Ther,1997,62:60.

[9]　Toyokazu S, Toshihiro T,Yusuke N,*et al*. J Hum Genet,2000,45:299.

[10]　Tai HL,Krynetski EY,Schuetz EG,*et al*. Proc Natl Acad Sci USA,1997,94:6444.

[11]　Ameyaw MM,Collie-Duguid ES,Powrie RH,*et al*. Hum Mol Genet,1999,8:367.

[12]　Collie-Duguid ES,Pritchard SC,Powrie RH,*et al*. Pharmacogenetics,1999,9:37.

[13]　Coulthard SA,Rabello C,Robson J,*et al*. Br J Haematol,2000,110:599.

[14]　Krynetski EY,Evans WE. Pharmacology,2000,61(3):136.

[15]　Krynetski EY,Evans WE. Pharm Res,1999,16(3):342.

[16]　Hall AG,Hamilton P, Minto L,*et al*. J Biochem Biophys Methods, 2001,30,47(1-2):65.

[17]　McLeod HL,Coulthard S,Thomas AE,*et al*, Br J Haematol,1999,105:696.

[18]　Evans WE,Homer M,Chu YQ,*et al*. J Pediatr,1991,119:985.

[19]　Lennard L,Welch JC,Lilleyman JS. Br J Clin Pharmacol, 1997,44:455.

[20]　Schmiegelow K,Bretton-Meyer U. Leukemia,2001,15(1):74.

[21]　Relling MV, Rubniz JE,Rivera GK,*et al*. Lancet,1999,354:34.

[22]　Relling MV,Krynetski EY,Nemec J,*et al*. Leukemia,1998,12:346.

6-巯嘌呤细胞药理学研究对急性淋巴细胞
白血病治疗的指导作用

马晚莉　　胡亚美　　吴敏媛　　李　菊

6-巯嘌呤(6-MP)为急性淋巴细胞白血病(ALL)维持治疗的核心药物之一,但其体内代谢过程尚未完全明确。目前认为 6-MP 在体内最终主要代谢为6-巯嘌呤核苷酸(6-TGN),后者通过掺入骨髓干细胞 DNA 发挥抗白血病作用。不能形成足够量 6-TGN 者似乎具有较高的复发危险性,而形成这种重要活性产物的个体间差异很大,可能与巯嘌呤甲基转移酶(TPMT)活性有关。

本实验的目的在于建立一种高效、快速、灵敏的方法,定量测定 ALL 患儿红细胞内 6-MP 代谢产物的浓度,进一步探讨 6-MP 细胞药理学,以显示给一定剂量下其代谢产物浓度的差异;阐明浓度与效应或毒性的关系,并判定药理学强度,建立可靠的治疗指数以进行个体化治疗。

一、对象和方法

(一)对象

北京儿童医院 1995 年 6 月至 1998 年 2 月诊治的 31 例 ALL 患儿。男 19 例,女 12 例;年龄 2.5~10.5 岁(平均 5.5 岁),其中 2~5 岁 17 例,6~9 岁 12 例,10 岁以上 2 例。诊断时白细胞数(WBC)平均为 $8.4×10^9/L$ ($1.5~520×10^9/L$),其中<$10×10^9/L$ 为 17 例,($10~25×10^9/L$)为 7 例,$25~100×10^9/L$(4 例,>$100×10^9/L$)为 3 例。标危 19 例,高危 12 例;B>ALL 27 例,T–ALL 1 例,无免疫分型者 3 例。患儿均处于完全缓解期。平均维持治疗时间 24 个月(3~36 个月)。口服 6-MP 为维持治

疗的一部分,且 2 个月内未进行其他强化治疗。第 1 次缓解者 29 例。

(二)化疗

入选的患儿均接受联合化疗,口服氨甲蝶呤(MTX)+6-MP。治疗时间为标危 24 周,高危 48 周。剂量为 MTX 20 mg/(m²·周),连用 2 次;6-MP 标准剂量为 50~75 mg/(m²·d),连用 14 d,睡前顿服。31 例患儿服用 6-MP平均时间为 24 周 (4~40 周),实际服用 6-MP 剂量为 51~75 mg/(m²·d)(平均每天 67 mg);14 d 总剂量(剂量强度)为 540~1 050 mg/m²(平均 896 mg)。其中女平均剂量 67.8 mg/(m²·d),剂量强度为 883 mg/m²;男平均剂量 66 mg/(m²·d),剂量强度为 909 mg/m²。性别间 6-MP 每日剂量和剂量强度均无差异($P=0.848$、$t=0.56$ 和 $P=0.119$、$t=0.45$)。所有患儿均未发现服药后呕吐以及肝肾功能损害。

(三)方法

1. 样本的处理和提取

患儿在服用 6-MP 第 15 天清晨取静脉血 2 mL,用肝素抗凝,于 2 h 内用 Hank 氏液分离出 RBC,进行 RBC 计数使其浓度约为 $8 \times 10^8/200$ μl,置-20℃冰箱保存待测。

标本在酸性溶液中,加热 100℃ 1 h,得到嘌呤碱。然后在碱性溶液中加入乙酸苯汞(PMA)的加合物进行萃取。最后用盐酸溶解残余物。患儿标本与标准品红细胞同时进行。

2. 标准曲线的制备方法

取标准品红细胞样本 7 份,1 份做空白对照,另 6 份加 6-TGN、6-TIMP 和 6-MeMP 各 2 份,浓度分别为 0.03~0.9 nmol、0.03~0.9 nmol 和 0.3~30 nmol/8×10^8 RBC,然后按样品进行抽提。各浓度分别测定 4 次。

3. 色谱条件及定量方法

采用岛津 LC-4A 型 HPLC,C_{18} 色谱柱,流动相甲醇-水(5∶95),流速 0.9 mL/min,波长 330/300 nm。由于无合适的图标,故采用外标法。

（四）统计学处理

数据均采用 SPSS 软件,进行变量间计算用 Spearman 氏相关分析;判定变异程度用变异系数(CV)及四分位数间距($Q=P_{75}-P_{25}$)。

二、结果

（一）标准曲线及线性范围

以峰高（Y）对化合物的进样量（X）进行线性回归结果见表1。在灵敏度为 0.02 时,3 种化合物的最低检测限为 6-TGN 5 ng;6-次黄巯嘌呤单核苷酸（6-TIMP）5 ng 和 6-甲基巯嘌呤（6-MeMP）50 ng。

表1　ALL 患儿红细胞内3 种化合物的线性方程

化合物	线性方程	范围/ng	相关系数（r）
6-TGN	$Y=1.831\,3X+57.027$	5~15	0.987 1
6-TIMP	$Y=1.873\,1X+59.655$	15~450	0.987 1
6-MeMP	$Y=1.411\,6X+171.41$	50~2 000	0.885 5

注:Y 为峰高,X 为化合物的进样量

（二）萃取回收率和精密度试验

PMA 加合物为巯嘌呤抽提的限制因素,在 pH 为 11~12 的情况下,用 PMA 加合物提取红细胞中的 6-TGN、6-TIMP,回收率分别为 73.4%、60.6%;6-MeMP 的回收率为 51.4%。1 d 内重复测定 6 次同一浓度的 RBC 样品,求其变异系数。每周测定同一浓度的这 3 种化合物共 5 次,求其变异系数。天内变异率为 0.2%~1.2%,天间变异率为 1.1%~2.1%。可重复性良好。

（三）临床测定结果

31 例患儿平均测定次数为 4 次（3~10 次）;测定间隔时间平均为 6 周（4~18 周）。6-TGN 检出率为 100%,浓度范围为 50~692 pmol/8×10^8 RBC,平均 187 pmol/8×10^8 RBC。其中女为 177 pmol/8×10^8 RBC,男为 200 pmol/$\times10^8$ RBC （$t=0.39,P=0.083$）,$P_{25}=75$ pmol/8×10^8 RBC,$P_{75}=252$ pmol/8×10^8 RBC,$Q=$

177 pmol/8×10⁸ RBC。6-MeMP 检出率为 100%，浓度范围 0.7~29.1 nmol/8×10^8 RBC，平均 7.64 nmol/8×10^8 RBC；P_{25} = 1.8 nmol/8×10^8 RBC；P_{75} = 9.7 nmol/8×10^8 RBC，Q = 7.9。6-TIMP 检出率为 45%，浓度范围 22~128 pmol/8×10^8 RBC，平均 30.5 pmol/8×10^8 RBC；P_{25} = 44 pmol/8×10^8 RBC，P_{75} = 62 pmol/8×10^8 RBC，Q = 18 pmol/8×10^8 RBC。仅 1 例患儿 6-TIMP 浓度 128 pmol/8×10^8 RBC，高于 6-TGN，其他患儿均低于 6-TGN。

（四）相关性

1. 6-TGN 与 6-MeMP

两种产物浓度大致呈负相关（r = -0.582 9，P = 0.002）。31 例患儿中，没有一例 6-TGN 和 6-MeMP 浓度在 P_{75} 以上，但 3 例患儿 2 种产物浓度在 P_{25} 以下。

2. 6-TGN 浓度与 6-MP 剂量

口服 6-MP 标准剂量的患儿中，6 例全疗程对 6-MP 耐受性好，6-TGN 浓度相对较低（53~150 pmol/8×10^8 RBC），未出现粒细胞减少。9 例有较高浓度的 6-TGN（231~692 pmol/8×10^8 RBC），易出现粒细胞减少（平均为 8 d），6-TGN 浓度与每日口服 6-MP 剂量无关（r = 0.235 4，P = 0.263）；与剂量强度呈正相关（r=0.446 7，P=0.024）。

3. 6-TGN、6-MP 与粒细胞数

治疗期间 WBC 的 CV 为 3.0%，31 例患儿用药期间 WBC 为 2.2~7.0×10^9/L（平均 3.95×10^9/L），停药后 2 周 WBC 平均 5.63×10^9/L（4.1~8.0×10^9/L）。治疗后 WBC 均有不同程度下降（t = 7.89，P = 0.067）。WBC 与 6-MP 每日剂量无明显相关（r = 0.217 6，P = 0.271），而与剂量强度有关（r = 0.355 0，P = 0.028）。WBC 和中性粒细胞绝对值（ANC）与 6-TGN 浓度呈明显负相关（r = -0.668 1，P = 0.004；r = -0.656 4，P = 0.003）。

4. 6-TGN 与其他因素（表 2）

服用相同剂量 6-MP〔（75 mg/（m²·d）〕的 9 例患儿，重复测定红细胞内 6-TGN 浓度。6-TGN 浓度为 52~370 pmol/ 8×10^8 RBC，个体间 CV 72%，个体内

CV 8.4%。红细胞内 6-TGN 浓度与患儿年龄、性别、免疫分型、临床分型、缓解时间及 6-MP+MTX 维持治疗时间均无关。

表2　6-TGN 浓度与临床特点的关系

6-TGN (pmol/8× 10^8 RBC)	患儿/例	平均年龄/岁	性别		服 6-MP 时间 */周	6-MP 量/ (mg·m⁻²·d⁻¹)	WBC (×10⁹/L)	临床分型		免疫分型			缓解时间/个月
			女	男				SR	HR	T	B	未 **	
>187	14	5.0	10	4	2 周	64.5	3.2	10	4	1	12	1	22.1
<187	17	6.1	10	7	2 周	69.5	4.6	9	8	0	15	2	26.5

注:2 种 6-TGN 浓度与其他因素比较,r 均<0.23;P 值均>0.05;* 为测定时连续服用 6-MP 时间;** 为未做免疫分型者

（五）随访

至 2000 年 4 月,31 例患儿治疗时间平均为 30 个月（11~46 个月）。1 例于缓解 2 年后转变为慢性粒细胞白血病,其复发前 6-TGN 浓度为 692 pmol/8× 10^8 RBC;6-MeMP 为 1.8 nmol/8×10^8 RBC。31 例患儿目前均存活,中位生存期为 29 个月。

三、讨论

应用反相高效液相色谱分析技术,采用外标法,在同 1 份血标本中,同时测定 6-MP 的 3 种代谢产物 6-TGN、6-TIMP 和 6-MeMP。这 3 种化合物化学结构差别甚微,理化性质相似,因此色谱分离难度高。本研究应用 Lennard 等[1]的方法并进行改良。1 个样本在 15 min 内将 3 种化合物完全分离,具有快速、高效、灵敏和稳定的特点。用 PMA 加合物提取红细胞中的这 3 种化合物,虽然提取物回收率不是很高,但变异系数小,可重复性良好。

尽管 6-MP 用于治疗儿童 ALL 已有 40 余年的历史,但其作用的详细机制仍未明确。6-MP 本身无抗白血病活性,口服后进行广泛的肝肠及细胞内代谢,形成几种具有细胞毒活性的核苷酸,其中主要为 6-TGN。6-MP 首先代谢为 TIMP,后者为 6-TGN 的底物。而 TPMT 为 6-MP 代谢过程的关键酶,通过甲基

化反应形成 6-MeMP,同时妨碍了 6-TGN 的形成。TPMT 的遗传多态性可能为 6-MP 活性代谢产物浓度个体间差异的主要原因[2,3]。本研究结果表明,口服标准剂量 6-MP,个体间红细胞内 6-TGN 浓度差异很大。口服相同剂量 6-MP 的患儿,个体间 6-TGN 浓度差异很大,而个体内变异较小。虽然 6-MeMP 浓度个体间差异很大,但与 6-TGN 大致呈负相关。6-MeMP 间接反映了 TPMT 的活性,因此 6-TGN 与 TPMT 活性呈负相关。除 3 例 2 种产物浓度均低于 P_{25} 外,一般具有高 6-MeMP 者,6-TGN 浓度相对较低;而具有低 6-MeMP 者,6-TGN 浓度高。推测 TPMT 为影响 6-MP 代谢的关键因素。

另外 6-MeMP 代谢产物的作用及其与临床疗效的关系目前仍未明确[4]。但 6-MeMP 在红细胞内浓度远高于 6-TGN,且 TPMT 的催化反应能使整个甲基供体耗竭,可不同水平影响细胞代谢。因此,6-MeMP 的生物效应不能完全排除。

患儿临床资料表明,口服 6-MP 个体间耐受性差异很大。一些患儿(19%)口服 6-MP 标准剂量,全疗程对 6-MP 耐受性好,6-TGN 浓度相对较低,一般不出现粒细胞减少;而另一些患儿(32%)具有较高浓度的 6-TGN,对 6-MP 治疗敏感,短期内易出现粒细胞减少,临床需不断调整剂量以避免较大毒性反应的发生。提示 6-MP 标准剂量不一定是患儿的最大耐受量,一些患儿治疗失败可能为剂量不当所致。实验结果显示,6-TGN 浓度与 6-MP 剂量无明显直线关系,进一步反映 6-MP 体内代谢的复杂性及个体差异。6-TGN 浓度虽能较好地反映 6-MP 的治疗强度,但不能直接估计其量。

ALL 患儿红细胞内 6-TGN 浓度与治疗后粒细胞数呈明显负相关。粒细胞数反映了骨髓的抑制程度,提示 6-TGN 浓度与骨髓毒性有关[5],是骨髓干细胞细胞毒活性核苷酸的一个反映。Lilleyman 等[6]认为,ALL 患儿红细胞内 6-TGN 浓度与复发的危险性有关,6-TGN 浓度低者易复发。本组患儿中,中位生存期为 29 个月, 除 1 例转变为慢性粒细胞白血病外,在观察的半年内无其他复发者。目前未表明 6-TGN 浓度与复发的危险性有关。

患儿粒细胞数与 6-MP 剂量无明显直线关系, 证实 6-MP 的作用主要取决于其活性代谢产物的浓度。6-MP剂量强度与6-TGN浓度呈正相关,且与治疗后白细胞数有关,提示6-MP剂量强度与效应间关系可能更为密切。此外,6-TGN浓度与诊断时白细胞数、年龄等因素均无关,表明6-TGN浓度可能为一种独立的影响疗效的因素。

文献表明,6-MP细胞内代谢有明显的性别差异[7]。标准剂量下,男性较女性耐受性好,发生粒细胞减少者少,一般无需在治疗过程中调整剂量;而女性则对6-MP敏感,易发生粒细胞减少。本研究未得出相似结果。

依从性差可能为治疗失败的原因之一[8]。实验发现,一些患儿(9.7%)的红细胞内6-TGN与6-MeMP浓度均低于P_{25},但未发现这些患儿在临床上与其他患儿有差异,推测可能与这些患儿未能遵医嘱服药有关。我们认为常规检测6-MP代谢产物浓度有助于发现和防止不依从性的出现。

测定靶细胞内药物的浓度能直接反映其治疗强度。但ALL患儿缓解期肿瘤细胞数明显减少,影响肿瘤细胞内药物浓度的测定。文献表明,在ALL维持治疗期间,化疗药物蓄积在红细胞内,如6-MP的代谢产物在一定时间内可达稳态浓度,而且与其他细胞,如骨髓前体细胞、淋巴细胞等一致[9,10],因此可用红细胞替代肿瘤细胞作为药物浓度检测的终点。本实验结果表明,红细胞内代谢产物浓度能较好地反映6-MP的治疗强度。

个体化治疗为儿童ALL联合化疗的趋势[11]。可根据药物及其产物的浓度调整个体化治疗的剂量。例如对6-TGN浓度低者,应寻找原因及时调整剂量以增加疗效。

参考文献

[1] Lennard L,Singeton HJ. High-performance liquid chromatographic assay of the methyl and nucleotide metabolites of 6-mercaptopurine:quantitstion of red blood cell 6-thioguanine nucleotide, 6thioinosinic acid and 6-ethymercapto-purine metabolites in a single sample. J Chromatogra,1992,583:83-90.

[2]   Bostrom B, Erdmann G. Cellular pharmacology of 6−mercaptopurine in acute lymphoblastic leukemia. AM J Pediatr Hematol Oncol, 1993, 15:80−86.

[3]   Aabakke J, Janka−Schaub G, Elion G. Thiopurine biology and pharmacology. Trends Pharmacol Sci, 1997, 188:3−8.

[4]   Lennard L, Welch JC, Lilleyman JS. Thiopuine drug in the treatement of childhood leukemia: the influence inherited thiopuine methytranferase activity drug metabolism and cytotoxicity. Br Clin Pharmacol, 1997, 44:455−461.

[5]   Welch JC, Lennard L, Morton GCA, et al. Pharmacokinetica of mercaptopurine: plasma drug and red cell metabolite concentrations after an oral does. Therap Drug Monit, 1997, 19:382−395.

[6]   Lilleyman JS, Lennard L. Mercaptopurine metabolism and risk of relapse in childhood lymphoblastic leukemis. Lancet, 1994, 343:1188−1190.

[7]   Hale JP, Lilleyman JS. Importance of mercaptopurine in acute lymphoblastic leukemia. Arch Dis Childhood, 1991, 66:462−466.

[8]   Lennard L, Welch JC. Intracellular metabolite of mercaptopurine. in children with acute lymphoblastic leukemia: a possible indicator of non−compliance. Br J Cancer, 1995, 72: 1004−1006.

[9]   Rostiami−Hodjegan A, Lennard L, Lilleyman JS. The accumulation of mercaptopurine metabolite in age fractionated red blood cell. Br J Clin Pharmcol, 1995, 40:217−222.

[10]   Schmiegelow K, Bruunshuus I. 6−Thioguanine nucleotide accumulation in red blood cells during maintenance chemotherapy for childhood acute lymphoblastic leukemia, and its relation to leukopenia. Cancer Chemother Pharmcol, 1990, 26:288−292.

[11]   Relling MV, Rodman JH. Conventional compared with individualized chemotherapy for childhood acute lymphoblastic leukemia. N Engl Med, 1998, 338:499−505.

表观遗传学与儿童神经母细胞瘤关系的研究进展

贺思豆　马晓莉

神经母细胞瘤（neuroblastoma，NB）是一种起源于神经嵴细胞的儿童肿瘤，是儿童常见、致命的实体瘤之一[1]。NB 临床表现多样，可自发消退，也可迅速发展危及生命。然而 NB 缺乏复发性基因突变，表明其生物学不仅是由遗传特征决定的，而且还可能由肿瘤的表观遗传特征决定[2]。表观遗传是在 DNA 序列未发生变化的情况下基因表达却发生了可遗传改变[3]。表观遗传学机制主要包括 DN 甲基化、乙酰化、组蛋白修饰和染色质重塑，非编码 RNA 的调控孔异常的表观基因机制已经被认为在 NB 的发生中起重要作用[4]。大量研究试图通过对表观遗传进行深入研究，进一步阐明 NB 的生物学特性和发病机制，并针对肿瘤特异性分子靶点设计肿瘤治疗方案，提高 NB 患儿的生存率。现对近年来 NB 的表观遗传调控机制进行综述。

一、DNA 甲基化对 NB 的影响

DNA 甲基化是一种重要的表观遗传机制，与细胞生长、分化和转化过程密切相关。DNA 甲基化通过在基因启动子区富含胞嘧啶–磷酸–鸟嘌呤（CpG）序列的胞嘧啶残基中添加甲基来沉默基因表达，称 CpG 岛[4]。

启动子 CpG 岛的异常 DNA 甲基化被广泛认为是包括 NB 在内的多种人类癌症的常见事件。有研究评估了 131 例 NB 患儿 48 个基因的启动子 DNA 甲基化水平，发现与未甲基化的患儿相比，叶酸水解酶 1 基因、LIM 同源盒基因 9、生肌决定因子基因 1 和血小板凝血酶蛋白 1 基因启动子高度甲基化的患儿无事

件生存率(event free survival，EFS)显著降低(P<0.004)，且出现≥2 个启动子高甲基化患儿的疾病进展的可能性是没有出现启动子高甲基化患儿的 2 倍以上，还发现与诊断年龄≤18 月龄的患儿相比，>18 月龄的患儿 DNAJC15 基因和肿瘤坏死因子受体超家族成员 10 d 基因的启动子甲基化水平较高[5]。另有研究探讨甲基化水平对 396 例 NB 患儿预后的影响，结果表明 3 型芽生相关的酪氨酸激酶结构域基因、肿瘤坏死因子 α 诱导蛋白 2 基因、核仁磷酸蛋白 2 基因(nucleoplasmin-2，NPM2)和 CYYR1 基因高甲基化患者总生存率(overall survival，OS)明显降低[6]。然而越来越多的证据表明，非启动子甲基化也可能积极参与基因调控过程，研究发现间变性淋巴瘤激酶(anapastic lymphoma kinase，ALK)基因非 CpG 甲基化主要发生在预后良好的 NB 中，高危 NB 中却不存在，而化疗后高危 NB 非 CpG 甲基化水平随着 ALK 表达的降低而恢复[7]。

DNA 甲基化转移酶(DNA methyltransferase，DNMT)是调控 DNA 甲基化的关键酶，也成为药物相关表观遗传的重要靶点[8]。Qiu 等[9]在小鼠 NB 细胞系中共转染 DNA 甲基转移酶(Dnmt3a 或 Dnmt3b)cDNA 质粒，发现小鼠 NB 细胞对顺铂耐药性增加，而 DNMT 抑制剂 5′氮杂胞苷(5′-aza)孵育 Dnmt3a 或 Dnmt3b 过度表达的小鼠 NB 细胞，可通过抑制 DNMT 导致对顺铂反应增加。染料木素是一种 DNMT 抑制剂，能够降低染色域螺旋酶 DNA 结合蛋白 5(chromodomain helicase DNA binding protein 5，CHD5)的高甲基化水平，并增强 CHD5 和肿瘤蛋白 P53 的表达，可能有助于抑制体内 NB 生长和肿瘤微血管形成，有望作为治疗 NB 的一种药物[10]。探讨异常甲基化可为厘清 NB 的病因及发病机制提供更多见解。

二、组蛋白修饰对 NB 的影响

组蛋白作为 DNA 的中心支架蛋白，可以通过甲基化或乙酰化在氨基酸残基上进行修饰调节染色质构象起关键作用，最终调节 DNA 进入转录机制[11]，这些修饰都是通过酶来调节的。

组蛋白甲基化,特别是组蛋白 3 赖氨酸 4 三甲基化(trimethylation of histone H3 on lysine 4, H3K4me3)和组蛋白 3 赖氨酸 27 三甲基化(trimethylation of histone H3 on lysine 27, H3K27me3)在肿瘤发生过程中对启动子活性的改变起着重要作用。WD 重复域 5 是一种蛋白质,作为许多染色质调节复合物的一部分存在,并且它是组蛋白 H3K4 呈现体,已被报道与 NB 相关[12]。WD 重复域 5 通过与 Myc 相互作用和诱导 H3K4me3 促进 Myc 的转录激活[13]。与 H3K4me3 不同,H3K27 的甲基化导致基因抑制,并与 NB 相关,H3K27me3 的适时添加和去除对在整个发育阶段实现适当的分化至关重要,并且同样可以导致癌细胞进入预后不良和逃避治疗相对应的分化状态[14]。H3K27 的甲基化是由多梳蛋白复合物 2 催化的并且报道作为肿瘤抑制基因或癌基因[15]。此外,DOT1 样组蛋白赖氨酸甲基转移酶(DOT1 like histone lysine methyltransferase, DOT1L)是唯一已知催化组蛋白 H3 赖氨酸 79(histone H3 on lysine 79, H3K79)甲基化的组蛋白甲基转移酶,Myc 癌蛋白通过调节靶基因的表达发挥致瘤作用,研究结果表明 DOT1L 诱导 N-Myc 靶基因启动子区的组蛋白 H3K79 甲基化,促进了 NB 细胞的增殖,从而发挥致瘤作用[16]。

组蛋白乙酰化在分化增殖、信号转导、代谢和细胞骨架动力学中起着重要作用,它是由组蛋白乙酰转移酶(histone acetyltransferases, HAT)活性启动的[4]。HAT 和组蛋白去乙酰化酶(histone deacetylase, HDAC)是通过改变染色质结构调节基因表达的。HDAC 的表达和失调引起的组蛋白乙酰化不平衡与多种肿瘤的发生有关,其中儿童最常见的实体瘤为 NB。在 NB 细胞中,N-Myc 上调了Ⅲ类 HDAC 沉默信息调节因子 2(silent information regulator 2, SIRT2),并且 SIRT2 增强了 N-Myc 和 c-Myc 蛋白的稳定性,促进了癌细胞的增殖。SIRT2 抑制剂则降低 N-Myc 和 c-Myc 蛋白表达,抑制 NB 的增殖,为 SIRT2 抑制剂在预防和治疗 Myc 诱导 NB 方面提供了重要的依据[17]。Hagiwara 等[18]报道 ALK 抑制剂和 HDAC 抑制剂对 ALK 突变的 NB 细胞株有协同抑制作用,这种联合降低了 MYCN 原癌基因和核因子 κB 的蛋白水平,而这 2 种蛋白水平对 NB 的发生和发展都很重要。唾液酸类似物和 HDAC 抑制剂增强双唾液酸神经节苷脂（disialoganglioside，GD2）的表达，有可能用于 NB 患者的抗 GD2 靶向免疫治疗[19]。许多临床前研究评估了这些组蛋白去乙酰化酶抑制剂在 NB 中的抗肿瘤作用，总体上突出了它们抑制细胞增殖，同时促进细胞周期阻滞、分化和凋亡的能力。

三、染色质重塑对 NB 的影响

染色质重塑复合物是一种特殊类型的调节因子，催化与 ATP 水解相关的核小体排出或沉积，主要包括四大家族：SWI/SNF 家族、ISWI、INO80 和 ATP 依赖性染色质域解旋酶 DNA 结合蛋白（ATP-dependent chromodomain helicase DNA binding protein，CHD）家族[20]。染色质重塑对肿瘤发生具有重要作用，其主要作用机制是抑制肿瘤，但异常的染色质重塑也可能导致肿瘤的发生[21]。

研究者对 27 例 IV 期 NB 患儿进行骨髓血全外显子测序的结果表明染色质重塑因子 BPTF 复发突变，且突变率与肿瘤大小呈正相关[22]。另有研究者对 283 例 NB 患儿肿瘤样本中染色质重塑因子突变情况进行分析，发现突变最常见的靶点是 α-地中海贫血伴智力低下综合征基因(alpha thalassemia/mental retardation，X-linked，ATRX)、SMARCA4 基因、赖氨酸甲基转移酶 2C 基因和 ARID1B 基因[23]。ATRX 是一种 SWI/SNF 样的染色质重塑因子，在染色质调控中起着不同作用。ATRX 大量 N 末端缺失，其产生的框架内融合（in-frame fusion，IFF）蛋白质缺乏关键染色质相互作用域，导致 ATRX-IFF 蛋白从 H3K9me3 富集的染色质重新分布到活性基因的启动子区，促进了神经元分化基因的沉默[24]。SMARCA4 在晚期 NB 中持续上调，并与患儿预后不良相关。体内外功能实验表明 SMARCA4 对 NB 细胞的增殖至关重要[25]。ARID 家族富含 AT 的相互作用域 1A 基因（AT-rich interacting domaincontaining protein 1A gene，ARID1A）已成为近端 1p36.1 位点上的一个肿瘤抑制基因，该基因在广泛的癌症中发生突变。ARID1A 是 NB 患者 1p36 基因座中唯一呈现点突变的基因，位于近端 1p36 肿瘤抑制区[26]。另有研究者发现 ARID1A 直接导致端粒酶逆转录酶(telomerase reverse transcriptase,TERT)的抑制,从而允许 NB 分化进行,因此 ARID1A 低表达、TERT 高表达与低分化、高风险 NB 之间有显著相关性[27]。CHD5 是染色域螺旋酶 DNA 结合族的 9 个成员之一,CHD5 是一个肿瘤抑癌基因, 位于高危 NB 的 1p36 染色体上[28]。有研究表明 CHD5 是一种神经元特异性蛋白,在神经胶质细胞中缺失, 在不同类型的神经元中表达不同。在 NB 中,CHD5 低表达或缺失,且与 NB 不良特征和预后相关[29]。Garcia 等[30]对 90 例原发性 NB 免疫组织的化学分析显示 CHD5 表达与预后良好变量密切相关(诊断年龄<12 月龄,临床分期低,病理组织学良好),提示神经元特异性蛋白 CHD5 可能是 NB 预后的标志物,可通过常规免疫组织化学进行检测。

四、非编码 RNA 对 NB 的影响

非编码 RNA(noncoding RNA,ncRNA)是缺乏明显的开放阅读框的 RNA,可以进一步分为 2 个亚类:长 ncRNAs (long ncRNA,lncRNA)和其他类别 ncRNA,如微小 RNA(microRNA,miRNA)、小干扰 RNA(small interfering RNA, siRNA)、核仁小 RNA(small nucleolar RNA,snoRNA),主要基于它们的序列长度[31]。

lncRNA 是一类长度>200 bp 的 RNA 转录物,与 mRNA 相比具有更高的时空特异性和更低的种间保守性。lncRNA 通过染色质修饰和重塑、组蛋白修饰和核小体定位改变在调节基因表达中发挥关键作用, 参与肿瘤的发生发展[31]。Bountali 等[32]研究表明 lncRNA-MIAT 的下调降低了 NB 细胞的长期存活率,同时促进了基底细胞的凋亡,并降低了细胞的迁移能力。另有研究表示核内小 RNA SNHG7 高表达的 NB 患儿临床预后较差,SNHG7 的敲除胞的细胞增殖、迁移、侵袭和上皮-间质转化,为该疾病提供了一个新的治疗靶点和预后生物标志物[33]。Prajapati 等[34]利用 NB 数据库鉴定与其相关的 lncRNA,发现与其他 lncRNA 相比,3 种 lncRNA:CASC15、PPP1R26-AS1 和 USP3-AS1 在不同的数据中均有显著改变, 它们可以作为 NB 发病机制临床研究的潜在生物标志物。

lncRNA XIST 是 X 染色体非活性特异性转录本 lncRNA，有研究探讨其表达谱以及在 NB 中的作用，表明 lncRNA XIST 通过组蛋白赖氨酸 N 甲基转移酶 EZH2（histone-lysine N-methyltransferase，EZH2）诱导 H3 组蛋白甲基化下调 Dickkopf 相关蛋白 1，从而促进 NB 细胞的生长、迁移和侵袭，延缓肿瘤发展[35]。

miRNA 通过促进 mRNA 降解和(或)抑制翻译调节基因表达，miRNA 在包括 NB 在内的大多数人类癌症中表达失调。肿瘤抑制因子 miRNA-186 在高危 NB 患者中表达下调，其低表达是一个不良的预后因素，在 NB 中的低表达依赖于转化生长因子 β 的活化信号通路[36]。相反，miRNA-373 的表达在转移性 NB 中显著增加，缺失抑制了体外 NB 细胞的生长、迁移和侵袭，也抑制了体内小鼠模型中肿瘤的生长，且与 SRC 激酶信号抑制剂 1(SRC kinase signaling inhibitor 1，SRCIN1)的表达呈负相关。SRCIN1 是 miRNA-373 的一个直接的功能性靶基因。研究证实 miRNA-373 通过直接靶向 SRCIN1 在 NB 细胞中发挥潜在致癌作用[37]。另有研究报道 miRNA-15a、miRNA-15b 和 miRNA-16 与 MYCN mRNA 的 3'UTR 结合，导致 MYCN 抑制。此外，miRNA-15a、miRNA-15b 和 miRNA-16 的诱导表达显著减少了 NB 细胞的增殖、迁移和侵袭[38]。

综上所述，异常的表观遗传在 NB 恶性转化过程中起着重要作用，使用单一化疗药物注定会导致治疗耐药性。新的组合方法包括表观遗传药物以及其他既定的治疗方案，如免疫疗法可能会是未来更成功的治疗途径。综合表观遗传学分析能更好地诊断 NB 生物学特征，并进一步为治疗干预提供新的机会，为 NB 的靶向治疗提供新思路、新策略，进而提高高危 NB 患儿当前的生存率。

参考文献

[1] Su Y, Qin H, Chen C, et al. Treatment and outcomes of 1041 pediatric patients with neuroblastoma who received multidisciplinary care in China[J]. Pediatr Investig, 2020, 4(3): 157-167. DOI: 10.1002/ped4.12214.

[2] Fetahu IS, Taschner-Mandl S. Neuroblastoma and the epigenome [J]. Cancer Metastasis

Rev, 2021, 40(1): 173–189. DOI: 10.1007/s10555–020–09946–y.

[3] 鲁冬芳,陈希,舒强. 高危神经母细胞瘤分子遗传学特征研究进展[J]. 中华小儿外科杂志,2021,42(1):81–87. DOI: 10.3760/cma.j.cn421158–20190801–00472.

[4] Ram Kumar RM, Schor NF. Methylation of DNA and chromatin as a mechanism of oncogenesis and therapeutic target in neuroblastoma[J]. Oncotarget, 2018,9(31):22184–22193. DOI: 10.18632/oncotarget.25084.

[5] Lau DT, Hesson LB, Norris MD, et al. Prognostic significance of promoter DNA methylation in patients with childhood neuroblastoma[J]. Clin Cancer Res,2012,18(20): 5690–5700. DOI: 10.1158/1078–0432. CCR–12–0294.

[6] Decock A, Ongenaert M, Cannoodt R, et al. Methyl–CpG–binding domain sequencing reveals a ghognostic methylation signature in neuroblastoma [J]. Oncotarget, 2016,7(2): 1960–1972. DOI: 10.18632/oncotarget.6477.

[7] Gomez S, Castellano G, Mayol G, et al. DNA methylation fingerprint of neuroblastoma reveals new biological and clinical insights [J]. Genom Data, 2015,5:360–363. DOI: 10.1016/j.gdata.2015.07.016.

[8] Si X, Liu Y, Lv J, et al. ERα propelled aberrant global DNA hypermethylation by activating the DNMT1 gene to enhance anticancer drug resistance in human breast cancer cells [J]. Oncotarget, 2016, 7(15): 20966–20980. DOI: 10.18632/oncotarget.8038.

[9] Qiu YY, Mirkin BL, Dwivedi RS. Inhibition of DNA methyltransferase reverses cisplatin induced drug resistance in murine neuroblastoma cells [J]. Cancer Detect Prev, 2005,29 (5): 456–463. DOI: 10.1016/j. cdp.2005.05.004.

[10] Li H, Xu W, Huang Y, et al. Genistein demethylates the promoter of CHD5 and inhibits neuroblastoma growth in vivo[J]. Int J Mol Med, 2012,30(5):1081–1086. DOI: 10.3892/ ijmm.2012.1118.

[11] Phimmachanh M, Han J, O'Donnell Y, et al. Histone deacetylases and histone deacetylase inhibitors in neuroblastoma [J]. Front Cell Dev Biol, 2020,8:578770. DOI:10.3389/fcell. 2020.578770.

[12] Sun Y, Bell JL, Carter D, et al. WDR5 supports an N–Myc transcriptional complex that

drives a protumorigenic gene expression signature in neuroblastoma [J]. Cancer Res, 2015,75(23):5143-5154. DOI:10.1158/0008-5472.CAN-15-0423.

[13] Wang F, Zhang J, Ke X, et al. WDR5-Myc axis promotes the progression of glioblastoma and neuroblastoma by transcriptional activating CARM1 [J]. Biochem Biophys Res Commun, 2020, 523(3): 699-706. DOI: 10.1016/j. bbrc.2019.12.101.

[14] Das P, Taube JH. Regulating methylation at H3K27: a trick or treat for cancer cell plasticity [J]. Cancers (Basel), 2020,12(10):2792. DOI:10.3390/cancers12102792.

[15] Laugesen A, H0jfeldt JW, Helin K. Molecular mechanisms directing PRC2 recruitment and H3K27 methylation [J]. Mol Cell, 2019, 74 (1): 8 -18. DOI: 10.1016/j. molcel. 2019.03.011.

[16] Wong M, Tee A, Milazzo G, et al. The histone methyltransferase DOT1L promotes neuroblastoma by regulating gene transcription [J]. Cancer Res, 2017,77 (9):2522-2533. DOI: 10.1158/0008-5472. CAN-16-1663.

[17] Liu PY, Xu N, Malyukova A, et al. The histone deacetylase SIRT2 stabilizes Myc oncoproteins[J]. Cell Death Differ, 2013,20(3):503-514. DOI:10.1038/cdd.2012.147.

[18] Hagiwara K, Tokunaga T, Iida H, et al. Combined inhibition of ALK and HDAC induces synergistic cytotoxicity in neuroblastoma cell lines[J]. Anticancer Res, 2019,39(7):3579-3584.DOI:10.21873/anticanres.13504.

[19] van den Bijgaart R, Kroesen M, Wassink M, et al. Combined sialic acid and histone deacetylase(HDAC) inhibitor treatment up-regulates the neuroblastoma antigen GD2[J]. J Biol Chem, 2019,294(12):4437-4449. DOI:10.1074/jbc.RA118.002763.

[20] Durinck K, Speleman F. Correction to: epigenetic regulation of neuroblastoma development [J]. Cell Tissue Res, 2018,372(2): 443. DOI:10.1007/s00441-018-2811-4.

[21] Ribeiro-Silva C, Vermeulen W, Lans H. SWI/SNF: complex complexes in genome stability and cancer[J]. DNA Repair (Amst), 2019,77:87-95. DOI:10.1016/j.dnarep. 2019.03.007.

[22] Duan C, Wang H, Chen Y, et al. Whole exo me sequencing reveals novel somatic alterations in neuroblastoma patients with chemotherapy [J]. Cancer Cell Int, 2018,18:21. DOI: 10.1186/s12935-018-0521-3.

[23] Bellini A, Bessoltane-Bentahar N, Bhalshankar J, et al. Study of chromatin rem jdeling genes implicates SMARCA4 as a putative player in oncogenesis in neuroblastoma [J]. Int J Cancer, 2019,145(10):2781-2791. DOI:10.1002/ijc.32361.

[24] Qadeer ZA, Valle-Garcia D, Hasson D, et al. ATRX in-frame fusion neuroblastoma is sensitive to ezh2 inhibition via modulation of neuronal gene signatures [J]. Cancer Cell, 2019,36(5):512-527. DOI:10.1016/j.ccell.2019.09.002.

[25] Jubierre L, Soriano A, Planells-Ferrer L, et al. BRG1/ SMARCA4 is essential for neuroblastoma cell viability through modulation of cell death and survival pathways[J]. Oncogene, 2016,35(39):5179-5190. DOI:10.1038/onc.2016.50.

[26] Garcia-López J, Wallace K, Otero JH, et al. Large 1p36 deletions affecting arid1a locus facilitate mycn-driven oncogenesis in neuroblastoma[J]. Cell Rep, 2020,30(2):454-464. DOI: 10.1016/j.celrep.2019.12.048.

[27] Bui CB, Le HK, Vu DM, et al. ARID1A-SIN3A drives retinoic acid-induced neuroblastoma differentiation by transcriptional repression of TERT [J]. Mol Carcinog, 2019,58(11): 1998-2007. DOI:10.1002/mc.23091.

[28] Kolla V, Naraparaju K, Zhuang T, et al. The tumour suppressor CHD5 forms a NuRD-type chromatin remodelling complex [J]. Biochem J, 2015,468 (2):345-352. DOI:10.1042/ BJ20150030.

[29] Fujita T, Igarashi J, Okawa ER, et al. CHD5, a tumor suppressor gene deleted from 1p36.31 in neuroblastomas [J]. J Natl Cancer Inst, 2008,100 (13):940-949. DOI: 10.1093/jnci/djn176.

[30] Garcia I, Mayol G, Rodnguez E, et al. Expression of the neuron-specific protein CHD5 is an independent marker of outcome in neuroblastoma [J]. Mol Cancer, 2010,9:277. DOI: 10.1186/1476-4598-9-277.

[31] Chi Y, Wang D, Wang J, et al. Long non-coding rna in the pathogenesis of cancers [J]. Cells, 2019, 8(9):1015. DOI: 10.3390/cells8091015.

[32] Bountali A, Tonge DP, Mourtada-Maarabouni M. RNA sequencing reveals a key role for the long non-coding RNA MI AT in regulating neuroblastoma and glioblastoma cellfate[J].

Int J Biol Macromol, 2019,130:878-891. DOI: 10.1016/j.ijbiomac.2019.03.005.

[33] Chi R, Chen X, Liu M, et al. Role of SNHG74-miR-653-5p-STAT2 feedback loop in regulating neuroblastoma progression[J]. J Cell Physiol, 2019,234(8):13403-13412. DOI: 10.1002/jcp.28017.

[34] Prajapati B, Fatma M, Fatima M, et al. Identification of lncRNAs associated with neuroblastoma in cross-sectional databases: potential biomarkers [J]. Front Mol Neurosci, 2019,12: 293. DOI: 10.3389/fnmol. 2019.00293.

[35] Zhang J, Li WY, Yang Y, et al. LncRNA XIST facilitates cell growth, migration and invasion via modulating H3 histone methylation of DKK1 in neuroblastoma [J]. Cell Cycle, 2019,18 (16):1882-1892. DOI: 10.1080/15384101.2019.1632134.

[36] Neviani P, Wise PM, Murtadha M, et al. Natural killer-derived exosomal mir-186 inhibits neuroblastoma growth and immune escape mechanisms[J]. Cancer Res,2019,79(6):1151-1164. DOI: 10.1158/0008-5472. CAN-18-0779.

[37] Yuan XL, Wen FQ, Chen XW, et al. miR-373 promotes neuroblastoma cell proliferation, migration, and invasion by targeting SRCIN1[J]. Onco Targets Ther, 2019,12:4927-4936. DOI: 10.2147/OTT.S205582.

[38] Chava S, Reynolds CP, Pathania AS, et al. miR-15a-5p, miR-15b-5p, and miR-16-5p inhibit tumor progression by directly targeting MYCN in neuroblastoma [J]. Mol Oncol, 2020,14(1):180-196. DOI:10.1002/1878-0261.12588.

DICER1综合征与儿童恶性实体瘤关系的研究进展

童楚鸿　马晓莉

DICER1 综合征（OMIM：601200 ）又称胸膜肺母细胞瘤家族性肿瘤易感性综合征，是一种由于 DICER1 基因种系杂合突变引起的罕见的常染色体显性家族易感性遗传疾病。体细胞组织的特异性突变决定个体患良性病变或恶性肿瘤，在 1996 年首次被报道[1]。2009 年，Hill 等[2]首次报道其为一种遗传性癌症综合征。既往研究提示 DICER1 综合征与儿童恶性实体瘤之间的遗传病因学与临床特征之间关系密切。目前国内外对于儿童 DICER1 综合征的报道较少。现对 DICER1 综合征与儿童恶性实体瘤之间的遗传学及临床关系进行文献综述。

一、遗传学特征

DICER1 基因位于染色体 14q32.13 上，编码核糖核酸酶Ⅲ家族内核糖核酸酶 Dicer 蛋白。Dicer 蛋白是一种 RNA 内切酶，参与微小 RNA（microRNA，miRNA ）和小干扰 RNA（small interfering RNA，siRNA）的合成，而 DICER1 基因突变可导致其表达水平下调，使 miRNA 和 siRNA 减少，从而影响细胞衰老与癌变[3]。DICER1 基因中的遗传性功能丧失（loss-function polymorphism，LOF）突变为主要遗传因素，突变形式包括胚系突变、体细胞突变以及嵌合体突变，其中胚系突变大多为无义突变，突变部位聚集在外显子 24 和 25 编码的 RNase Ⅲb 结构域，涉及 5 个 "热点" 密码子， 即 E1705、D1709、G1809、D1810 和 E1813。DICER1 基因突变的致癌机制目前主要考虑为"二次打击"肿瘤抑制模型。该模型基于经典的 Knondon 假说， 即假设需要 2 次打击才能灭活肿瘤抑制基因，第

1次打击使一个等位基因失活,可发生在体细胞(散发性癌症)或生殖细胞(遗传性癌症)中,而第2次打击影响剩余的野生型等位基因,通常发生在体细胞[3-5]。

二、与DIECR综合征相关的儿童恶性实体瘤

在目前已记录的DICER1综合征中,与儿童相关的恶性实体瘤包括胸膜肺母细胞瘤(pleuropulmonary blastoma,PPB)、卵巢支持-间质细胞瘤(sertoli-leydig cell ovarian tumors,SLCT)、横纹肌肉瘤、甲状腺癌,还包括肾母细胞瘤、垂体母细胞瘤、松果体母细胞瘤、睫状体髓上皮瘤(ciliary body medullloepithelioma,CBME)、神经母细胞瘤、原始神经外胚叶肿瘤等其他较为罕见的恶性肿瘤。Stewart等[6]的研究显示,<10岁的DICER1基因突变携带者癌症发病率为5.3%,且肿瘤风险随着年龄的增长而增加,并且在10岁后女性的风险大于男性。

Klein等[7]在2014年首次提出GLOW综合征的概念,即包括整体发育迟缓、肺囊肿、过度生长和肾母细胞瘤(包括囊性肾瘤)的综合征。Paulsson等[8]也提出过甲状腺病史患者诊断为DICER1综合征相关恶性肿瘤,并检测到家族聚集性DICER1基因突变。在DICER1基因突变患儿中,GLOW综合征等先天畸形及良性疾病表现的外显率明显高于恶性实体瘤[6],这些表现也常常对DICER1综合征有提示作用。对于DICER1综合征相关的良性疾病及畸形,近几年国内外都有报道[7,9-13]。尚没有证据证明DICER1基因突变与肿瘤预后相关。

1. PPB

PPB是一种发生在儿童早期的罕见恶性实体瘤,通常发生于胸、肺部,于1988年首次被报道[14],Priest等[1]描述的45例PPB中出现了12例PPB家族聚集,在2009年被证实是DICER1综合征的哨兵疾病[2]。Messinger等[9]发现约66%的PPB患者带有有意义的DICER1基因突变。蔡思雨等[13]对12例PPB患儿及其一级亲属做了基因分析,携带者及其亲属均可发现DICER1基因的阳性突变或生殖系嵌合体。Zhang等[15]也发现患儿及亲属携带DICER1基因突变及肺囊肿病史。

PPB 根据病理分为Ⅰ型(囊性)、Ⅱ型(囊实性)、Ⅲ型(实性),其中Ⅰ型向Ⅱ、Ⅲ型进展,当Ⅰ型不进展或退化时被称为 Ir 型[16]。随着年龄的增加,Ⅰ型的发病率降低,Ⅱ、Ⅲ型的患病率提高。Messinger 等[9]报道Ⅰ型、Ⅱ型和Ⅲ型的中位发病年龄分别为 8、35 和 41 月龄,其中Ⅰ型的平均发病年龄低于Ⅱ、Ⅲ型。Stewart 等[6]2019 年的研究也表明Ⅰ、Ⅱ、Ⅲ型的确诊年龄逐渐增加,且都<10 岁。

DICER1 基因突变携带者在Ⅰ型 PPB 中更常见。Stewart 等[6]2019 年的研究显示 102 例 DICER1 携带者中有 29 例Ⅰ型或 Ir 型 PPB、3 例Ⅱ型、1 例Ⅱ或Ⅲ型、1 例Ⅲ型。Kunisaki 等[17]在 2021 年的研究中对 8 例患儿进行了基因检测,均提示携带 DICER1 基因突变,其中 7 例患儿为Ⅰ或 Ir 型 PPB,只有 1 例为Ⅲ型 PPB,年龄范围为 3.6~117.9 月龄。

Ⅰ型预后优于Ⅱ型和Ⅲ型,其中Ⅱ型优于Ⅲ型。Messinger 等[9] 在 2015 年的研究显示Ⅰ或 Ir 型、Ⅱ型、Ⅲ型患者的 5 年总生存率(overall survival rate,OS)分别为 91%、71%和 53%,且Ⅰ或 Ir 型的死亡原因都是因为进展到了Ⅱ、Ⅲ型,其中Ⅱ、Ⅲ型的 5 年无瘤生存率(disease-free survival rete,DFS)分别为 59%和37%。

2. SLCT

SLCT 是妇科罕见的肿瘤,属于卵巢间质细胞瘤,是 DICER1 综合征的肿瘤之一。最早在 1951 年有报道家族聚集性 SLCT 合并甲状腺瘤,且表现为常染色体显性遗传[18]。在 Schultz 等[19] 2011 年的研究中,8 例 SLCT 中有 4 例携带DICER1 基因突变,7 例年龄<18 岁,表明 SLCT 患儿可能会携带种系 DICER1基因突变。在 2017 年的研究中,测序的 37 例 SLCT 患者中,有 36 例携带DICER1 基因突变,且全部为中低分化患者,在良好分化的 SLCT 中未检测到DICER1 基因突变[20]。在 de Kock 等[21] 的研究中,21 例 SLCT 患者有 17 例携带DICER1 基因突变,其中只有 6 例患者>18 岁。尚没有针对儿童 SLCT 关于DICER1 综合征的研究,但根据过往的研究,发现携带 DICER1 基因突变的患者大多<18 岁。世界卫生组织将 SLCT 分为 3 种病理类型,分别为低分化、中分化

和高分化，其中中低分化存在异源成分或网状成分，主要是中低分化携带DICER1基因突变[19,20]。

3. 横纹肌肉瘤

横纹肌肉瘤是最常见的儿童软组织肉瘤，平均发病年龄为10岁[6]，是携带DICER1基因突变的常见肿瘤。在2011年首次发现其与DICER1基因种系突变之间的关联[22]。Fukushima等[23]首次报道了关于亚洲儿童横纹肌肉瘤携带DICER1基因种系突变的研究，患儿的中位年龄为5岁。

DICER1综合征中的横纹肌肉瘤常见于宫颈胚胎型横纹肌肉瘤（embryonic rhabdomyosarcoma，ERMS），亚型常见于葡萄簇型。Dehner等[24]在2012年发现ERMS可能是PPB肺外病理谱中的另一种病理表现，de Kock等[25]在19例ERMS患者中发现18例患者含有DICER1 RNase Ⅲb热点突变。Kebudi等[26]2021年的研究显示7例横纹肌肉瘤患儿中有3例携带DICER1基因突变，其中2例为ERMS。此外近两年也陆续有人检测到ERMS携带DICER1基因突变，亚型为葡萄簇型[27,28]。

4. 甲状腺癌

甲状腺癌是儿童内分泌系统中常见的恶性肿瘤，是DICER1综合征中常见的儿童恶性实体瘤。Oue等[29]2008年首次报道了1例在确诊PPB后又诊断甲状腺癌的患者。Khan等[30]的研究显示14例甲状腺癌的患儿中有12例携带DICER1基因突变，其中7例为滤泡状甲状腺癌（follicular thyroid cancer，FTC），中位年龄为10岁。Chernock等[31]报道的6例甲状腺癌患儿中有5例携带DICER1基因突变，其中1例确诊为DICER1综合征。而Lee等[32]2020年报道的15例<20岁的患者有8例携带DICER1基因突变，且<10岁的FTC患儿均被诊断为DICER1综合征。

甲状腺癌在病理上分为分化型甲状腺癌、髓质甲状腺癌及未分化甲状腺癌。分化型甲状腺癌包括乳头状癌及FTC[33]，其中FTC更易发生DICER1基因突变，近几年的研究证明了这一点[29-32]。DICER1综合征可能会影响甲状腺癌的预后。Ramírez-Moya 等[34] 2019 年研究发现 DICER1 基因突变导致的 miRNA 低表达增强了甲状腺癌的侵袭性。

5. 其他儿童实体瘤

其他儿童实体瘤 DICER1 综合征中记录的其他儿童恶性实体瘤包括肾母细胞瘤（包括囊性肾瘤）、垂体母细胞瘤、神经母细胞瘤、幕下原始神经外胚叶肿瘤等[35,36]。关于这些儿童恶性实体瘤的相关报道较少。

三、治疗与长期随访

尚没有针对 DICER1 基因靶向治疗方式的文献报道，但有少量文献报道通过动物研究，发现二甲双胍可以通过改变 AUF1 蛋白与 DICER1 基因表达的 mRNA 的结合增强 DICER1 基因的表达，以及利用 Ataluren 等药物可阻止无义突变的特性治疗 DICER1 综合征[37]。目前主要是通过对患有 DICER1 综合征风险的患儿进行监测，尽早发现相关恶性实体瘤，进一步干预疾病进展。Schultz 等[38] 和 van Engelen 等[39] 在 2018 年分别提出 DICER1 综合征高风险儿童的监测方案，Bakhuizen 等[40]于 2021 年对此进行了补充。DICER1 综合征高风险儿童的监测方案如下。

1. PPB 监测

父母一方或双方有致病性生殖系 DICER1 基因变异风险，建议妊娠晚期超声监测肺囊肿，也可在出生时完善胸部 X 线片筛查肺囊肿，产前超声对囊性肺病的敏感性高于新生儿胸部 X 线片，建议 3 月龄内进行 DICER1 基因分子检测。3~6 月龄，最迟 9 月龄时完善第 1 次胸部 CT，如果未显示囊肿的证据，建议在大约 2.5 岁时，即 Ⅱ 型和 Ⅲ 型 PPB 的发病高峰之前，进行 1 次低剂量胸部 CT 随访，若没有相关影像学发现，则建议每 6 个月进行 1 次胸部 X 线片直至 8 岁，8~12 岁每年进行 1 次胸部 X 线片，检测到小的囊性病变后过渡到不含辐射的横截面成像，若发现肺囊肿，一般假定为 Ⅰ 型 PPB。结合患儿的年龄、临床病史、可切除性、其他发现和生长证据评估病变风险，切除与年龄相关的进展风险最高的儿童(尤其是<7岁)的肺囊性病变。

2. 卵巢、肾脏监测

建议对有DICER1基因变异风险的患儿在3~6月龄,最迟9月龄完善腹部超声,此后每6~12个月行1次腹部超声直至8岁,8~12岁每年完善1次腹部超声。

3. 甲状腺癌监测

目前比较推荐颈部触诊结合甲状腺超声,超声检测甲状腺癌的敏感性高但特异性低,在8岁之前完善甲状腺超声检查,随后每3~5年进行1次超声检查。8~12岁每年进行1次颈部触诊,有化疗暴露史的个体应在治疗后3~5年开始甲状腺超声检查。

4. 眼部监测

建议父母和监护人进行CBME相关体征和症状的教育,并建议有症状体征的患儿在3~10岁每年进行1次散瞳眼科检查。但是在国内,对于上述部位监测方案的可行性还有待研究。

综上所述,DICER1综合征与多种儿童恶性实体瘤有密切关系,可影响这些实体瘤的临床表现。目前由于相关实体瘤的发病率低、病例分散,对其进行临床研究较为困难,相关研究较少,但随着对于DICER1综合征相关儿童恶性实体瘤研究的深入,将对这些实体瘤的诊断、治疗提供更多线索,从而改善预后。

参考文献

[1] Priest JR, Watterson J, Strong L, et al. Pleuropulmonary blastoma: a marker for familial disease[J]. J Pediatr, 1996, 128(2): 220-224. DOI: 10.1016/s0022-3476(96)70393-1.

[2] Hill DA, Ivanovich J, Priest JR, et al. DICER1 mutations in familial pleuropulmonary blastoma[J]. Science, 2009, 325(5943): 965. DOI: 10.1126/science.1174334.

[3] 唐艳萍,宋关斌. Dicer:肿瘤中的两面性[J]. 中国细胞生物学学报,2021,43(9):1911-1917. DOI: 10.11844/cjcb.2021.09.0023.

[4] de Kock L, Wu MK, Foulkes WD. Ten years of DICER1 mutations: Provenance, distribu-

tion, and associated phenotypes[J]. Hum Mutat, 2019,40(11):1939-1953. DOI:10.1002/humu.23877.

[5] Brenneman M, Field A, Yang J, et al. Temporal order of RNase Ⅲ b and loss-of-function mutations during development determines phenotype in pleuropulmonary blastoma/DICER1 syndrome: a unique variant of the two -hit tumor suppression model [J]. F1000Res, 2015,4:214. DOI:10.12688/f1000research.6746.2.

[6] Stewart DR, Best AF, Williams GM, et al. Neoplasm risk among individuals with a pathogenic germline variant in DICER1 [J]. J Clin Oncol, 2019,37 (8):668.676. DOI:10.1200/JCO.2018.78.4678.

[7] Klein S, Lee H, Ghahremani S, et al. Expanding the phenotype of mutations in DICER1: mosaic missense mutations in the RNase Ⅲ b domain of DICER1 cause GLOW syndrome [J]. J Med Genet, 2014,51(5):294-302. DOI:10.1136/jmedgenet.2013.101943.

[8] Paulsson JO, Wang N, Gao J, et al. GABPA-dependent down-regulation of DICER1 in follicular thyroid tumours[J]. Endocr Relat Cancer, 2020,27(5):295.308. DOI:10.1530/ERC.19.0446.

[9] Messinger YH, Stewart DR, Priest JR, et al. Pleuropulmonary blastoma: a report on 350 central pathology -confirmed pleuropulmonary blastoma cases by the International Pleuropulmonary Blastoma Registry [J].Cancer, 2015,121 (2):276-285. DOI:10.1002/cncr.29032.

[10] Venger K, Elbracht M, Carlens J, et al. Unusual phenotypes in patients with a pathogenic germline variant in DICER1 [J/OL]. Fam Cancer, 2021 (2021-07-31)[2021-12-09]. https://link. springer. com/article/10.1007/s10689 -021 -00271 -2. DOI:10.1007/s10689.021.00271.2.

[11] 李理, 金科, 李春旺. 儿童胸膜肺母细胞瘤并囊性肾瘤 1 例 [J]. 中国医学影像技术, 2020,36(7):1117. DOI:10.13929/j.issn.1003.3289.2020.07.048.

[12] Merideth MA, Harney LA, Vyas N, et al. Gynecologic and reproductive health in patients with pathogenic germline variants in DICER1[J]. Gynecol Oncol, 2020,156(3):647-653. DOI: 10.1016/j.ygyno.2019.12.037.

［13］蔡思雨，王希思，赵文，等. 12 例中国胸膜肺母细胞瘤患儿的 DICER1 基因突变［J］. 中国科学:生命科学，2018,48(9):1001.1006.

［14］Manivel JC, Priest JR, Watterson J, et al. Pleuropulmonary blastoma. The so-called pulmonary blastoma of childhood ［J］. Cancer, 1988,62 (8):1516-1526. DOI:10.1002/ 1097.0142(19881015)62:8<1516::aid.cncr2820620 812>3.0.co;2.3.

［15］Zhang N, Zeng Q, Ma X, et al. Diagnosis and treatment of pleuropulmonary blastoma in children: a single-center report of 41 cases ［J］. J Pediatr Surg, 2020,55 (7):1351-1355. DOI:10.1016/j.jpedsurg.2019.06.009.

［16］中华医学会儿科分会血液学组,中国医师协会儿童血液肿瘤专业委员会,中国抗癌协会小儿肿瘤专业委员会. 中国儿童胸膜肺母细胞瘤诊疗建议 ［J］. 中国小儿血液与肿瘤杂志, 2018,23(5):225-228. DOI:10.3969/j.issn.1673.5323.2018.05.001.

［17］Kunisaki SM, Lal DR, Saito JM, et al. Pleuropulmonary blastoma in pediatric lung lesions ［J］. Pediatrics, 2021,147(4):e2020028357. DOI:10.1542/peds.2020-028357.

［18］Jensen RD, Norris HJ, Fraumeni JF. Familial arrhenoblastoma and thyroid adenoma［J］. Cancer, 1974,33(1):218-223. DOI:10.1002/1097-0142(197401)33:1<218::aid-cncr2820330132>3.0.co;2-z.

［19］Schultz KA, Pacheco MC, Yang J, et al. Ovarian sex cord-stromal tumors, pleuropulmonary blastoma and DICER1 mutations: a report from the International Pleuropulmonary Blastoma Registry［J］. Gynecol Oncol, 2011,122(2):246-250. DOI:10.1016/j.ygyno.2011.03.024.

［20］Schultz K, Harris AK, Finch M, et al. DICER1-related Sertoli-Leydig cell tumor and gynandroblastoma: Clinical and genetic findings from the International Ovarian and Testicular Stromal Tumor Registry［J］. Gynecol Oncol, 2017,147(3):521-527. DOI:10.1016/j.ygyno. 2017.09.034.

［21］de Kock L, Terzic T, McCluggage WG, et al. DICER1 Mutations Are Consistently Present in Moderately and Poorly Differentiated Sertoli-Leydig Cell Tumors ［J］. Am J Surg Pathol, 2017,41(9):1178-1187. DOI:10.1097/PAS.0000000000000895.

［22］Foulkes WD, Bahubeshi A, Hamel N, et al. Extending the phenotypes associated with DICER1 mutations［J］. Hum Mutat, 2011,32(12):1381-1384. DOI:10.1002/humu.21600.

［23］ Fukushima H, Suzuki R, Yamaki Y, et al. Cancer predisposition genes in Japanese children with rhabdomyosarcoma ［J］. J Hum Genet, 2022,67 （1）:35-41. DOI:10.1038/s10038-021-00961-7.

［24］ Dehner LP, Jarzembowski JA, Hill DA. Embryonal rhabdomyosarcoma of the uterine cervix: a report of 14 cases and a discussion of its unusual clinicopathological associations ［J］. Mod Pathol, 2012,25(4):602-614. DOI:10.1038/modpathol.2011.185.

［25］ de Kock L, Yoon JY, Apellaniz-Ruiz M, et al. Significantly greater prevalence of DICER1 alterations in uterine embryonal rhabdomyosarcoma compared to adenosarcoma［J］. Mod Pathol, 2020,33(6):1207-1219. DOI:10.1038/s41379-019-0436-0.

［26］ Kebudi R, Dural O, Bay SB, et al. Childhood rhabdomyosarcoma of the female genital tract: association with pathogenic DICER1 variation, clinicopathological features, and outcomes ［J］. J Pediatr Adolesc Gynecol, 2021,34 （4）:449-453. DOI:10.1016/j.jpag. 2021.01.011.

［27］ Zhang L, Ye H, Jin Y, et al. Somatic DICER1 mutations in a pubertal girl with cervical embryonal rhabdomyosarcoma and papillary thyroid adenoma［J］. J Pediatr Adolesc Gynecol, 2020,33(6):742-744. DOI:10.1016/j.jpag.2020.07.003.

［28］ Nashed LM, Mayhew A, Gomez-Lobo V, et al. DICER1 mutation detected in an infant guides accurate diagnosis of auto-amputated embryonal rhabdomyosarcoma ［J］. J Pediatr Adolesc Gynecol, 2021,34(6):865-868. DOI:10.1016/j.jpag.2021.08.006.

［29］ Oue T, Inoue M, Kubota A, et al. Pediatric thyroid cancer arising after treatment for pleuropulmonary blastoma［J］. Pediatr Blood Cancer, 2008,50(4):901-902. DOI:10.1002/pbc. 21265.

［30］ Khan NE, Bauer AJ, Schultz K, et al. Quantification of thyroid cancer and multinodular goiter risk in the DICER1 Syndrome: a family-based cohort study ［J］. J Clin Endocrinol Metab, 2017,102(5):1614-1622. DOI:10.1210/jc.2016-2954.

［31］ Chernock RD, Rivera B, Borrelli N, et al. Poorly differentiated thyroid carcinoma of childhood and adolescence: a distinct entity characterized by DICER1 mutations ［J］. Mod Pathol, 2020,33(7):1264-1274. DOI:10.1038/s41379-020-0458-7.

［32］ Lee YA, Im SW, Jung KC, et al. Predominant DICER1 pathogenic variants in pediatric follicular thyroid carcinomas ［J］. Thyroid, 2020,30（8）:1120-1131. DOI:10.1089/thy. 2019.0233.

［33］ 国家儿童医学中心, 国家儿童肿瘤监测中心, 中华医学会小儿外科学分会, 等. 中国儿童甲状腺结节及分化型甲状腺癌专家共识［J］. 中华实用儿科临床杂志, 2020,35（20）: 1521-1530. DOI:10.3760/cma.j.cn101070-20200804-01291.

［34］ Ramírez-Moya J, Wert-Lamas L, Riesco-Eizaguirre G, et al. Impaired microRNA processing by DICER1 downregulation endows thyroid cancer with increased aggressiveness ［J］. Oncogene, 2019,38(27):5486-5499. DOI:10.1038/s41388-019-0804-8.

［35］ Vasta LM, Nichols A, Harney LA, et al. Nasal chondromesenchymal hamartomas in a cohort with pathogenic germline variation in DICER1 ［J］. Rhinol Online, 2020,3:15-24. DOI:10.4193/rhinol/20.007.

［36］ Apple AN, Neuzil KE, Phelps HM, et al. Race disparities in genetic alterations within Wilms tumor specimens ［J］. J Pediatr Surg, 2021,56（6）:1135-1141. DOI:10.1016/j. jpedsurg.2021.02.030.

［37］ Robertson JC, Jorcyk CL, Oxford JT. DICER1 syndrome:DICER1 mutations in rare cancers ［J］. Cancers(Basel), 2018,10（5）. DOI:10.3390/cancers10050143.

［38］ Schultz K, Williams GM, Kamihara J, et al. DICER1 and associated conditions: identification of at-risk individuals and recommended surveillance strategies[J]. Clin Cancer Res, 2018,24(10):2251-2261. DOI:10.1158/1078-0432. CCR-17-3089.

［39］ van Engelen K, Villani A, Wasserman JD, et al. DICER1 syndrome: approach to testing and management at a large pediatric tertiary care center ［J］. Pediatr Blood Cancer, 2018,65(1): e26720. DOI:10.1002/pbc.26720.

［40］ Bakhuizen JJ, Hanson H, van der Tuin K, et al. Surveillance recommendations for DICER1 pathogenic variant carriers: a report from the SIOPE Host Genome Working Group and CanGene-CanVar Clinical Guideline Working Group ［J］. Fam Cancer, 2021,20(4): 337-348. DOI:10.1007/s10689-021-00264-y.

儿童胸膜肺母细胞瘤的诊治研究进展

苏　明　马晓莉

胸膜肺母细胞瘤（pleuropulmonary blastoma，PPB）是起源于胸膜或肺的一种罕见且侵袭性极强的恶性间叶性肿瘤，是儿童肺部最常见的恶性肿瘤，占肺部原发性恶性肿瘤的 25%~55%[1]，男女比例为 0.95:1.00[2]，发病年龄常<6 岁[3]。国际胸膜肺母细胞瘤注册机构（the international PPB registry，IPPBR）的资料显示，PPB 发病率大约为（0.35~0.65）/100,000。该病有家族发病倾向，有研究认为 DICER1 突变是其家族发病的机制[3]。PPB 早期表现无特异性，诊断较困难，且有家族发病倾向，故需要引起注意。

一、PPB 的诊断

目前，PPB 的诊断主要依靠患者的临床表现、影像学表现和病理表现。

（一）临床表现

IPPBR 的数据显示，PPB 主要发生于<6 岁的儿童。当<6 岁的儿童出现反复咳嗽、呼吸困难、抗生素难以控制的发热、气促、疲乏、胸或腹痛、食欲减退、易疲劳及全身不适等症状，同时影像显示发生胸腔占位时，应警惕 PPB 的可能[4]。PPB 在病理上分为 3 型：Ⅰ 型 PPB 主要表现为呼吸窘迫，常因大的囊泡或气胸引起呼吸窘迫症状，就诊或影像学检查时偶然发现[5,6]。Ⅱ、Ⅲ 型 PPB 主要表现为呼吸困难、发热、胸痛等[6]，可伴有胸腔积液、气胸、心包积液，肿瘤增长常较迅速，常伴有转移灶，常见的转移部位有脑组织、对侧肺、肋骨、锁骨和胰腺等，此类患儿常预后不佳。有报道证实 PPB 可侵犯胸壁，胸壁受累更有助于诊断神经

母细胞瘤等其他恶性肿瘤[5,6]。

(二)影像学表现

PPB 在影像学上常表现为巨大占位病变,右侧常见[7]。田金生等[8]研究发现 PPB 术前 X 线阳性率为 100%,Ⅰ型 PPB 可表现为充气样肺囊肿、半透明胸腔、胸腔积液、张力性气胸等,很难与其他肺部占位性病变相区别。研究认为所有患者均应行胸部 CT 检查[9]:Ⅰ型 PPB 在 CT 上特征性表现为囊壁增厚、钙化和结节,但特异性只有 33%[8];Ⅱ型 PPB 表现为囊性病变,内部含空气或液体,固体成分在造影剂给药时增强[7];Ⅲ型病变表现为不均匀强化的实性病变,其中有出血或坏死区域[7]。有研究认为Ⅱ、Ⅲ型 PPB 患儿还应行腹部 CT、头颅 MRI、放射性核素骨扫描、PET/CT 等评估有无远处转移[5,8,9]。

(三)病理表现

在 PPB 诊断中,病理检查对 PPB 的诊断意义更大[5]。PPB 的病理分型主要有Ⅰ型(囊性)、Ⅱ型(囊实性)、Ⅳ型(实性)[7]。Ⅰ型病理分型表现为多房囊性薄壁结构,纤维间隔含有未成熟细胞[7]。Ⅱ型病理分型表现为实性结节和息肉样组织延伸到囊肿中,实性组织中含有混合的胚细胞和肉瘤成分,包括胚胎型横纹肌肉瘤成分、梭形细胞或纤维肉瘤样区域、原始间充质包围的胚盘岛等。Ⅲ型在组织病理学上为完全实性结构,与Ⅱ型 PPB 中的实性成分相同[7,10]。此外,还有一种Ⅰr型(退化型),表现为囊性肿物,梭形细胞少,可含有营养不良性钙化灶[5,7,11],缺乏原始细胞成分,可能代表肿瘤细胞的"退化"或"流产"形式[12]。此外,Terry 等[13]报道一例胸支持-间质细胞瘤患儿,认为其是另一种与 DICER1 变异相关的 PPB,其实性区域由黏液样基质和网状病灶中肿瘤细胞的索与巢组成。

(四)鉴别诊断

PPB 应注意与下列其他疾病相区别。

1. 先天性肺气道畸形

先天性肺气道畸形(congenital malformation of lung airway,CPAM)是一种罕

见但非肿瘤性的肺部囊性病变,常见于婴儿,与Ⅰ型PPB较难区别,研究认为CPAM有进展成为PPB的潜能[8]。Ⅰ型PPB在CT上特征性表现为囊壁增厚、钙化和结节,可借此与CPAM相区别[8]。Adina等[14]研究指出产前诊断、单纯囊肿、临床无症状等指征更有助于诊断CPAM,气胸、双侧或多节段受累、复杂囊肿和DICER1种系突变等有助于诊断PPB。此外,研究发现PPB病变范围普遍较CPAM大,有研究认为> 5.3 cm时应积极处理,以免进一步进展成PPB[8,14]。Kim等[15]发现在PPB肺活检中可检测到$Yy1$的缺失及YY1蛋白表达降低,而在CPAM中成纤维细胞生长因子(FGF10)的受体FGFR2b及其抑制剂sonic hedgehog在CPAM中有强烈表达。

2. 横纹肌肉瘤

横纹肌肉瘤(rhabdomyosarcoma,RMS)是一种起源于骨骼肌的软组织肿瘤,多见于儿童[16],也与DICER1突变相关[17]。但二者常见部位不同,RMA最常见于头部、颈部和四肢,主要通过血行途径转移到肺、骨、脑[16]。当RMS病变在肺部时,应注意与PPB相区别[17]。Hafiz等[18]认为显微镜下具有小圆形蓝色细胞形态的肺肿块均应考虑RMS,此外,FOXO1在13q14处的重排是腺泡型RMS的特征。

二、传学研究进展

目前公认与PPB关系较为密切的是DICER1突变, 约66%患者存在DICER1杂合突变[10]。此外,P53、染色体变异在PPB的发生、进展中也起到一定作用。

(一)DICER1基因

DICER1表达异常被认为是家族性肿瘤综合征发生的机制之一 [7],DICER1被证明为DICER1综合征的第一个已知遗传基因[19]。DICER1由Hill等[19]首次于2009年完成测序,定位于14q32.13,全长71 783 bp,包括28个外显子,编码1 992个氨基酸。当DICER1表达异常时会导致miRNA失调,最终导致多种肿瘤发生[3]。此外，一项临床前研究发现，DICER1参与调节淋巴和骨髓谱系的正常造血功能，Messinger等[10]发现DICER1变异携带者和对照组之间WBC计数有显著统计学差异，约68%患者存在不同程度的再生障碍。Brenneman等[20]发现单等位DICER1的失活促进肿瘤发生，而双等位基因的失活却抑制肿瘤发生。目前在PPB患者中未发现双等位DICER1的完全失活，这表明正常的单等位DICER1所保留的一些miRNA加工功能可能是肿瘤存活所必需的。大多数DICER1突变是遗传性基因功能丧失性突变（胚系突变），但仍有约10%为镶嵌性突变（非胚系突变），即存在于身体的某些组织细胞中的突变，通常发生胚胎发育期间。Cai等[3]研究发现7例携带致病性DICER1突变的患儿中，6例为导致蛋白质截短的移码突变或无义突变，1例为影响剪接位点的突变。甲状腺、卵巢及肾等脏器容易受到DICER1突变的影响，因此部分患儿会伴发这些脏器的肿瘤[21-23]。约66%的PPB患者存在DICER1突变，为预测患儿是否会进一步发生其他系统肿瘤，对PPB患者进行DICER1突变筛查至关重要[7,13,24]。DICER1基因位于常染色体上，这提示患者直系亲属可能存在遗传性致病性家族DICER1突变，因此目前建议对DICER1突变患儿的一级亲属进行DICER1检测，尤其是患者的兄弟姐妹[21,25,26]。在生后最初发现的肺部肿块中，PPB的风险接近10%[27]，Marjeta等[6]建议患有囊性肺肿块的儿童应该成为DICER1突变检测对象，尤其当囊肿具有隔膜、多发性、双侧性等特点或囊肿在婴儿期发现时。CPAM与Ⅰ型PPB难区别，有研究认为CPAM有向PPB进展的可能，对于采取非手术治疗的CPAM患者应进行DICER1检测排除PPB病变[6]。

（二）P53基因

P53基因突变会导致多种肿瘤的发生，最常见的变异是错义突变和移码突变。Iván等发现Ⅰ型PPB患儿体内P53均呈低表达状态（0%~25%），Ⅰr型PPB中P53的表达更是可以忽略不计，而大部分Ⅲ型PPB患儿体内P53呈高表达状态（>25%）[11]。因此Iván等[11,28]认为P53突变可能促进PPB进展，建议对所有新诊断的Ⅱ、Ⅲ型PPB患者进行P53免疫组化检查，进一步危险分层。

（三）染色体异常

在 PPB 患者中，8 号染色体异常是最常见的染色体变异。Ronald 等[29]发现最常见的 DNA 增殖为 8q11-22.2 和20q，最常见的丢失为 11p14 和 9p21-24。此外，在 2 位幸存患者中，8 号染色体变异是唯一的遗传异常，这表明 8 号染色体变异可能出现在疾病早期。

三、治疗

目前 PPB 的治疗主要包括手术、化疗和放疗，其基本原则是能手术者首选手术切除，手术困难者先活检，明确诊断后化疗，待能手术时再手术，术后加或不加化疗[30]。目前暂没有证据支持放疗的有效性[9]。部分 PD-L1 染色阳性患儿可能受益于检查点免疫疗法[31]。此外，有研究推荐使用自体干细胞移植治疗复发难治性 PPB[7]。

（一）手术治疗

目前 PPB 患儿首选手术治疗，主张行开胸手术[9]。根据病灶大小，一般选择囊切除、肺段切除、肺叶切除或全肺切除[30]。手术能否完全切除瘤灶对患者预后至关重要。手术最好能做到完整切除或仅有镜下残留。对于不能完全切除者，有指南认为可以考虑二次手术[9]。若肉眼可见残留，可计划二次手术，争取切缘阴性。多个瘤灶不能完全切除时，可先切除最大病灶，观察随访剩余病灶[9]。

（二）化疗及免疫治疗

目前多个国家诊疗规范推荐 I 型 PPB 应用 VAC［长春新碱（V）+ 放线菌素 D（A）+ 环磷酰胺（C）]方案进行化疗治疗，II、III 型应用 IVADo（异环磷酰胺+长春新碱+放线菌素 D +阿霉素）方案进行化疗治疗。若术后第 30 周评估处于 CR（完全缓解、无瘤状态），可停化疗，总疗程不超过 12 个[29]。此外，Zahra 等[31]认为部分 PD-1 染色阳性的患儿可能受益于检查点免疫疗法。活化的 T 细胞表达 PD-1 配体，与 PD-1 或 PD-L1 结合，抑制 T 细胞反应。在 PD-L1 表达的肿瘤中，与抗 PD-1 或抗 PD-L1 抗体交替免疫治疗可中和此途径发挥抗肿瘤活性。James 等[32]发现一种抗体专物偶联物可发挥特异性抗癌作用,将抗有丝分裂剂(DM1)与 CD56 抗体连接起来,可拮抗表达 CD56 分子的肿瘤细胞分裂,从而达到抗癌目的。该药目前处于 2 期研究中,已经在肾母细胞瘤、横纹肌肉瘤和神经母细胞瘤等肿瘤中见到临床前疗效。PPB 细胞表面也表达 CD56 分子,该药在 PPB 治疗上可能有一定应用前景。

（三）放疗

放疗对 PPB 的治疗作用尚不清楚。Gianni 等[10]发现放疗作为主要治疗的一部分,用于 20%的 Ⅱ 型和 Ⅲ 型 PPB 患者,对生存没有影响。目前没有关于 PPB 最佳放疗剂量的数据,建议可以参考软组织肉瘤,总剂量为 45~54 Gy,每日分次为 1.8 Gy,视野集中并限制在化疗后的残留肿瘤,放疗期间停用放线菌素 D[11]。目前认为以下几种情况下可以考虑放疗:远处转移[22];复发或可能性大,Caressa 等[22]报道一例右侧胸膜广泛受累的 Ⅱ 型 PPB 患儿,考虑到整个右侧胸膜有复发风险,因此在手术、化疗基础上用广泛剂量(10~54 Gy)对其全右侧胸膜进行放疗,随访 3.5 年未出现复发;二次手术新辅助化疗后经评估需要行全肺切除或胸膜全肺切除[9];长期化疗仍残留存活肿瘤细胞[22]。

四、预后和监测

根据 IPPBR,Ⅰ、Ⅱ、Ⅲ 型 PPB 诊断中位年龄分别为 8 个月、35 个月和 41 个月,Ⅰ 型和 Ⅰ r 型的 5 年疾病无事件生存(disease free survival,DFS)为 82%,Ⅱ、Ⅲ 型分别为 59% 和 37%[10]。总体来说,Ⅰ 型预后最好,5 年总生存率(overall survival,OS)为 91%,Ⅱ、Ⅲ 型分别为 71%、53%,Ⅰ 型 PPB 死亡大多是因为进展为 Ⅱ、Ⅲ 型 PPB[12],死亡的主要原因是呼吸衰竭和败血症[26],因此有人认为 PPB 的病理类型是 PPB 预后的最强预测因子[10]。病初能否完全切除肿瘤是最主要的预后因素[9]。此外,P53 高表达可能与预后差相关[11],而单独 8 号染色体突变可能与良好预后相关[6]。约 66%的 PPB 患儿存在 DICER1 突变[10],甲状腺、卵巢及肾等脏器容易受到 DICER1 突变的影响,部分患儿会伴发这些脏器的肿瘤[21]。

Zhang 等[23]发现在患有 PPB 的儿童家庭中,约 35%的家庭会进一步观察到肿瘤发生。因此,对 PPB 患儿进行监测至关重要,监测项目包括儿童期的胸腹部影像学检查、甲状腺超声以及女性患儿一直到成年的盆腔超声等[22]。

综上所述,目前 PPB 的诊疗面临很大挑战。提高 PPB 早期诊断准确率,化疗在 I 型 PPB 中的合理应用,制定放疗的适应证、统一剂量标准,找到化疗反应差、转移和复发难治性肿瘤治疗的最佳策略,研究治疗 PPB 的特异性药物等都是当前急需思考和解决的问题。

参考文献

［1］ Bhalerao S, Adhav A, Gandhe S, et al. Metachronous pleuropulmonary blastoma in an adult patient with endometrial cancer: A case report. Oxf Med Case Reports,2019,2019:z56.

［2］ Zhang N, Zeng Q, Ma X, et al. Diagnosis and treatment of pleuropulmonary blastoma in children: A single-center report of 41 cases. J Pediatr Surg 2020,55:1351–1355.

［3］ Cai S,Wang X,Zhao W,et al. DICER1 mutations in twelve Chinese patients with pleuropulmonary blastoma. Sci China Life Sci,2017,60:714–720.

［4］ Duc Le Anh, Vu LT, Ngoc D, et al. Pleuropulmonary blastoma（type III）in a two-year-old: A case report. Radiology case reports 2021,16:2978–2980.

［5］ Ferrara D, Esposito F, Rossi E, et al. Type II pleuropulmonary blastoma in a 3-years-old female with dyspnea: A case report and review of literature. Radiology Case Reports, 2021,16:2736–2741.

［6］ Tanka M, Kristo A, Alushani D, et al. A rare case report of simultaneous occurrence of a pediatric pleuropulmonary blastoma and an intralobar pulmonary sequestration. Radiology Case Reports, 2021,16:1727–1731.

［7］ Madaan PK,Sidhu HS,Girdhar S,et al. Pleuropulmonary blastoma: A report of three cases and review of literature. Radiol Case Rep,2021,16:2862–2868.

［8］ 田金生,吴慧莹,周成,等. 儿童 I 型胸膜肺母细胞瘤与囊性先天性肺气道畸形影像诊断.放射学实践,2021,36:785–91.

［9］ Bisogno G, Sarnacki S, Stachowicz-Stencel T, et al. Pleuropulmonary blastoma in children and adolescents: The EXPeRT/PARTNER diagnostic and therapeutic recommendations. Pediatr Blood Cancer, 2021, 68: e29045.

［10］ Messinger YH, Stewart DR, Priest JR, et al. Pleuropulmonary blastoma: A report on 350 central pathology-confirmed pleuropulmonary blastoma cases by the International Pleuropulmonary Blastoma Registry. Cancer, 2015, 121: 276-285.

［11］ Gonzalez IA, Mallinger P, Watson D, et al. Expression of p53 is significantly associated with recurrence-free survival and overall survival in pleuropulmonary blastoma（PPB）: A report from the International Pleuropulmonary Blastoma / DICER1 Registry. Mod Pathol 2021, 34: 1104-1115.

［12］ Lee M, Kim T, Jang SJ, et al. Pleuropulmonary blastoma with hotspot mutations in RNase IIIb domain of DICER1: Clinicopathologic study of 10 cases in a single-institute experience. Pathobiology, 2021, 88: 251-260 .

［13］ Terry W, Carlisle EM, Mallinger P, et al. Thoracic sertoli-leydig cell tumor: An alternative type of pleuropulmonary blastoma associated with DICER1 variation. Pediatr Blood Cancer 2021, 68: e29284.

［14］ Feinberg A, Hall NJ, Williams GM, et al. Can congenital pulmonary airway malformation be distinguished from Type I pleuropulmonary blastoma based on clinical and radiological features, J Pediatr Surg, 2016, 51: 33-37.

［15］ Landry-Truchon K, Houde N, Lhuillier M, et al. Deletion of Yy1 in mouse lung epithelium unveils molecular mechanisms governing pleuropulmonary blastoma pathogenesis. Dis Model Mech, 2020, 13: dmm045989.

［16］ Chigurupati R, Alfatooni A, Myall RW, et al. Orofacial rhabdomyosarcoma in neonates and young children: A review of literature and management of four cases. Oral Oncol 2002, 38: 508-515.

［17］ Kebudi R, Dural O, Bay SB, et al. Childhood rhabdomyosarcoma of the female genital tract: Association with pathogenic DICER1 variation clinicopathological features and outcomes. J Pediatr Adolesc Gynecol 2021, 34: 449-453.

[18] Hafiz B, Bamefleh H. Primary pulmonary alveolar rhabdomyosarcoma in a pediatric patient: a case report with literature review. Cureus, 2022,14:e21270.

[19] Hill DA, Ivanovich J, Priest JR, et al. DICER1 mutations in familial pleuropulmonary blastoma. Science, 2009,325:965 .

[20] Brenneman M, Field A, Yang J, et al. Temporal order of RNase IIIb and loss-of-function mutations during development determines phenotype in pleuropulmonary blastoma / DICER1 syndrome: A unique variant of the two-hit tumor suppression model. F1000Res,2015,4: 214.

[21] Lan BN, Ngoc L, Thach HN, et al. Pleuropulmonary blastoma: Difficulty in diagnosis and treatment of a case in vietnam. Pediatr Hematol Oncol, 2021,38:80-88.

[22] Hui C, Shin DH, Wakeling A, et al. Multimodality treatment including whole pleura radiation therapy for DICER1 -associated pediatric pleuropulmonary blastoma. Pediatr Blood Cancer 2021,68:e29004 .

[23] Zhang S, Wang X, Li S, et al. Outcome of two pairs of monozygotic twins with pleuropulmonary blastoma: Case report. Ital J Pediatr,2020,46:148.

[24] Li S, Cai S, Wang X, et al. A pair of DICER1 -positive monozygotic twins: One with pleuropulmonary blastoma another with acute transient hepatitis. Pediatr Blood Cancer, 2017,64:e26680.

[25] Han DS, Chalmers DJ, Greffe B, et al. A cystic renal mass in the setting of a pneumothorax: More than meets the eye, Urology, 2021,154:275-277.

[26] Chai X, Zhang N, Zhang D, et al. Clinical analysis of early death in children with pleuropulmonary blastoma in a single center in China. Pediatric blood & cancer, 2019,66:1-5.

[27] 唐决,刘威,李乐,等. 儿童肺部原发性肿瘤 56 例临床分析,中华肿瘤杂志,2022,44: 197-200.

[28] Vargas SO, Korpershoek E, Kozakewich HP, et al. Cytogenetic and p53 profiles in congenital cystic adenomatoid malformation: Insights into its relationship with pleuropulmonary blastoma. Pediatr Dev Pathol, 2006, 9:190-195.

[29] de Krijger RR, Claessen SM, van der Ham F, et al. Gain of chromosome 8q is a frequent

finding in pleuropulmonary blastoma. Mod Pathol, 2007,20:1191–1199.

[30] 马晓莉，曾骐. 中国儿童胸膜肺母细胞瘤诊疗建议. 中国小儿血液与肿瘤杂志,2018,
23:225–228.

[31] Alipour Z, Schultz K, Chen L, et al. Programmed death ligand 1 expression and related
markers in pleuropulmonary blastoma. Pediatr Dev Pathol, 2021,24:523–530.

[32] Geller JI Pressey JG Smith MA,et al. ADVL1522: A phase 2 study of lorvotuzumabmertansine
(IMGN901) in children with relapsed or refractory wilms tumor rhabdomyosarcoma neurob-
lastoma pleuropulmonary blastoma malignant peripheral nerve sheath tumor, or synovial
sarcoma–A children's oncology group study. Cancer, 2020,126:5303–5310.

儿童及青少年胸部软组织肉瘤的临床特征及预后分析

张诗晗　马晓莉　于　洁　徐　娜　赵　文
段　超　于　彤　伏利兵　曾　骐　张大伟

软组织肉瘤是一组分型复杂、具有高度异质性间叶组织来源的恶性肿瘤,占儿童癌症的 4%~8%,且被认为是第五大最常见的儿科软组织肿瘤[1]。发生在胸部的软组织肉瘤约占全部软组织肉瘤的 20%[2]。儿童原发性胸腔肿瘤可累及胸膜、肺、纵隔、心脏等。患儿初期的临床表现多无特异性,常由于肿瘤体积增大到一定程度,压迫周围组织、器官而引起相关症状,包括咳嗽、胸背痛及胸部肿块等前来就诊。胸腔包含有心肺大血管等重要器官,胸腔内的肿瘤手术风险较大。

本研究通过对 2008 年 6 月至 2020 年 5 月 31 日北京儿童医院肿瘤内科规律治疗的胸部软组织肉瘤患儿进行回顾性分析,探讨其临床特征,并从中分析胸部软组织肉瘤的预后相关因素。

一、资料与方法

（一）研究对象

选择 2008 年 6 月至 2020 年 5 月 31 日在首都医科大学附属北京儿童医院新诊断为胸部软组织肉瘤的患者为研究对象。入组标准:年龄<18 岁;病理诊断为软组织肉瘤;原发瘤灶部位在胸部(胸腔内、胸壁)。胸壁肿瘤的定义是发生在胸骨、锁骨、肋骨、肋椎交界处以及胸壁的内部和外部软组织结构上的肿瘤,胸内肿瘤被归类为内脏胸膜、肺、心包或纵隔引起的肿瘤[3]。所有患儿在入院时均已详细告知并获得知情同意书。本研究经国家儿童医学中心首都医科大学附属

北京儿童医院伦理委员会批准(伦理号:2018-k-118)。

(二)诊断

所有患儿的病理切片均由本院及至少一家其他医院具有经验的外院病理专家会诊后明确诊断并进行病理组织学分类,组织学分类参照第4版世界卫生组织(WHO)软组织及骨肿瘤分类[3]。

(三)分期及危险度分组

根据中华人民共和国国家卫生健康委员会制定的《儿童及青少年横纹肌肉瘤诊疗规范》(2019版)[4]、《儿童及青少年非横纹肌肉瘤类软组织肉瘤诊疗规范》(2019年版)[5]及《儿童和青少年尤文肉瘤诊疗规范》(2019版)[6]。横纹肌肉瘤临床分期根据治疗前基于影像学制定的临床分期系统(TNM-UICC)以及横纹肌肉瘤研究美国协作组(IRS)的术后护理临床分组系统2种分期方法。横纹肌肉瘤危险度分组依据病理亚型、术后病理分期和TNM分期,将危险度分为低危组、中危组、高危组,以便分层治疗。非横纹肌肉瘤类软组织肉瘤的术后病理分期和横纹肌肉瘤IRS临床分期相似。

(四)治疗

RMS治疗原则和细则重点参照《美国儿童横纹肌肉瘤研究协作组(IRSG)治疗方案》和《中国儿童及青少年横纹肌肉瘤诊疗建议CCCG-RMS-2016和解读》。非横纹肌肉瘤由于病理类型多样、异质性强、生物学特性差异大,对化疗敏感性不同,目前国际上对儿童及青少年NRSTS尚无规范治疗策略。标准治疗方法包括外科手术、放射治疗、化疗、观察、靶向治疗和免疫疗法,治疗方案参照《儿童及青少年非横纹肌肉瘤类软组织肉瘤诊疗规范》(2019年版)。尤文肉瘤采取手术、化疗、放疗的综合治疗手段,化疗方案参照《儿童和青少年尤文肉瘤诊疗规范》(2019版)[6]。

(五)随访

患儿结束治疗后采取肿瘤内科转移门诊随诊定期评估、电话及问卷调查方法随访,随访日期截至2021年3月31日。事件发生定义为患儿第一次复发进展或死亡,无事件生存率(event-free survival,EFS)计算从诊断之日至事件发生或随访截止日期。总生存率(overall survival,OS)计算从诊断之日至随访截止日期或死亡日期。

(六)统计分析

应用 SPSS 19.0 统计学软件进行数据处理。非正态分布的计量资料以 M(范围)表示,计数资料以例(%)表示,生存分析采用 Kaplan-Meier 分析法,组间生存比较采用 Log-Rank χ^2 检验,以 $P < 0.05$ 为差异有统计学意义。

二、结果

(一)胸部软组织肉瘤患儿临床特征

本组 53 例患儿中位诊断年龄是 92(13~193)个月,其中年龄≥10 岁(120个月)的有 16 例,占 30.2%。男 27 例,女 26 例。胸壁肿瘤 24 例,胸腔内肿瘤 29 例。最常见的病理类型是尤文肉瘤(n=29,54.7%),其次是横纹肌肉瘤(n=13,24.5%),其他肿瘤包括恶性外周神经鞘瘤(n=3,5.7%)、纤维肉瘤(n=3,5.7%)、滑膜肉瘤(n=2,3.8%)、黏液样脂肪肉瘤(n=1,1.9%)、腺泡状软组织肉瘤(n=1,1.9%)、恶性软组织肉瘤(n=1,1.9%)。肿瘤的平均直径是 10.0(2.4~20)cm。24 例患儿就诊时存在远处转移,最常见转移部位是肺(n=14),其次淋巴结(n=5)、骨髓(n=3)、骨骼(n=2)。中位病程 1 个月(5 d 至 10 个月),患儿多表现为胸壁肿物或胸痛(n=24)、呼吸系统症状(咳嗽、气促等,n=17)、颈部或锁骨包块(n=3)、其他(n=9)。IRS 分期 Ⅰ~Ⅲ期 29 例,Ⅳ期 24 例。

(二)治疗及预后

53 例患者中 1 例诊断后回当地治疗,1 例患者化疗 1 疗程后放弃治疗。52例患儿接受化疗,平均化疗 11 (1~26)个疗程,46 例患儿接受原发瘤灶手术切除,13 例患儿先手术后化疗,33 例患儿化疗后手术。47 例患儿接受放疗,平均放疗剂量 34.9 Gy。1 例尤文肉瘤患儿接受自体造血干细胞移植。6 例(2 例横纹肌肉瘤、3 例尤文肉瘤和 1 例滑膜肉瘤)肿瘤位于胸腔内的患儿因瘤灶巨大,位置与大血管紧密未进行手术治疗，其中 4 例死亡（2 例横纹肌肉瘤，2 例尤文肉瘤），1 例滑膜肉瘤质子放疗 1 年后复发，1 例尤文肉瘤患儿化疗后疾病稳定。

系统治疗并随访的 51 例患儿纳入生存分析。随访日期截至 2021 年 3 月 31 日，中位随访时间 26(3~122) 个月。最终有 20 例患儿死亡，包括 8 例横纹肌肉瘤、11 例尤文肉瘤、1 例纤维肉瘤，均死于原发疾病。25 例复发进展，复发进展中位时间 13(1~28) 个月，复发进展后中位生存期为 6(0~35) 个月，92% 的患儿为早期复发（治疗至 ≤24 个月复发）。

生存分析显示 51 例患儿 3 年 OS 是 (60.0±7.7)%，其中尤文肉瘤 3 年 OS 是 (64.3±9.9)%，横纹肌肉瘤 3 年 OS 是 (27.8±14.8)%，其他肉瘤 3 年 OS 是 (90.0±9.5)%(P=0.01)。51 例患儿 3 年 EFS 是 (47.8±7.5)%，其中尤文肉瘤 3 年 EFS 是 (51.3±10.1)%，横纹肌肉瘤 3 年 EFS 是 (25.0±12.5)%，其他肉瘤 3 年 EFS 是 (66.7±16.1)%(P=0. 09)，见图 1。接受综合治疗（手术+放疗+化疗）的患儿 3 年 OS 和 EFS 明显优于单纯手术和或化疗的患儿 [OS:(65.4±8.1)% vs (28.6±17.1)%，χ^2=12.33，P<0.001；EFS:(55.4±0.81)% vs 0.0%，χ^2=28.99，P <0.001]。

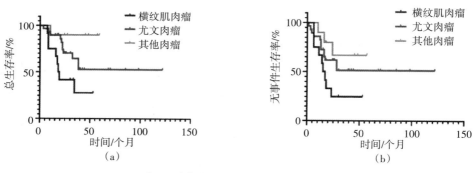

图 1　胸部软组织肉瘤患儿生存分析

注:(a)3 年总生存率;(b)3 年无事件生存率

（三）并发症

51 例患儿中，8 例(15.6%)患者出现由于手术或者原发瘤灶所致的并发症，包括 3 例患者脊柱侧弯、2 例患者胸廓塌陷、1 例患者胸部不对称、1 例患者肋骨畸形、1 例患者脊柱缺损。

(四)预后因素分析

对 51 例患儿性别、年龄、原发瘤灶部位及大小、病理类型、转移部位进行单因素分析(表 1),结果显示肿瘤部位在胸腔内、病理类型为横纹肌肉瘤、发生远处转移的患儿 3 年 OS 明显降低($P < 0.05$);肿瘤部位在胸腔、原发肿瘤直径≥5 cm、发生远处转移的患儿 3 年 EFS 明显降低($P < 0.05$)。进一步分析显示原发部位位于胸腔内的横纹肌肉瘤患儿病死率 100%(7/7),尤文肉瘤病死率 46.6%

表 1 51 例胸部软组织肉瘤患儿单因素分析

项目	例数	3 年 EFS/%	P 值	3 年 OS/%	P 值
性别			0.56		0.61
男	25	51.7±11.2		67.2±10.8	
女	26	43.7±10.1		53.6±10.6	
年龄/岁			0.53		0.81
<10	35	52.0±8.9		58.9±9.8	
≥20	16	38.9±13.4		60.9±12.5	
肿瘤位置			0.04		0.05
胸壁	22	62.2±10.7		76.4±9.2	
胸腔	29	35.5±10.3		45.5±11.4	
肿瘤直径/cm			0.04		0.06
<5	5	100		100	
≥5	43	40.5±8.1		5.1±5.9	
病理类型			0.09		0.01
尤文肉瘤	29	51.3±10.1		64.3±9.9	
横纹肌肉瘤	12	25.0±12.5		27.8±14.8	
其他	10	66.7±16.1		90.0±9.5	
是否远处转移			0.002		0.001
否	29	63.2±10.3		75.7±10.2	
是	22	27.3±9.5		40.9±10.5	

（7/15），其他肉瘤患儿病死率 14.2%（1/7），3 组有明显统计学差异 χ^2=11.56，P <0.01）。原发部位位于胸壁的横纹肌肉瘤患儿病死率 40%（2/5），尤文肉瘤病死率 28.5%（4/14），其他肉瘤患儿病死率 0（0/3），3 组没有统计学差异（χ^2=1.545，P =0.462）。Cox 多因素分析结果显示，就诊时伴有远处转移（HR：3.404；95% CI：1.201~8.682，P =0.02）和肿瘤部位位于胸腔（HR：3.229；95% CI：1.036~11.186，P =0.04）为影响胸部软组织肉瘤患儿预后的危险因素。

三、讨论

软组织肉瘤是儿童时期罕见的肿瘤，约占小儿癌症的 12%[12]。根据起源分为 2 个不同的组：横纹肌肉瘤和非横纹肌肉瘤软组织肉瘤。在儿童时期，肿瘤的分布与成年人不同。在成年人中，软骨肉瘤是最主要的恶性肿瘤，而在儿童中，尤文肉瘤最常见[8]。Shamberger 等[9]报道的 73 例恶性胸壁肿瘤中，56% 为尤文氏肿瘤，23% 为横纹肌肉瘤，5% 为纤维肉瘤。在本研究的胸部软组织肉瘤中，尤文肉瘤占 54.7%，横纹肌肉瘤占 24.5%，纤维肉瘤占 5.7%，与文献报道一致。

51 例胸部软组肉类患儿 3 年 OS 是（60.0 ± 7.7）%，与我们同期收入院的软组织肉瘤相比，胸部软组织肉瘤预后与整体相比较低[10,11]。手术是所有小儿软组织肉瘤患者治疗的关键组成部分[12]。在本研究中，88.9%例患儿接受原发瘤灶手术切除，6 例肿瘤位于胸腔内的患儿因瘤灶巨大，位置与大血管紧密未进行手术治疗，在这 6 例患儿中 4 例死亡。接受综合治疗（手术+放疗+化疗）的患儿 3 年生存率明显优于单纯手术和（或）化疗的患儿。

研究显示，在儿童软组织肉瘤中，局限性与转移性疾病、肿瘤切除范围、最大肿瘤直径和肿瘤等级是重要预后因素[12]。本研究结果显示肿瘤部位在胸腔、病理类型为横纹肌肉瘤、发生远处转移的患儿 3 年 OS 明显降低（P <0.05），虽然肿瘤直径<5 cm 的患儿预后 3 年 OS 较肿瘤直径≥5 cm 的患儿好，但没有明显统计学差异，可能与本研究样本量较小有关。本研究显示与胸腔内肿瘤相比，胸壁肿瘤患者的预后较好，这可能是早期发现和更好的可切除性所致。Jin 等[13]

研究报道婴儿横纹肌肉瘤 5 年 OS 为 （42.3 ± 1.7)%，尤文肉瘤 5 年 OS 为
(54.5 ± 1.5)%，非横纹肌肉瘤软组织肉瘤 5 年 OS 为(81.6 ± 9.8)%。本组胸部
软组织肉瘤患儿的中位诊断年龄是 92(13~193)个月,发病年龄均>1 岁,说明胸
部软组织肉瘤发病年龄在婴儿期少见， 对于婴儿胸部软组织的临床特点及预
后,我们未来会做进一步研究和总结。

有研究表明,胸部肿瘤切除后的大缺损通常需要复杂的重建程序,从而导
致并发症,例如脊柱侧弯、胸廓畸形和肺功能障碍,其发生率可能高达 69%[14]。
Seitz 等[15]对胸部尤文肉瘤的患者进行研究,发现长期并发症的发生率为 24%。
在我们的研究中长期并发症的发生率为 15.6%,均为脊柱肋骨等异常,并无患
儿出现肺功能障碍。

在本研究中,5 例患儿复发进展,其中早期复发率高达 92%。BAccl 等[16]研
究显示尤文肉瘤复发后的存活率很低,尤其是早期复发通常是致命的[17]。在本
研究入组的 29 例尤文肉瘤患儿中,11 例患儿早期复发， 其中 9 例患儿死亡,这
与研究报道一致。此外,本研究显示,在入组的 13 例胸部横纹肌肉瘤中,9 例患
复发,均为早期复发,且复发后患儿均未活过 3 年,提示胸部横纹肌肉瘤复发进
展较 快,在治疗过程中应密切检测。

综上所述,儿童及青少年胸部软组织肉瘤预后较差,尤其是胸腔内横纹肌
肉瘤预后极差,主要死亡原因是疾病复发或进展。包括化疗、手术和放疗的多学
科联合治疗可改善该组患儿的预后。

参考文献

［1］ Stein-Wexler R. Pediatric soft tissue sarcomas. Semin Ultrasound CT MR, 2011,32:470-
488.

［2］ Rechl H, Wortler K, Weirich G, et al. Operation entscheidet uber die prognose ［Soft tissue
sarcoma-epidemiology, diagnosis and treatment］. MMW Fortschr Med ,2006,148: 28-30.

［3］ Anderson WJ, Doyle LA. Updates from the 2020 World Health Organization classification of soft tissue and bone tumours. Histopathology, 2021, 78: 644–657.

[4] 中华人民共和国国家卫生健康委员会. 儿童及青少年横纹肌肉瘤诊疗规范(2019 版),2019–09–05.

[5] 中华人民共和国国家卫生健康委员会. 儿童及青少年非横纹肌肉瘤类软组织肉瘤诊疗规范(2019 年版),2019–09–05.

[6] 中华人民共和国国家卫生健康委员会. 儿童和青少年尤文肉瘤诊疗规范（2019 版）,2019–09–05.

[7] Siwillis EM, Dharse NJ, Scanlan T, et al. Pediatric soft tissue and bone sarcomas in tanzania: Epidemiology and clinical features. J Glob Oncol, 2019, 5: 1–6.

[8] van den Berg H, van Rijn RR, Merks JH. Management of tumors of the chest wall in childhood: A review. Pediatr Hematol /Oncol, 2008, 30: 214–221.

[9] Shamberger RC, Grier HE. Chest wall tumors in infants and children. Semin Pediatr Surg, 1994, 3: 267–276.

[10] 朱帅,张大伟,王生才,等. 小儿非横纹肌肉瘤类软组织肿瘤的临床特点及预后分析.《中华实用儿科临床杂志),2020, 35: 1147–1151.

[11] 徐娜,段超,金眉,等. 单中心多学科联合诊治儿童横纹肌肉瘤的临床及预后分析中华儿科杂志,2019,57: 767–773.

[12] Ferrari A, Dirksen U, Bielack S. Sarcomas ofsoft tissue and bone. Prog Tumor Res, 2016, 43: 128–141.

[13] Jin M, Tian Z, Xie Y, et al. Diagnosis and treatment of infantile malignant solid tumors in beijing, China: A multicenter 10–year retrospective study. Pediatr Investig, 2020, 4: 178–185.

[14] Dingemann C, Linderkamp C, Weidemann J, et al. Thoracic wall reconstruction for primary malignancies in children: Short– and longterm results. Eur J Pediatr Surg, 2012, 22: 34–39.

[15] Seitz G, Urla C, Sparber–Sauer M, et al. Treatment and outcome of patients with thoracic tumors of the Ewing sarcoma family: A report from the Cooperative Weichteilsarkom Studiengruppe CWS–81, –86, –91, –96, and –2002P trials. Pediatr Blood Cancer, 2019, 66:

e27884.

[16] BAccl G, Ferrari S, Longhi A, *et al*. Therapy and survival after recurrence of Ewing's tumors: The Rizzoli experience in 195 patients treated with adjuvant and neoadjuvant chemotherapy from 1979 to 1997. Ann Oncol, 2003, 14: 1654–1659.

[17] Stahl M, Ranft A, Paulussen M, *et al*. Risk of recurrence and survival after relapse in patients with Ewing sarcoma. Pediatr Blood Cancer, 2011, 57: 549–553.

C-PEB 方案联合手术治疗儿童
恶性生殖细胞瘤 3 例并文献复习

王希思　马晓莉　周春菊　曾　骐　王焕民

生殖细胞瘤（Germ cell tumor）起源于原始生殖细胞,临床根据生殖细胞的分化程度分为良性和恶性。恶性生殖细胞瘤是指含有未分化成分的生殖细胞瘤,包括卵黄囊瘤、胚胎瘤、绒毛细胞癌及混有恶性成分的畸胎瘤[1]。国外较大儿童肿瘤中心采用强烈化疗联合手术为主的综合治疗手段，使患儿的 5 年生存率显著提高。北京儿童医院借鉴国际先进的诊治理念,采用环磷酰胺联合标准 PEB 方案(C-PEB)联合手术治疗 3 例儿童恶性生殖细胞瘤,报道如下。

一、临床资料

(一)病历资料

例 1,男,6 个月,因发现腹部包块 4 个月入院。查体:上腹膨隆,可触及 1 约 13 cm×7 cm×7 cm 大小的实性包块。辅助检查:血清甲胎蛋白(AFP)8 000 ng/mL,β 人绒毛膜促性腺激素(HCG)16 mIU/mL。腹部 CT 显示,腹部巨大混杂密度占位性病变,其内多发囊状坏死区及条片状钙化。进行开腹肿瘤全切术,肿瘤组织病理检查提示腹腔囊实性不成熟性畸胎瘤(Ⅱ~Ⅲ级),肿瘤组织内见分化不成熟的上皮、间叶及原始神经管结构。免疫组化:Ki-67(20%+)、AFP(+)、CgA(灶状+)。

例 2,男,13 岁,因间断肛周不适入院。直肠指检发现有 1 肿物,血清 AFP 1.9 ng/mL,β-HCG<1 mIU/mL,外院手术切除盆腔肿物,病理诊断为盆腔生殖细胞肿瘤。术后复查骶部 MRI,提示仍有瘤灶残留。给予长春新碱、表柔比星、放线

菌素 D 化疗 3 个疗程后复查 MRI,提示左侧骶前局限性软组织增厚,来北京儿童医院诊治。再次进行骶尾部畸胎瘤切除术,病理回报为骶尾部不成熟畸胎瘤。免疫组化:NSE(+/-)、CD99(+)、SYN(-)、GFAP(-)、CK(AE1/AE3)(-)、Ki-67(70%+)。

例 3,男,2 岁,因咳嗽、胸闷、发热入院。查体未见明显异常。胸部 CT 提示纵隔内有较大软组织占位,密度欠均匀,与周围组织分界欠清,心影受压左移;血清 AKP 365 ng/mL。进行 B 超引导下细针穿刺活检,病理报告为内胚窦瘤。免疫组化:AKP(+)、CK(AE1/AE3)(+)、Desmin(-)、ALK(-)、Vimentin(+)、Ki-67(+)。

(二)化疗方案

给予 C-PEB 方案化疗:博来霉素 0.5 U/(kg·d),1 d;依托泊苷 3.3 mg/(kg·d),连用 5 d;顺铂 0.67 mg/(kg·d),连用 5 d;环磷酰胺 40 mg/(kg·d),1 d。环磷酰胺化疗前后给予充分水化碱化,美司钠解救预防出血性膀胱炎。顺铂静脉滴注前给予甘露醇以预防听力损伤等,于化疗结束后 2 d 开始注射粒细胞集落刺激因子以缩短骨髓抑制时间,减少感染发生率。

(三)治疗经过、疗效评估与随访

依照 WHO 实体瘤疗效评价标准[2],3 例患儿于化疗 2 个疗程后评估疗效。

例 1,影像学监测瘤灶体积缩小>50%,即部分缓解(PR),AKP 也明显下降,为 1 000 ng/mL,且 β-HCG 降至正常。切除瘤灶后继续化疗 2 个疗程后评估提示肿瘤病灶完全消失,即完全缓解(CR),且 AKP 持续阴性,故停止化疗。

例 2,化疗前即切除原发瘤灶,化疗 2 个疗程后疗效评估未发现新瘤灶,即疾病稳定(SD)。

例 3,影像学监测纵隔瘤灶体积较前缩小 46%,接近 PR,继续给予 2 个疗程 C-PEB 方案化疗,影像学提示瘤灶缩小,手术切除瘤灶。

目前 3 例患儿正在随访中,随访时间分别达 2 年、2 年半和 3 年,均提示 CR。

二、讨论

恶性生殖细胞瘤起源于原生殖细胞,可发生于任何一个原始生殖腺正常或异位移行的部位。儿童生殖细胞瘤70%发生在性腺外,依次多发于骶尾部、腹膜后、纵隔和脑的松果体区。不同的发病部位有不同的临床表现,常因肿块或肿块产生压迫症状而就诊。

α-AFP是一种胚胎性蛋白,对生殖细胞肿瘤具有提示作用,有助于判断肿瘤是否完全切除以及肿瘤早期复发或转移。文献报道β-HCG在孕期由滋养层合胞体细胞生成,患者β-HCG升高表明肿瘤中存在滋养层合胞体细胞,常见于绒毛膜癌、精原细胞瘤及无性生殖细胞瘤。AFP和β-HCG为儿童生殖细胞瘤的生物学标志,常规检测有助于诊断和疗效评估。但部分患儿AFP和β-HCG均为阴性,因此不能作为儿童生殖细胞瘤特有的生物因子进行检测。本文3例患儿中2例AFP增高,化疗和手术切除瘤灶后AFP持续阴性,有明显的临床意义。1例患儿化疗前β-HCG升高,化疗后降至正常,也有一定的临床意义。

恶性生殖细胞瘤的治疗方法是以手术切除为主加以辅助化疗或放疗的综合治疗。因生殖腺外恶性生殖细胞瘤患儿在肿瘤发现时往往肿瘤体积已很大,大多患儿在就诊时临床分期为Ⅲ/Ⅳ期,造成手术完全切除困难,增加手术及术后并发症风险,治疗难度大且预后很差。目前国际上采用化疗联合手术切除瘤灶的综合治疗手段,使患儿的生存率显著提高到60%~80%[3,4]。经典儿童恶性生殖细胞瘤含铂类的化疗方案为顺铂、依托泊苷和博来霉素(PEB)的联合化疗,可获得很好的疗效。对高危患儿,尤其是生殖器以外的Ⅲ/Ⅳ期肿瘤患儿,PEB方案的长期生存率仍低,为20%~30%[5]。美国儿科肿瘤协作组(POG)报道,采用含大剂量顺铂(200 mg/m²)的HD-PEB方案治疗高危恶性生殖细胞瘤,6年无事件生存率达(89.6 ± 3.6)%,优于标准剂量的PEB方案(80.5 ± 4.8)%,但毒性明显增加,尤其是耳毒性达64%,限制了其临床应用[5,6]。

环磷酰胺是双功能烷化剂及细胞周期非特异性药物,广泛应用于儿童恶性肿瘤的化疗。近年,美国儿童肿瘤协作组(COG)应用C-PEB方案治疗高危恶性生殖细胞瘤,基本治疗方案是应用强烈联合化疗尽快缩小瘤灶,几种化疗药物组合交替应用以减少耐药性的发生,CR 率>80%,2 年无事件生存率>84%,并且毒副作用更小。本研究中的 3 例患儿根据病理诊断明确为恶性生殖细胞瘤,均发生于性腺外,临床分期均为Ⅲ,给予 C-PEB 方案化疗,初步的观察结果表明 C-PEB 方案用于治疗儿童恶性生殖细胞瘤安全有效。

参考文献

[1] 胡亚美,江载芳,主编.诸福棠实用儿科学(第 7 版).北京:人民卫生出版社,2009:2385.

[2] Therasse P, Arbuck SG, Eisenhauer EA, *et al*. New guidelines to evaluate the response to treatment in solid tumors. European Organization for Research and Treatment of Cancer, National Cancer Institute of the United States, National Cancer Institute of Canada. J Natl Cancer Inst,2000,92:205-216.

[3] 孙晓非,杨群英,甄子俊,等.44 例儿童青少年恶性生殖细胞肿瘤综合治疗结果分析.癌症,2006,25:1529-1532.

[4] 吴文乾,陈新让,齐林.小儿实体肿瘤 233 例.实用儿科临床杂志, 2007,22:1273-1277.

[5] Kang H, Kim TJ, Kim WY, *et al*. Outcome and reproductive function after cumulative high-dose combination chemotherapy with bleomycin, etoposide and cisplatin (BEP) for patients with ovarian endodermal sinus tumor. Gynecol Oncol, 2008,111:106-110.

[6] Cushing B, Giller R, Cullen JW, *et al*. Randomized comparison of combination chemotherapy with etoposide, bleomycin, and either high-dose or standard-dose cisplatin in children and adolescents with high-risk malignant germ cell tumors: a pediatric intergroup study- Pediatric Oncology Group 9049 and Children's Cancer Group 8882. J Clin Oncol, 2004,22: 2691-2700.

单中心 458 例高危神经母细胞瘤患儿临床特征及预后分析

苏　雁　马晓莉　王处民　秦　红　泰茂权　张福泉　金　眉

张大伟　陈诚豪　曾　联　何乐建　倪　鑫

神经母细胞瘤（neuroblastoma，NB）是一种起源于神经嵴的交感神经系统胚胎性肿瘤，是儿童时期较常见的颅外恶性实体肿瘤，占儿童恶性肿瘤的 8%~10%[1,2]。尽管采用多学科联合诊疗模式的多种治疗手段，高危神经母细胞瘤（high risk-neuroblastoma，HR-NB）预后仍然较差。本研究对北京儿童医院血液肿瘤中心收治的 HR-NB 患儿临床资料进行回顾性分析，以了解其临床特征及预后。

一、对象和方法

（一）对象

回顾性分析 2007 年 2 月 1 日至 2018 年 6 月 30 日在北京儿童血液肿瘤中心确诊并治疗、随访的 458 例 HR-NB 患儿临床资料。本研究已通过北京儿童医院伦理委员会审查（2017-K-54），全部患儿家长均签署书面知情同意书。

（二）方法

1. NB 的诊断

根据病理或临床诊断标准,两者之一可确诊[3,4]。病理诊断:肿瘤组织光镜能够明确诊断 NB。临床诊断:骨髓涂片或活检显示特征性神经母细胞,伴有尿液（或血清）儿茶酚胺或其代谢产物明显升高。

2. 分组标准

2011 年前的患儿根据美国儿童肿瘤协作组（Children's Oncology Group，COG）标准确定危险度[3]，满足下述 6 项中任何 1 项为高危组：年龄≥1 岁，MYCN 基因扩增，预后不良病理类型，国际神经母细胞瘤临床分期（intemational neuroblastoma staging system，lNSS）2 期；任何年龄，MYCN 基因扩增，INSS 3 期；年龄≥1 岁，MYCN 基因无扩增，预后不良病理类型，NSS 3 期；年龄<1 岁，MYCN 基因扩增，INSS 4 期；年龄>15 岁，所有 INSS 4 期；年龄<1 岁，MYCN 基因扩增的 4s 期。2011 年后的患儿根据神经母细胞瘤国际委员会危险度分组标准（intemational neuroblastoma risk group，INRG）确定危险度[5]，满足下述 2 项中任何 1 项为高危组：MYCN 基因扩增；年龄≥15 岁，INRG 分期 M。

3. 治疗

采用北京儿童医院–2007–HR–NB（BCH–2007–HR–NB）方案治疗，包括化疗、手术、放疗、（单次）自体外周血遗血干细胞移植（hematopoietic stem cell transplantation，HSCT）及 13–顺式维甲酸维持的多学科联合诊疗，总疗程 1.0~1.5 年。化疗方案采用 CAV 方案和 CVP 方案交替。CAV 方案为环磷酰胺 70 mg/(kg·d)，第 1 至第 2 天；阿霉素 25 mg/(m²·d)，第 1 至第 3 天；长春新碱 1 mg(m²·d)，第 1 至第 3 天。CVP 方案为顺铂 50 mg(m²·d)，第 1 至第 4 天；依托泊苷 200 mg/(m²·d)，第 1 至第 3 天。HSCT 预处理方案采用卡铂 300 mg/(m²·d) 联合依托泊苷 160 mg/(m²·d)（移植前第 6 至第 3 天），马法兰 140 mg/(m²·d（移植前第 5 天），70 mg/(m²·d（移植前第 4 天）。

4. 疗效评估[3]

每化疗 2 个疗程进行疗效评估，包括骨髓、肿瘤标志物、原发瘤灶以及转移灶影像学检查。进展定义为出现新的病灶或原有可测量病灶体积增加>25%或骨髓由阴性转为阳性。

5. 随访

患儿治疗结束后通过门诊或电话随访，最后随访时间截至 2019 年 6 月 30

日。无事件生存率(event free survival,EFS)计算为诊断至发生事件时间,事件包括肿瘤进展或复发、任何原因死亡、放弃治疗或出现第二肿瘤。总生存率(overallsurvival,OS)计算为诊断至死亡或末次随访时间。失访定义为完成所有治疗但最后随访时间前 1 年内无任何形式随访记录,以末次随访时间及生存状态计算。

(三)统计学处理

应用 SPSS 19.0 软件进行数据分析。非正态分布的计量资料用 M(范围)表示,组间比较采用 Wilcoxon 秩和检验;计数资料用例(%)表示,组间比较采用 χ^2 检验。单因素预后分析采用 Log-Rank 检验,多因素预后分析采用 Cox 回归。采用 Kaplan-Meier 方法进行生存分析。以 $P<0.05$ 为差异有统计学意义。

二、结果

(一)一般病例资料

2007 年 2 月 1 日至 2018 年 6 月 30 日在首都医科大学附属北京儿童医院血液肿瘤中心住院确诊 HR-NB 患儿共 518 例,剔除诊断后未接受任何化疗即自动出院的 47 例及入院前在外院接受非 BCH-2007-HR-NB 方案且化疗≥2 个疗程的 13 例,共 458 例 HR-NB 患儿纳入本研究,其中男 265 例(57.9%),女 193 例(42.1%),诊断年龄 40.0(4.5~148.0)月龄,<5 岁 355 例(77.6%),原发瘤灶最长直径 10.6(1.4~29.0) cm,诊断时乳酸脱氢酶(lactate dehydrogenase,LDH) 651(117~17 324)U/L。458 例患儿临床特征见表 1。

(二)总体生存分析

458 例患儿随访时间 22.0(0.2~138.0)个月,死亡 194 例(42.4%),其中因肿瘤进展或复发死亡 185 例(95.4%),治疗相关死亡 9 例(4.6%)。失访 17 例(3.7%),存活 247 例(53.9%)。247 例存活患儿中,生存期≤12 个月 44 例(17.8%),12~24 个月 51 例(20.6%),24~36 个月 43 例(17.4%),36~48 个月 42 例(17.0%),48~60 个月 23 例 (9.3%),> 60 个月 44 例 (17.8%)。458 例患儿中,281 例

表1　458例高危神经母细胞瘤患儿的临床特征

临床特征	例/%	临床特征	例/%
性别		远处淋巴结转移	
男	265(57.9)	有	272(59.4)
女	193(42.1)	无	186(40.6)
年龄(月龄)		诊断时 LDH(U/L)	
<18	25(5.5)	<1 500	354(77.3)
18~60	330(72.0)	≥1 500	104(22.7)
>60	103(22.5)	MYCN 扩增	
原发瘤灶部位		有	86(18.8)
肾上腺或腹膜后	374(81.7)	无	331(72.2)
纵隔	64(14.0)	不详	41(9.0)
其他 a	20(4.3)	HSCL 治疗	
骨髓转移		有	166(36.2)
有	338(73.8)	无	292(63.8)
无	120(26.2)	治疗时期	
骨骼转移		2013 年之前	105(22.9)
有	316(69.0)	2013 年之后	353(77.1)
无	142(31.0)		

注:DH 为乳酸脱氢酶;HSCT 为造血干细胞移植;a 包括颈部、盆腔,颈胸腹联合、颅底或未找到原发灶

(61.4%)患儿发生事件,其中 226 例为肿瘤复发或进展,24 例死亡,31 例为结束治疗前放弃治疗。肿瘤复发或进展的时间为 15(1~72)个月。458 例患儿 3 年 EFS(39.1±2.4)% ,5 年 EFS(31.2±2.6)%;3 年 OS(54.7±2.7)% ,5 年 OS(43.9±3.2)%。458 例 HR-NB 患儿生存曲线见图1。

（三）HSCT 病例分析

166 例(36.2%)患儿接受 HSCT,移植患儿发生肿瘤复发或进展的时间为诊

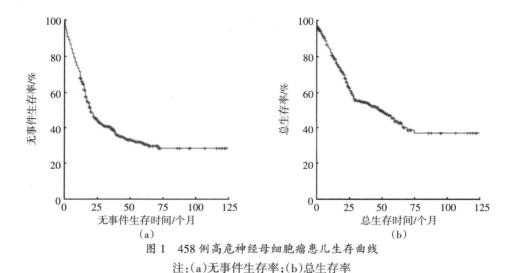

图 1　458 例高危神经母细胞瘤患儿生存曲线

注:(a)无事件生存率;(b)总生存率

断 NB 后 17(7~72)个月,未移植患儿为 NB 诊断后 11(1~61)个月,差异有统计学意义(Z=−6.163,P<0.01)。移植与未移植患儿 3 年 EFS 分别为(43.7±4.1)%和(36.7±3.0)%,5 年 EFS 分别为(28.7±4.3)%和(33.5±3.2)%,差异均有统计学意义(χ^2=6.590、6.370,P=0.010、0.012)。移植与未移植患儿 3 年 OS 分别为(57.6±4.2)%和(53.5±3.4)%,5 年 OS 分别为(40.5±5.2)%和(47.7±3.9)%,差异均无统计学意义(χ^2=2.040、2.163,P=0.153、0.141)。

　　142 例接受移植的骨髓转移患儿与 196 例未移植的骨髓转移患儿 5 年 EFS 分别为（26.5±4.5）%和（25.1±3.6）%,5 年 OS 分别为（38.1±5.5）%和（35.7±4.7）%,差异均有统计学意义(χ^2=13.773、9.235,P=0.001、0.002)。128 例接受移植的骨骼转移患儿与 188 例未移植的骨骼转移患儿 5 年 ES 分别为（28.5±5.0)%和(26.7±3.8)%,5 年 OS 分别为(37.1±6.0)%和(36.2±4.8)%,差异均有统计学意义（χ^2=10.222、7.843,P=0.001、0.005）。37 例接受移植的 MYCN 扩增患儿与 49 例未接受移植的 MYCN 扩增患儿 5 年 ES 分别为(26.8±8.0)%和(20.5±6.4)%,差异无统计学意义(χ^2=5.732,P=0.017),5 年 OS 分别为(31.4±8.6)%和(26.2±7.4)%,差异无统计学意义(χ^2=3.230,P=0.072)。

（四）HR-NB 患儿预后影响因素分析

417 例患儿进行了 MYCN 基因检测，其中 86 例存在 MYCN 扩增，331 例 MYCN 未扩增。MYCN 扩增与 MYCN 未扩增患儿 5 年 EFS 分别为（23.4±5.0）% 和（35.4±3.3）%，5 年 OS 分别为（28.1±5.6）% 和（48.1±4.2）%，差异均有统计学意义（χ^2=15.301、31.876，P=0.010、0.010）。

MYCN 扩增患儿 5 年 OS 单因素分析显示，病初 LDH≥1 500U/L 是 MYCN 扩增患儿预后不良危险因素。MYCN 未扩增患儿 5 年 OS 单因素分析显示，伴有骨骼转移、骨髓转移、病初 LDH≥1 500U/L 是预后不良危险因素，2013 年后治疗的 MYCN 未扩增患儿生存率高于 2013 年前的（P 均<0.05），见表 2。

表 2　影响高危神经母细胞瘤患儿预后的单因素分析

临床因素	MYCN 扩增（86 例）				MYCN 未扩增（331 例）			
	例/%	5 年 OS/ ($\%,\bar{x}\pm s$)	χ_1^2	P_1 值	例/%	5 年 OS/ ($\%,\bar{x}\pm s$)	χ_2^2	P_2 值
性别			0.190	0.663			0.806	0.369
男	55（64）	28.0±7.1			188（56.8）	47.2±5.4		
女	31（36）	28.9±8.9			143（43.2）	49.3±6.6		
年龄（月龄）			0.431	0.806			1.462	0.481
<18	14（16.3）	41.3±15.8			6（1.8）	80.0±17.9		
18~60	62（72.1）	26.3±6.2			240（72.5）	44.3±5.4		
>60	10（11.6）	25.0±19.4			85（25.7）	53.4±7.2		
原发瘤灶部位			1.192	0.550			0.696	0.706
腹膜后或肾上腺	81（94.2）	27.8±5.6			259（78.2）	45.0±4.9		
纵隔	4（4.7）	0			55（16.6）	54.7±8.8		
其他 [a]	1（1.2）	100			17（5.1）	74.8±11.0		
HSCT			3.230	0.072			0.049	0.825
接受	37（43）	31.4±8.6			119（36.0）	39.7±6.7		
未接受	49（57）	26.2±7.4			212（64.0）	55.8±4.9		

临床因素	MYCN 扩增（86 例）				MYCN 未扩增（331 例）			
	例/%	5 年 OS/ (%,$\bar{x}\pm s$)	$\chi_1{}^2$	P_1 值	例/%	5 年 OS/ (%,$\bar{x}\pm s$)	$\chi_2{}^2$	P_2 值
骨髓转移			3.241	0.072			13.827	0.001
有	59(68.6)	21.7±6.2			243(73.4)	38.8±4.7		
无	27(31.4)	43.2±10.9			88(26.6)	79.8±4.6		
骨骼转移			3.298	0.069			8.286	0.004
有	59(68.6)	19.4±6.0			225(68.0)	38.3±5.1		
无	27(31.4)	48.9±10.8			106(32.0)	70.0±5.5		
远处淋巴结转移			1.973	0.160			0.145	0.703
有	56(65.1)	25.2±6.3			187(56.5)	49.5±5.9		
无	30(34.9)	32.9±11.2			144(43.5)	46.0±6.0		
诊断时 LDH(U/L)			6.960	0.008			21.624	0.001
<1 500	27(31.4)	48.3±12.6			296(89.4)	50.7±4.4		
≥1 500	59(68.6)	20.7±5.7			35(10.6)	26.0±12.2		
原发瘤灶最长径/cm			0.112	0.737			1.190	0.275
<11	40(47.6)	22.6±8.2			180(55.2)	49.5±5.3		
≥11	44(52.3)	31.9±7.6			146(44.8)	48.8±7.0		
治疗时期			1.003	0.317			7.103	0.008
2013 年之前	12(14.0)	37.7±16.4			65(19.6)	34.6±6.3		
2013 年之后	74(86.0)	26.6±5.9			266(80.4)	56.2±5.0		

注:OS 为总生存率;HSCT 为造血干细胞移植;LDH 为乳酸脱氢酶;[a] 包括原发瘤灶位于颈部、盆腔、颈胸腹联合、颅底或未找到原发灶;$\chi_1{}^2$、P_1 为 MYCN 扩增组 5 年 OS 比较;$\chi_2{}^2$、P_2 为 MYCN 未扩增组 5 年 OS 比较

将单因素分析中对 MYCN 未扩增患儿 OS 有统计学意义的因素纳入 Cox 多因素分析，结果显示骨髓转移（$HR=2.427,95\% CI\ 1.427{\sim}4.126$）、LDH≥1 500 U/L（$HR=1.618,95\% CI\ 1.275{\sim}2.054$）为影响 MYCN 未扩增 HR-NB 患儿生存的独立危险因素（P 均<0.05）。

三、讨论

尽管多年来HR-NB患儿治疗策略不断改善,但预后仍很差,50%以上患儿经历了复发或进展[1]。北美和欧洲儿童肿瘤协作组对3 352例HR-NB患儿的分析表明,生存率随治疗时代的进步逐年改善[2]。1990—1994年HR-NB患儿5年OS仅29%,1995—1999年为34%,2000年增加HSCT巩固治疗使OS达到47%,2005年以后抗神经节苷脂GD2抗体的免疫治疗使OS进一步提高[6]。本中心从2007年开始治疗NB,随着多学科管理模式的逐步完善,患儿生存率逐渐提高,2013年之后HR-NB患儿OS明显提高。我国学者报道1999—2014年各中心HR-NB患儿3年OS为43.9%~56.2%[7,8]。本研究226例患儿在诊断HR-NB的15(1~72)个月出现肿瘤复发或进展。HR-NB维持治疗期间肿瘤复发或进展问题是HR-NB治疗中的瓶颈。国外HR-NB维特治疗期间抗GD2抗体的使用进一步改善了患儿预后。COG数据显示,维持期间增加抗GD2抗体治疗的患儿具有更高的2年EFS(66%:46%)和2年OS(86%:75%)[6]。国际儿童肿瘤学会欧洲神经母细胞瘤协会应用抗GD2抗体研究显示[9],5年EFS为53%,5年OS为63%。我国尚无免疫治疗抗体,期待抗GD2抗体进入我国后能进一步改善HR-NB患儿预后。

40%~50%的NB患儿存在MYCN扩增,与预后不良密切相关,患儿3年OS<30%[5,10]。MYCN扩增与原发腹部、高LDH、瘤灶巨大、不良病理类型、染色体畸变等相关[10]。本研究MYCN扩增患儿病初LDH>1 500 U/L是影响患儿生存率的危险因素。COG数据显示,存在超二倍体的MYCN扩增患儿EFS及OS明显高于二倍体或低二倍体MYCN扩增患儿,建议对二倍体或低二倍体的MYCN扩增患儿给予更强治疗以改善其预后[11]。对于MYCN扩增患儿尚无最佳治疗方案。COG数据显示,HSCT可以提高MYCN扩增患儿的EFS及OS[12]。本研究中接受HSCT的MYCN扩增患儿EFS优于未接受的患儿(26.8%:205%,$P=0.017$),但2组OS差异无统计学意义,提示HSCT可能延缓MYCN扩增患儿肿瘤复发或进展时间,但并不能明显提高其生存率,尚需寻找其他治疗手段以改善其远期预后。

HSCT 可以进一步消除 HR-NB 微小残留,改善预后。COG 报道了接受移植 HRNB 患儿 3 年及 5 年 EFS 均优于持续化疗患儿,但 OS 差异无统计学意义[12]。本研究也显示移植患儿发生肿瘤复发或进展时间较未移植患儿延迟(17 个月:11 个月,$P<0.01$),移植患儿 EFS 优于未移植患儿,但 OS 差异无统计学意义。现有数据显示 HSCT 提高了 HRNB 患儿 EFS,延缓了其肿瘤复发或进展时间,但提高 HRNB 生存率作用有限[12]。然而,本组接受移植的骨髓转移或骨骼转移患儿的 EFS 及 OS 均优于未移植的骨髓或骨骼转移患儿,提示 HSCT 可以改善伴有骨髓、骨骼转移的 HR-NB 患儿预后。

本研究尚存在许多不足之处:本研究是回顾性分析,接受 HSCT 患儿非随机分组,HSCT 组包括更多伴有骨髓、骨骼转移患儿,可能造成生存结果偏差;HR-NB 预后因素复杂,本研究预后分析因素相对简单,应纳入更多因素,全面分析预后指导分层治疗;2013 年之后患儿随访时间短,需延长随访时间以确定其远期疗效。随着对 NB 生物学特征的日益了解、对 HR-NB 治疗策略的深入探索,希望可以进一步减少 HR-NB 复发,改善患儿长期预后。

参考文献

[1] Smith v, Foster J, High-risk neuroblastoma treatmentreview [J]. Children (Basel),2018,5 (9):114. DOl:10.3390/chlldren5090114.

[2] Pinto NR, Applebaum MA, Volchenboum SL, *et al.* Advances in risk classification and treatment strategles for neuroblastoma [J]. Clin Oncol,2015,33 (27):3008-3017. D0l: 10.1200/JCO.2014.59.4648.

[3] 中国抗癌协会小儿肿瘤专业委员会,中华医学会小儿外科学分会肿瘤外科学组,儿童神经母细胞诊疗专家共识[J]. 中华小儿外科杂志,2015,36(1):3-7. DOI:10.3760/cma. j.issn.0253-3006.2015.01.002.

[4] Brodeur GM,Pritchard J, Berthold F,et al. Revisions of the international criteria for neu-roblastoma diagnosis, staging, and response to treatmentu [J]. Clin Oncol,1993,11(8):

1466–1477. DOI:10.1200/JCO.1993.11.8.1466.

[5] Cohn SL, Pearson AD, London WB, et al. The International Neuroblastoma Risk Group (INRG)classification system: an INRG Task Force repor [J]. Clin Oncol,2009,27(2): 289–297.DOI:10.1200/JCO.2008.16.6785.

[6] Yu AL, Gilman AL, Ozkaynak MF,et al. Antl–GD2 antibody with GM–CSF. Interleukin–2, and isotretinoin for neuroblastoma [J]. N Engl J Med,2010,363 (14):1324–1334. DOI: 10.1056/NEJMoa0911123.

[7] Tian X, Cao Y, Wang J, et al. A single center dinical analysis of children with high–risk neuroblastoma [J]. Oncotarget,2017,8 (18):30357 –30368. DOI:10.18632/oncotarget. 15996.

[8] 汤静燕，潘慈，刘茵，等. 儿童Ⅳ期神经母细胞瘤远期随访报告 [J]. 中华儿科杂志， 2009,47(3):225–227. DOI:10.3760/cma.j.issn.0578–1310.2009.03.018.

[9] Ladenstein R, Potschger U, Valteau–Couanet D,et al. Interleukin 2 with anti–GD2 anti– body ch14.18/CHO (dinutuximab beta) in patients with high–risk neuroblastoma (HR– NBL1/SIOPEN):a multicentre, randomised, phase 3 trial[J]. Lancet Oncol,2018,19(12): 11617–1629. DOI:10.1016/S1470–2045(18)30578–3.

[10] Lee JW, Son MH, Cho HW, et al. Clinical significance of MYCN amplification in patients with high –riskneuroblastoma [J]. Pediatr Blood Cancer,2018,65 (10):e27257. DOI: 10.1002/pbc.27257.

[11] Schneiderman J, London WB, Brodeur GM, et al. Clinical significance of MYCN ampliflcation and ploidy in favorable –stage neuroblastoma:a report from the Children's Oncology Group[J]. J Clin Oncol,2008,26(6):913–918. DOI:10.1200/JCO.2007.13.9493.

[12] Matthay KK, Reynolds CP, Seeger RC, et al. Long–term results for children with high–risk neuroblastoma treated on a randomized trial of myeloablative therapy followed by 13–cis– retinolc acid:a children's oncology group study 1Cin Oncol,2009,27 (7):1007 –1013. DOI:10.1200/ JCO.2007.13.8925.

Ⅳ期高危神经母细胞瘤患儿局部放疗疗效分析

周宇晨　苏　雁　蒋持怡　蔡思雨　金　眉　张大伟　张福泉　马晓莉

神经母细胞瘤（neuroblastoma，NB）是婴幼儿最常见的颅外实体瘤。虽然近年来国内外采用联合化疗、放疗、手术切除及自体造血干细胞移植的多学科联合诊治方案，使 NB 的生存率明显提高[1]，但 HR-NB 患儿 5 年生存率仍仅有 30%~60%[2]。放疗作为联合治疗方案的一部分，对于化疗及术后局部微小残留病灶的控制作用早已被证实，但对于放疗部位、时机、剂量等问题仍无定论。本研究旨在回顾性分析Ⅳ期高危 NB 局部放疗疗效及安全性，并寻找影响预后的不良因素。

一、材料与方法

（一）研究对象

选取 2014 年 1 月至 2017 年 12 月间在首都医科大学附属北京儿童医院血液肿瘤中心诊断、治疗并接受放疗的Ⅳ期 HR-NB 患儿共 120 例。

（二）分期、分组

根据国际 NB 临床分期，定义为转移至骨髓等远处组织或淋巴结。根据美国儿童肿瘤协作组危险度分组制定北京儿童医院 NB 危险度分组标准。高危组定义是指年龄≥18 个月、Ⅳ期患儿或 N-myc 基因扩增患儿。

（三）治疗方案

根据北京儿童医院 HR-NB 方案（BCH-HR-NB-2007）[1]，HR-NB 治疗方案为 4 疗程 CAV 方案化疗（第 1、2、4、6 疗程，环酰胺、多柔比星、长春新碱），3 疗

236

程 CVP 方案化疗(第 3、5、7 疗程,依托泊苷,顺铂),第 4 疗程后进行手术切除,7 疗程后予自体造血干细胞移植及局部放疗,后予 13 顺式-维甲酸维持治疗,总疗程约 1.5 年。

(四)放疗部位

患儿在北京协和医院进行放疗,所有患儿均进行了原发瘤灶放疗,部分患儿同时进行了转移瘤灶区放疗。局部放疗剂量 15.0~30.6 Gy。

(五)不良反应评价

根据美国国立癌症研究所不良反应常见术语标准 3.0 版对不良事件强度进行分级,重要器官的急慢性放射损伤评价标准采用美国放疗肿瘤组织标准。

(六)疗效评估[1]

每化疗 2 个疗程进行疗效评估,包括骨髓细胞学检查、肿瘤标记物、原发瘤灶以及转移灶影像学检查(CT、B 超或核磁共振)。进展定义为出现新的病灶或原有病灶增加>25%。

(七)随访

随访时间截至 2018 年 8 月 31 日,通过查阅病历及电话随访,终点事件为进展,进展定义为出现新的病灶或原有病灶增加>25%。

(八)统计方法

采用 SPSS 16.0 软件对放疗前是否存在残留转移病灶、放疗距手术时间、手术是否全切应用 *Kaplan-Meier* 进行单因素生存分析。对是否就残留转移灶进行放疗进行 χ^2 检验。*P*<0.05 为差异有统计学意义。

二、结果

(一)一般临床资料

120 例放疗的Ⅳ期 HR-NB 患儿中男 56 例、女 64 例;诊断时中位年龄 43(9~148)个月。原发瘤灶 103 例位于腹部,15 例位于纵隔,2 例位于颈部。初诊时存在骨髓转移 74 例,多发骨转移 63 例,颅骨转移 21 例,远处淋巴结转移 67

例,中枢神经系统转移 18 例(其中 2 例为脑实质转移,1 例颅底转移,15 例脑膜转移),肾脏转移 16 例,肝脏转移 15 例,胰腺转移 11 例,脾脏转移 5 例,可疑肺部转移 3 例。N-MYC 基因扩增 20 例(16.7%)。90 例(75.0%)患儿进行原发灶完全切除。

(二)放疗情况

放疗时患儿中位年龄 52(19~158)个月。38 例(31.7%)患儿进行了原发瘤灶及转移灶放疗,82 例(68.3%)患儿仅进行了原发瘤灶放疗。90 例患儿原发瘤灶完全切除。放疗距离手术中位时间 6(1~15)个月,46 例为术后<6 个月放疗,57 例为术后≥6 个月放疗,17 例具体放疗时间不详。放疗前转移灶局部残留 55 例(45.8%),其中 25 例行残留转移灶局部放疗,30 例未行残留转移灶放疗。

(三)治疗效果

随访中位时间为 21(7~55)个月。至随访结束,76 例(63.3%)疾病稳定,原发瘤灶局部稳定 108 例,Ⅳ期高危 NB 放疗患儿 3 年无事件生存率为 53.3%,3 年局部控制率为 84.4%。发生进展的中位时间为 16 个月。44 例进展病例中,原发瘤灶进展 12 例(27.2%),颅内或颅骨转移 8 例,骨髓或除颅骨外转移 23 例,肌肉软组织转移 1 例。原发瘤灶进展的 12 例患儿中,7 例放疗距离手术时间≥6 个月,1 例于放疗前已发生原发瘤灶进展。

(四)不良反应

至随访结束,所有患儿均未发生肝、肾、心脏等不良反应。放疗后 1 周 3~4 级骨髓抑制 25 例 (24.5%)(监测血常规),放疗后 2 周 3~4 级骨髓抑制 8 例(8%)(监测血常规),详见表 1。

表 1 102 例 HR-NB 患儿放疗后骨髓抑制情况

单位:例

项目	0 级	1 级	2 级	3 级	4 级
放后 1 周	15(14.7)	34(33.3)	28(27.5)	23(22.5)	2(2.0)
放后 2 周	34(34.0)	32(32.0)	26(26.0)	8(8.0)	0

（五）影响因素分析

1. 残留转移灶是否放疗与预后的关系

对放疗前转移灶有无残留进行生存分析的结果显示放疗前转移灶无残留组的 3 年无事件生存率高于放疗前转移灶有残留的（78.4%:30.4%，P=0.003）。转移灶有残留患儿未行、行转移灶放疗的进展率分别为 66.6%（20/30）、20.0%（5/25）（P=0.001）。

2. 放疗距离手术时间与预后的关系

对放疗距离手术时间进行生存分析的结果显示放疗距离原发扁灶切除术时间<6 个月的 3 年无事件生存率高于≥6 个月的（66.1%:50.6%，P=0.038）。

3. 原发瘤灶是否完全切除对总体无事件生存率及原发瘤灶稳定的影响

对肿瘤是否全部切除进行生存分析的结果显示肿瘤全切的 3 年无事件生存率高于肿瘤部分切除的（57.0%:39.4%，P=0.018）。按照肿瘤是否切除分组的检验结果显示肿瘤部分切除的原发瘤灶进展率为 13.33%，全部切除的为 8.89%（P=0.492）。

三、讨论

NB 是婴幼儿最常见的颅外实体瘤。目前高危 NB 的治疗包括诱导阶段（强化疗及手术切除）、巩固阶段（自体造血干细胞治疗及放疗）、维持阶段（维甲酸治疗、免疫治疗）。经上述多学科治疗，目前高危 NB 生存率可达 50%[4]。北京儿童医院自 2007 年 4 月开始多学科治疗高危 NB，生存率可达 55.8%[1]。对于高危 NB 局部控制率的改善依赖于放疗 [3]。美国儿童肿瘤协作组推荐放疗剂量为 21.6~36.0 Gy，但近期文献报道 21.0 Gy 或 21.6 Gy 的原发瘤灶放疗剂量即可达到满意的局部控制率，而无严重并发症，对残留灶增加剂量的获益尚缺乏有效证据。本研究 3 年局部控制率为 84.4%，与既往研究报道的局部控制率 84%~100%相符[2]，再次证实放疗对于原发灶局部控制的重要作用。

手术也是 NB 治疗的重要组成，有研究认为全部切除可提高高危患儿无事件生存率[5]。但有部分患儿化疗后仍无法完成瘤灶全部切除，本研究中 30 例患儿为次全切除，放疗对这部分患儿具有重要作用。有研究认为未经放疗的全切手术并不能提高生存率，而联合术后放疗可将局部控制率提高至与全切术相近[6-8]。本研究结果示肿瘤全切患儿 3 年无事件生存率高于肿瘤部分切除的，但全部切除的 8.9% 患儿发生局部进展，部分切除的为 13.3%，提示了放疗对于消除原发瘤灶局部残留的作用。考虑结果差异，一方面是未完全切除发生进展的 16 例患儿中仅 4 例为原发瘤灶进展，因此考虑不能完全切除可能也侧面反映了瘤灶对化疗的敏感性差，存在混杂影响因素较多。此外，进一步分析，这 4 例原发瘤灶进展患儿均存在放疗时间距离手术时间>6 个月的特点，而其余未全切除患儿于 6 个月内进行放疗并未发生原发瘤灶进展。因此部分患者放疗距手术时间较长因素可能也是造成差异的部分原因。

在放疗时机的选择方面，结果显示肿瘤切除术术后<6 个月放疗组 3 年无事件生存率高于术后≥6 个月放疗的，提示可通过缩短放疗与手术间隔时间至 6 个月内进一步改善局部控制事件。

过去伴随自体造血干细胞移植的全身放疗方案已因毒副作用而被局部放疗取代，对转移病灶进行放疗是否可改善预后尚存争议。虽然 Kandula 等[12]的研究结果显示对转移部位进行放疗并未提高无事件生存率，但作者更多归因于放疗剂量的不足。而 Li 等[9]的研究提示经全身放疗的高危 NB 患儿在病初 MIBG 提示受累部位的复发进展比例明显高于全身放疗的。Mazloom 等[10]的研究提示在经转移灶放疗患儿中，复发进展更易出现在经化疗后转阴而未经放疗的部位。Casey 等[11]的研究也证实对转移灶进行放疗可以提高无事件生存率。上述研究均提示了放疗对于转移灶的局部控制作用。本研究结果也与上述结果相似，放疗前转移灶无残留的 3 年无事件生存率高于转移灶有残留的，而存在残存转移灶患儿中未进行放疗的进展率高于进行放疗的，提示对于放疗前残存转移灶进行放疗有助于进一步改善高危 NB 患儿预后。同时分析残留转移灶放疗后仍发生进展的 5 例患儿，其中 2 例为非放疗部位复发进展，这 2 例病初即分别存在骨髓及眼眶、颅骨受累,也与既往国外研究结果所示转移灶放疗后复发更易出现于未放疗原有转移灶部位相符[10,11],提示了高危 NB 患儿在能耐受条件下应考虑对存在残存转移灶甚至已转阴的进行放疗。

放疗近期不良反应包括局部水肿、恶心、呕吐黏膜炎、骨髓抑制等,一般是可预测的且可逆的。而远期并发症是关注的重点,已有报道证实放疗对于肝肾功能等重要脏器的安全性[12,13],有关于远期并发症的文献报道,随访 5~21 年,存活患儿 22 例,中位剂量 34.5 Gy(24~45 Gy),结果显示 73%患者发生远期并发症,最常见的是肌肉骨骼畸形(7/22),其次为内分泌疾病(甲状腺及性腺功能减退)和第二肿瘤,发生的中位时间为 6 年(5~11 年),且更多发生于放疗>31 Gy[14]。Yu 等[15]的研究也提示放疗对患儿远期身高存在影响,受照脊柱节段越多影响程度越大。本研究结果提示近期主要不良反应为骨髓抑制,且在放疗后 2 周逐渐呈恢复趋势,但对恶心、呕吐等近期并发症缺少监测及记录,暂未观察到重要脏器损伤,证实放疗近期安全。但随访时间短,后续仍需重点关注肌肉骨骼、身高、内分泌系统及第二肿瘤等远期并发症的发生情况。

综上所述,放疗对Ⅳ期高危 NB 患儿局部控制的疗效较确切,缩短放疗距肿瘤切除术时间、术后尽早放疗以及对病初转移灶进行放疗可能有助于提高高危 NB 患儿无事件生存率。在短期观察安全性方面,未见重要脏器损害,但远期并发症尚待随访观察。本研究属于回顾性研究,结论尚需更长随访时间、大样本研究和随机临床对照试验进一步证实。

参考文献

[1] 马晓莉,金眉,张大伟,等. 多学科联合诊治神经母细胞瘤 91 例临床特征及近期疗效分析 [J]. 中华实用儿科临床杂志,2013,28(3):178-182. DOI:10.3760/cmaj.issn.2095-428X.2013.03.007. Ma XL, Jin M, Zhang DW, et al. Clinical features and efficacy of recent treatment analysis of multimodality treatment for 91 children with neuroblastoma[J]. Chin Clin J Pract Pediat,2013,28(3):178-182. DOI:10.3760/cmaj.issn. 2095-428X. 2013.03.007.

［2］ Kandula S, Prabhu RS, Nanda R, et al. Outcomes after radiation therapy to metastatic sites in patients with stage 4 neuroblastoma［J］. J Pediat Hematol Oncol,2015,37(1):175–180. DOI:10.1097/MPH.0000000000000264

［3］ Stenman J, Herold N, Svensson PJ, et al. Improved local control by extensive surgery in high–risk neuroblastoma may be dependent on adjuvant radiotherapy ［J］. Clin Oncol, 2017,35(1):1965–1966. DOI:10.1200/JCO.2016.72.1175.

［4］ Smith V, Foster J. High–risk neuroblastoma treatment review ［J］. Children,2018.5. DOI: 10.3390/children5090114.

［5］ Yang X, Chen J, Wang N, et al. Impact of extent of resection on survival in high–risk neuroblastoma:a systematic review and meta– analysis ［J］. J Pediat Surg.2018,53(9): 1753–1760. D0L:10,1016/j.pedsurg.2018.08.046.

［6］ Simon T, Haberle B, Hero B, et al. Role of surgery in the treatment of patients with stage 4 neuroblastoma age 18 months or older at diagnosis ［J］. J Clin Oncol,2013,31 (3):752–758.DOI:10.1200/ JCO.2012.45.9339.

［7］ Tian XD, Cao YN, Wang J, et al. A single center clinical analysis of children with high–risk neuroblastoma ［J］. Oncotarget,2017,8 (18):30357 –30368. DOI:10.18632/oncotarget. 15996.

［8］ Uehara S,Yoneda A,Oue T,et al. Role of surgery in delayed local treatment for INSS 4 neuroblastoma［J］. Pediat Int,2017,59(5),986–990. DOI:10.1111/ped.13349.

［9］ Li R, Polishchuk A, DuBois S, et al. Patters of relapse in high–risk neuroblastoma patients treated with and without total body irradiation ［J］. Int JRadiat Oncol Biol Phys,2017,97 (2):270–277. DOI:10.1016/j.ijrobp.2016.10.047.

［10］ Mazloom A, Louis CU, Nuchtem J, et al. Radiation therapy to the primary and postinduc-tion chemotherapy MIBG –avid sites in high –risk neuroblastoma Int JRadiat Oncol Biol Phys,2014,90(8):858–62. DOI:10.1016/j.ijrobp.2014.07.019.

［11］ Casey DL, Pitter KL, Kushner BH, et al. Radiation therapy to sites of metastatic disease as part of consolidation in high–risk neuroblastoma:can long–term control be achieved ［J］. Int JRadiat Oncol Biol Phys,2018,100(6):1204–1209. DOI:10.1016/j.ijrobp.2018.01.008.

[12] Kandula S, Sutter A, Prabhu RS, et al. Reassessing dose constraints of organs at risk in children with abdominal neuroblastoma treated with definitive radiation therapy: a correlation with late toxicity[J]. Pediat Blood Cancer, 2015, 62(5): 970–975. DOI: 10.1002/pbc.25372.

[13] Beckham TH, Casey DL, LaQuaglia MP, et al. Renal function outcomes of high–rik neuroblastoma patients undergoing radiation therapy[J]. Int J Radiat Oncol Biol Phys, 2017, 99 (3): 486–493. DOI: 10.1016/j.ijobp, 2017.04.003.

[14] Ducassou A, Gambart M, Munzer C. et al. Long–term side effects of radiotherapy for pediatrie localired neuroblastoma: results from clinical trials NB90 and NB94 [J]. Strahlenther Onkol, 2015, 191(3): 604–612. DOI: 10.1007/s00066–015–0837–z.

[15] Yu JI, Lim DH, Jung SH, et al. The effects of radiation therapy on height and spine MRI characteristics in children with neuroblastoma [J]. Radiother Oncdl, 2015, 114 (2): 384– 388. DOI: 10.1016/j.radonc.2015.02.016.

伴骨髓转移的高危神经母细胞瘤患儿
临床特征及预后分析

范洪君　黄　程　苏　雁　王欣迪　周宇晨　段　超

赵　文　赵　倩　金　眉　马晓莉

神经母细胞瘤（neuroblastoma，NB）是发生于婴幼儿时期的恶性实体瘤之一，约90%的患儿发病年龄<10岁[1]。NB在<15岁儿童的发病率约为10.2/1 000 000[2]。NB是异质性较高的恶性肿瘤，尽管目前低、中危患儿可以获得较长存活期[3-5]，但约50%的NB患儿初诊时已处于高危阶段，5年无事件生存率（event free survival，EFS)<50%[6]。目前对单独伴骨髓转移的高危NB患儿大样本量临床研究相对较少。本研究对2007年1月至2016年12月北京儿童医院血液肿瘤中心收治的伴有骨髓转移的高危NB患儿进行回顾性分析，旨在探讨其临床特征及预后影响因素。

一、对象和方法

（一）研究对象

回顾性分析2007年1月至2016年12月北京儿童医院收治的初诊时明确诊断为伴有骨髓转移的年龄≤18岁的203例高危NB患儿的临床资料，其中男118例（58.1%），女85例（41.9%）。本研究经北京儿童医院医学伦理委员会批准（2017-k-54v)，患儿监护人均知情并同意。

（二）治疗方案及评估

1. 诊断和临床分期

初治患儿经胸骨或髂骨骨髓穿刺，发现 NB 细胞或髂骨骨髓活检证实 NB 细胞浸润，以上 1 项阳性即判定为伴有骨髓转移的 NB。初诊时患儿肿瘤原发部位及转移部位检查方法包括正电子发射计算机断层显像（positron emission tomography-computed tomography，PET-CT）、骨扫描、瘤灶局部增强 CT、B 超及头部磁共振成像（magnetic resonance imaging，MRI）等。骨转移定义为影像学提示有明显的骨破坏征象。颅骨及脑膜转移定义为影像学提示硬膜、硬膜外或颅骨转移。眼眶转移定义为影像学提示眼眶及其周围软组织占位性病变。肝脏转移定义为影像学提示患儿肝实质内存在转移瘤灶。远处淋巴结转移定义为非原发瘤灶部区域淋巴结转移（如腹膜后瘤灶伴颈部淋巴结转移）。椎管内转移定义为影像学提示肿瘤侵入患儿椎管内，为腹膜后或纵隔瘤灶侵袭性生长引起。胸膜转移定义为影像学上提示胸膜占位，为肿瘤局部侵袭性生长引起。

按国际 NB 分期系统（International Neuroblastoma Staging System，INSS）进行临床分期[7]。根据患儿年龄、INSS 分期及 MYCN 基因扩增状态对患儿进行分组[8]。分组标准为，未开展 MYCN 检测高危组：年龄≥18 月龄患儿。开展 MYCN 检测后高危组：<18 月龄且 MYCN 扩增Ⅳ期患儿；≥18 月龄的所有Ⅳ期患儿；MYCN 扩增的ⅣS 期患儿。

2. 治疗及疗效评估

患儿均按照北京儿童医院 NB 方案（BCH-NB-2007 方案）进行治疗和疗效评估[9]。高危组患儿治疗方案为强诱导化疗 CAV 方案（环磷酰胺+多柔比星+长春新碱）和 CVP 方案（顺铂+依托泊苷）交替、手术切除或局部放射治疗、自体外周血造血干细胞移植及 13-顺式维 A 酸维持治疗的多学科联合诊治方案，总疗程 1.0~1.5 年。入组患儿化疗药物平均累积剂量为环磷酰胺 560 mg/g、阿霉素 300 mg/m²、长春新碱 12 mg/m²、顺铂 600 mg/m²、依托泊苷 1 800 mg/m²。自体外周血造血干细胞移植前预处理方案为卡铂、依托泊苷联合马法兰[10]，具体为卡铂 300 mg/(m²·d) 联合依托泊苷 160 mg/(m²·d)（移植前第 6 至第 3 天）：马法兰 140 mg/(m²·d)（移植前第 5 天），70 mg/(m²·d)（移植前第 4 天）。按患儿放疗及移植情况，将患儿分为放疗组、未放疗组、移植组、未移植组、放疗联合移植组及非放疗联合移植组，对各组患儿预后的影响因素进行分析。

疗效评估：分别于化疗第 2、4、6 个疗程后，进行胸骨及髂骨骨髓穿刺、肿瘤标志物及影像学检查，评估瘤灶大小及转移部位。进展定义为出现新病灶，已存在可测量的病灶体积增加>25%，骨髓由阴性转为阳性[7,11]。

3. 随访

第 1、2 年每 3 个月门诊随访 1 次，第 3 至第 5 年每 6 个月门诊随访 1 次，5 年以后每年门诊随访 1 次。事件发生定义为患儿第 1 次进展或死亡，EFS 计算从诊断之日至事件发生或 2018 年 8 月 31 日。总生存率（overall survival，OS）计算从诊断之日至 2018 年 8 月 31 日或死亡日。

（三）统计学处理

采用 SPSS 19.0 统计学软件进行数据处理，非正态分布的计量资料用 M（范围）表示，计数资料以例（%）表示，组间比较应用 χ^2 检验。预后分析采用 Kaplan-Meier 生存分析法，单因素预后分析采用 Log-Rank 检验，多因素预后分析采用 Cox 回归。以 $P<0.05$ 为差异有统计学意义。

二、结果

（一）一般资料

共 203 例伴骨髓转移高危组 NB 患儿入组，发病年龄 41（9~147）月龄。MYCN 扩增 27 例，占 MYCN 检测患儿的 15.0%（27/180）。1 p 染色体缺失 17 例，占 1 p 检测患儿的 41.5%（17/41）。203 例患儿临床特征见表 1。

（二）治疗、评估及预后情况

1. 治疗及评估情况

203 例患儿中转至其他医院治疗的 7 例，失访患儿 2 例，失访患儿均处于治

表 1　203 例伴骨髓转移高危 NB 患儿临床特征

临床特征	例/%	临床特征	例/%
性别		1 p 缺失	
男	118(58.1)	是	17(8.4)
女	85(41.9)	否	24(11.8)
年龄(月龄)		未知	162(79.8)
≥18	199(98.0)	病理类型	
<18	4(2.0)	NB	83(40.9)
分期		节细胞 NB(结节型)	40(19.7)
Ⅳ期	201(99.0)	其他类型	18(8.9)
ⅣS 期	2(1.0)	未知	62(30.5)
SF/(μg/L)		原发部位	
≥92	156(76.8)	肾上腺及腹膜后	176(86.7)
<92	12(5.9)	纵隔	20(9.9)
未知	35(17.3)	其他	7(3.4)
NSE(U/L)		转移部位	
≥100	162(79.8)	骨骼	195(96.1)
<100	41(20.2)	远处淋巴结	104(51.2)
LDH(U/L)		颅骨及脑膜	61(30.0)
>1 500	52(25.6)	眼眶	30(14.8)
<1 500	151(74.4)	胸膜	16(7.9)
MYCN 扩增		肝脏	13(6.4)
是	27(13.3)	椎管内	13(6.4)
否	153(75.4)	其他部位	11(5.4)
未知	23(11.3)	皮肤及软组织	10(4.9)

注:NB 为神经母细胞瘤;SF 为血清铁蛋白;NSE 为神经元特异性烯醇化;LDH 为乳酸脱氢酶

疗结束后随访阶段,最终共有 194 例纳入生存分析,截至 2018 年 8 月 31 日,随访时间 36 个月(1 d~138 个月)。最终共 118 例(60.8%)患儿发生事件,112

(57.7%)患儿死亡,事件发生后存活6例,无事件生存76例,事件发生时间15个月(1 d 至72个月),事件发生至死亡时间为3个月(1 d 至21个月)。9例患儿(7.6%)治疗早期持续进展后死亡(其中5例化疗后瘤体破裂大出血死亡,4例放弃治疗),其余109例患儿进展部位依次是骨髓进展41例(34.7%)、原发灶进展28例(23.7%)、新发瘤灶29例(24.6%)、骨髓进展合并出现新发瘤灶7例(5.9%)、骨髓进展合并原发瘤灶进展4例(3.4%)。118例患儿事件发生所处治疗阶段分别为早期死亡9例(7.6%),诱导化疗及手术阶段29例(24.6%),干细胞移植及局部放疗阶段29例(24.6%),维持治疗阶段35例(29.7%),治疗结束长期随访阶段16例(13.6%)。

2. 患儿预后情况

194例患儿5年EFS和OS分别为36.1%和39.7%,见图1。194例随访患儿化疗7(1~12)个疗程,化疗反应差、治疗过程中快速进展是部分患儿化疗未全疗程的原因,部分患儿因经济条件差未进行放疗或自体干细胞移植在治疗后期追加了化疗次数。随访患儿中放疗69例,20例患儿放疗资料完整,放疗剂量为23(19~35)Gy。

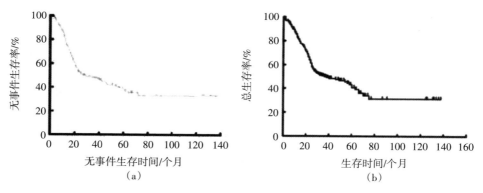

图1 伴骨髓转移高危神经母细胞瘤患儿生存曲线
注:(a)无事件生存率;(b)总生存率

放疗组患儿5年 ES 和 OS 较未放疗组差异无统计学意义(EFS 37.8%:35.0%,$\chi^2=1.373$;OS 42.3%:38.3%,$\chi^2=3.671$,P 均>0.05),见图2(a)。进一步分析

显示,118 例发生事件患儿中放疗组原发灶进展率为17.9%(7/39),明显低于未放疗组(43.0%,34/79,χ^2=7.249,P<0.05)。

自体干细胞移植组患儿5年ES和OS明显优于未移植组患儿(ES 42.3%:29.4%,χ^2=9.251;OS 44.3%:35.5%,χ^2=8.878,P均<0.05),见图2(b)。此外,放疗联合移植组患儿5年ES和OS也明显优于非放疗联合移植组患儿(EFS 43.59%:33.6%,χ^2=4.098;OS 45.8%:37.3%,χ^2=5.945,P均<0.05),见图2(c)。

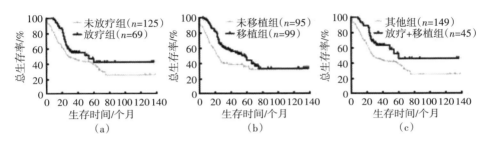

图2　伴作骨髓转移高危神经母细胞性患儿不同的疗模式生存曲线
注:(a)放疗组与未放疗组患儿生存曲线;(b)移植组与未移植组患儿生存曲线;
(c)放疗联合移植组与非放疗联合移植组患儿生存曲线

(三)预后因素分析

对194例患儿年龄、性别、血清铁蛋白水平、神经元特异性烯醇化酶水平、乳酸脱氢酶水平、MYCN扩增、原发及转移部位进行单因素生存分析,结果显示乳酸脱氢酶≥1 500 U/L、MYCN扩增、眼眶转移、椎管内转移及胸膜转移的患儿5年OS明显降低(χ^2=21.064、13.601、3.998、6.183、15.307,P均<0.05);乳酸脱氢酶≥1 500 U/L、MYCN扩增、椎管内转移及胸膜转移的患儿5年EFS明显降低(χ^2=18.436、15.399、4.592、12.035,P均<0.05),见表2。进一步分析显示,眼眶转移组患儿MYCN扩增率为37.5%,明显高于无眼眶转移组患儿的11.5%(χ^2=9.054,P<0.05);而椎管内及胸膜有无转移患儿MYCN扩增率差异均无统计学意义(椎管内27.3%:14.2%,胸膜20.0%:14.5%,χ^2=0.549、0.036,P均>0.05)。上述危险因素5年OS曲线见图3。

将单因素分析中有统计学意义的因素纳入Cox多因素分析,结果显示,

表2　194例伴骨髓转移高危组NB患儿5年生存率单因素预后分析

临床因素	例/%	ES/%	χ^2_1值	P_1值	OS/%	χ^2_2值	P_2值
性别			0.056	0.813		0.059	0.808
男	113(58.2)	38.0			41.5		
女	81(41.8)	33.1			36.9		
年龄(月龄)			0.010	0.920		0.004	0.952
≥18	190(97.9)	35.8			39.4		
<18	4(21)	50.0			50.0		
SF/(μg/L)[a]			0.246	0.620		0.731	0.393
≥92	152(94.4)	36.0			39.8		
<92	9(5.6)	37.5			33.3		
NSE(U/L)			0.003	0.958		0.373	0.542
≥100	156(80.4)	36.6			40.4		
<100	38(19.6)	33.5			36.8		
LDH(U/L)			18.436	<0.01		21.064	<0.01
>1 500	50(25.8)	23.0			22.2		
<1 500	144(74.2)	40.6			45.6		
MYCN[b]			15.399	<0.01		13.601	<0.01
扩增	27(15.7)	18.5			22.2		
无扩增	145(84.3)	39.8			43.1		
病理类型[c]			1.397	0.237		1.995	0.158
NB	82(67.2)	28.8			31.7		
节细胞NB(结节型)	40(32.8)	37.1			46.7		
原发部位			0.813	0.367		2.527	0.112
肾上腺及腹膜后	170(87.6)	35.4			39.5		
非肾上腺及腹膜后	24(12.4)	41.0			41.7		
骨骼转移			0.657	0.418		0.530	0.466
有	187(96.4)	35.6			38.3		
无	7(3.6)	53.6			55.0		

临床因素	例/%	ES/%	χ^2_1值	P_1值	OS/%	χ^2_2值	P_2值
远处淋巴结转移			0.428	0.513		0.070	0.792
有	98(50.5)	35.3			41.9		
无	96(49.5)	37.2			37.8		
颅骨及脑膜转移			1.131	0.288		1.870	0.172
有	58(29.9)	27.1			28.7		
无	136(70.1)	39.1			43.4		
眼眶转移			2.643	0.104		3.998	0.046
有	27(13.9)	24.7			24.7		
无	167(86.2)	38.1			42.5		
胸膜转移			12.035	0.001		15.307	<0.01
有	15(7.7)	20.0			20.0		
无	179(92.3)	37.6			41.5		
肝脏转移			1.977	0.160		1.447	0.229
有	13(6.7)	30.8			38.5		
无	181(93.3)	36.2			39.8		
椎管内转移			4.592	0.032		6.183	0.013
有	13(6.7)	23.1			23.1		
无	181(93.3)	37.2			40.9		
皮肤及软组织转移			0.606	0.436		1.198	0.274
有	9(4.6)	37.4			44.5		
无	185(95.4)	35.6			38.7		

注:NB 为神经母细胞瘤;EFS 为无事件生存率;OS 为总生存率;SF 为血清铁蛋白;NSE 为神经元特性烯醇化酶;LDH 为乳酸脱氢酶;[a] 测定例数为 161;[b] 测定例数为 172;[c] 总例数为 122;χ^2_1、P_1 为 EFS 组间比较;χ^2_2、P_2 为 OS 组间比较

MYCN 扩增和胸膜转移为影响伴骨髓转移高危 NB 患儿预后的危险因素(P 均<0.05),见表 3。

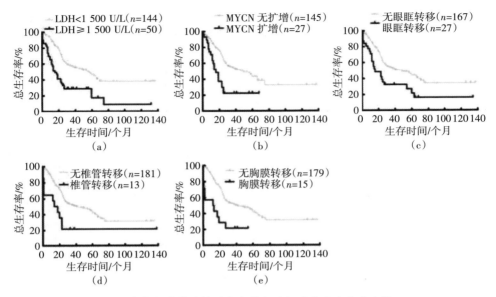

图 3 各组伴骨髓转移高危神经母细胞瘤患儿生存曲线

注:(a)不同 LDH 水平患儿生存曲线;(b)MYCN 有无扩增患儿生存曲线;(c)有无眼眶转移
患儿生存曲线;(d)有无椎管内转移患儿生存曲线;(e)有无胸膜转移患儿生存曲线

表 3 194 例伴骨髓转移高危组神经母细胞瘤患儿 5 年 OS 影响因素的 Cox 多因素分析

因素	β 值	Wald 值	HR 值	95%Cl	p 值
LDH	0.342	1.108	1.408	0.745~2.664	0.292
MYCN 扩增	0.640	5.535	1.896	1.113~3.231	0.019
眼眶转移	0.219	2.259	1.245	0.936~1.656	0.133
椎管内转移	0.034	0.644	1.035	0.951~1.126	0.422
胸膜转移	0.096	6.145	1.100	1.020~1.187	0.013

注:OS 为总生存率;LDH 为乳酸脱氢酶

三、讨论

NB 是儿童期最常见的颅外实体瘤,肿瘤异质性强且预后差异较大[11]。2009
年国际 NB 危险度研究组分期系统发布,该项大样本量、多中心回顾性研究显
示,NB 患儿总的 5 年 EFS 和 OS 分别为 63%和 70%,其中Ⅳ期 NB 患儿的 5 年
EFS 和 OS 仅为 35%和 42%[6]。本研究显示伴骨髓转移高危 NB 患儿 5 年 EFS 和

OS 仅为 36.1% 和 39.7%。2014 年国际神经母细胞瘤危险度分级协作组一项纳入 2 250 例Ⅳ期 NB 患儿的临床研究显示,原发于肾上腺及腹膜后占 83.1%(1 869/2 250),而原发于纵隔占 11.5%(258/2 250),MYCN 扩增率为 29.4%(526/1 791),1 p 染色体缺失率为 36.5%(190/521)[12]。与该研究相比,本组 MYCN 扩增率相对较低,而患儿原发瘤灶部位和 1 p 染色体缺失率结果相似。在转移部位方面,1999 年一项来自美国儿童癌症协作组的数据显示[13],在 434 例年龄 ≥1 岁的Ⅳ期 NB 患儿中, 骨骼转移的占 68.2%、远处淋巴结转移的占 35.7%,肝转移的占 12.9%,眼眶转移的占 19.6%,胸膜转移的占 3.7%,中枢神经系统转移的占 0.9%。本研究各部位转移率与其有一定差距,这可能与美国儿童癌症协作组研究患儿为 20 世纪八九十年代入组,影像学检查手段相对落后有关。

目前,北京儿童医院初诊收治的高危 NB 患儿治疗模式与国外包括诱导治疗、巩固治疗和维持治疗的 3 阶段治疗模式一致[4]。2014 年,Mazloom 等[14]的研究将入组的 30 例高危 NB 患儿原发瘤灶区域行 24~30 Gy 放疗, 结果显示该组患儿 5 年原发瘤灶复发率仅为 16%。本研究显示放疗组患儿 5 年 OS 并不优于未放疗组,与上述研究一致的是放疗在控制高危 NB 患儿原发灶复发方面有优势。2009 年美国儿童肿瘤协作组的一项针对高危 NB 患儿的研究显示,清髓化疗后自体干细胞移植联合 13-顺式维 A 酸后续治疗可使患儿的 5 年 OS 达到 41%,仅清髓化疗后自体干细胞移植的患儿 5 年 OS 为 41%,而上述 2 种治疗手段均未接受的患儿 5 年 OS 仅为 36%,该研究为自体干细胞移植联合 13-顺式维 A 酸后续治疗在改善高危 NB 患儿预后的临床实践奠定了基础。本研究显示自体干细胞移植患儿 5 年 OS 较未移植组显著提高($P<0.05$),与上述研究结果一致。此外,自体干细胞移植前马法兰联合白消安强化疗预处理方案及维持治疗阶段 GD2 单克隆抗体的应用被证实可进一步改善高危 NB 患儿的预后[16,17],上述治疗方案及药物的应用将会在未来进一步改善我国高危 NB 患儿的预后。

在影响患儿预后的因素方面,本研究显示 MYCN 扩增患儿预后极差,这主要与 N-MYC 作为强转录因子参与上调一系列细胞内增殖、侵袭等相关信号通路相关[1]。2011 年国际神经母细胞瘤危险度分级协作组一项纳入 11 037 例 NB 患儿的研究显示,年龄≥18 月龄并且伴有骨髓转移及 MYCN 扩增的 NB 患儿 3 年 EFS 仅为 18%[18],与本研究相似。2005 年一项关于 NB 患儿 1 p 染色体缺失的大样本量研究显示,高危 NB 患儿 1 p 染色体缺失率为 43.5%(155/356),3 年 ES 和 OS 仅为 41% 和 54%。预后明显差于无 1 p 缺失的患儿[19]。北京儿童医院 2016 年起开展 1 p 染色体检测,因此该组患儿随访时间相对较短而未纳入预后分析。美国儿童癌症协作组 20 世纪 90 年代的研究显示,在Ⅳ期及ⅣS 期 NB 患儿中,初诊时伴有骨骼、骨髓、中枢神经系统、眼眶、肺或胸膜转移的患儿 3 年 EFS 显著下降,而伴肝脏或皮肤转移的患儿 3 年 EFS 相对较好[13]。本研究单因素分析显示伴眼眶转移、椎管内及胸膜转移预后较差,这与伴眼眶转移患儿 MYCN 扩增率较高、肿瘤侵袭性强相关,而椎管内及胸膜转移患儿因瘤灶切除困难导致病灶残留进而影响患儿预后。

总之,本研究显示 MYCN 扩增和胸膜转移是影响初诊时伴骨髓转移高危 NB 患儿的独立预后因素,多学科治疗能改善该组患儿的预后。新药物及新治疗手段将为打破目前该组患儿治疗及预后瓶颈带来希望。

参考文献

[1] Matthay KK, Maris JM, Schleiermacher G, et al. Neuroblastoma[J]. Nat Rev Dis Primers, 2016,2:16078. DOI:10.1038/ndp.2016,78.

[2] Cheung NK, Dyer MA. Neuroblastoma:developmental biology,cancer genomics and immunotherapy[J]. Nat Rev Cancer,2013,13(6):397411. DOI:10.1038/he3526.

[3] Baker DL, Sehmidt ML, Cohn SL, et al. Outcome after reducedchemotherapy for intermediate-risk neuroblastoma[J]. N Engl J Med,2010,363(14):1313-1323. DOI:10.1056/NEJMoa1001527.

[4] Pinto NR, Applebaum MA, Volchenboum SL, et al. Advances in risk classification and treatment strategies for neuroblastoma [J]. J Clin Oncol. 2015,33 (27):3008-3017. DOI:10.1200/JCO.2014.59.4648.

［5］ Bagatel R, Rumcheva P, London WB, et al. Outcomes of childrenwith intermediate-risk neuroblastoma after treatment stratified by the MYCN status and tumor cell ploidy ［J］. Clin Oncol,2005,23(34):8819-8827. DOI:10.1200/JCO.2004.00.2931.

［6］ Cohn SL, Pearson AD, London WB, et al. The Interational Neuroblastoma Risk Group (INRG)classification syatem:an for INRG task foree report［J］. J Clin Oncol,2009,27(2): 289-297. DOI:10.1200/JCO.2008.16.6785.

［7］ Brodeur GM, Pritchard J, Berthold F, et al. Revisions of theinterational criteria for neuroblastoma diagnosis, staging, and response to treatment［J］. J Clin Oncol,1993,11(8):1466-1477.DOI:10.1200/JCO.1993.11.8.1466.

［8］ Maris JM. Recent advances in neuroblastoma ［J］. N Engl J Med, 2010,362 (23):2202-2211. DOI:10.1056/NEJMra0804577.

［9］ 马晓莉,金眉,张大伟,等. 多学科联合诊治神经母细胞瘤91 例临床特征及近期疗效分析 ［J］. 中华实用儿科临床杂志,2013,28 (3):178-182. DOI:10.3760/cma.j.issn.2095-428X.2013.03.007.

［10］ 王彬,秦茂权,朱光华,等.高危神经母细胞瘤患儿外周血自体干细胞移植后早期进展的临床分析[J].国际儿科学杂志,2017,44(9):650-653. DOI:10.3760/cma.j.issn.1673-4408.2017.09.016.

［11］ 中国抗癌协会小儿肿瘤专业委员会, 中华医学会小儿外科学分会肿瘤外科学组.儿童神经母细胞诊疗专家共识[J]. 中华小儿外科杂志,2015,36(1):3-7. DOI:10.3760/cma.j.issn.0253-3006.2015.01.002.

［12］ Morgenstern DA, London WB, Stephens D, et al. Prognostic significance of patter and burden of metastatic discase in patients with stage 4 neuroblastoma:a study from the Intemational Neuroblastoma Risk Group databare ［J］. Eur J Cancer,2016,65:1-10. DOI:10.1016/j.ejca.2016.06.005.

［13］ Dubois SG, Kalika Y, Lukens JN,et al. Metstatic sites in stage IV and IVS neuroblastoma correlate with age, tumor biology, and survival[J]. J Pediatr Hematol Oncol,1999,21 (3):181-189.

［14］ Mazloom A, Louis CU, Nuchtern J, et al. Radiation therapy to the primary and postinduc-tion chemotherapy MIBG-avid sites in high-risk neuroblastoma[J]. Int J Radiat Oncol Biol Phys,2014,90(4):858-862. DOI:10.1016/j.ijrobp.2014.07.019.

[15] Matthay KK, Reynolds CP, Seeger RC, et al. Long-term results for children with high-risk neuroblastoma treated on a randomized trial of myeloablative therapy followed by13-cis-retinoic acid:a children's oncology group study[J]. J Clin Oncol,2009,27(7):1007-1013. DOI:10.1200/ JCO.2007.13.8925.

[16] Ladenstein R, Potschger U, Pearson A, et al. Busulfan and melphalan versus carboplatin, etoposide,and melphalan as high-dose chemotherapy for high-risk neuroblastoma (HR-NBLI/SIOPEN):an international,randomised,multi-arm, open-label,phase 3 trial [J]. Lancet Oncol,2017,18(4):500-514. DOI:10.1016/S1470-2045(17)30070-0.

[17] Yu AL, Gilman AL, Ozkaynak MF, et al. Anti-GD2 antibody with GM-CSF,interleukin-2. and isotretinoin for neuroblastoma[J]. N Engl J Med,2010,363(14):1324-1334. DOI:10.1056/NEJMoa0911123.

[18] Moroz V, Machin D, Faldum A, et al. Changes over three decades in outcome and the prognostic influence of age-at-diagnosis in young patients with neuroblastoma:a report from the International Neuroblastoma Risk Group Project [J]. Eur J Cancer,2011,47 (4):561-571. DOI:10.1016/j.ejca.2010.10.022.

[19] Attiyeh EF, London WB, Mosse YP, et al. Chromosome Ip and 11q deletions and outcome in neuroblastoma [J]. N Engl J Med, 2005,353 (21):2243-2253. DOI:10.1056/NEJ-Moa052399.

伴头面部软组织转移神经母细胞瘤患儿临床特征及近期疗效分析

——单中心 10 年诊治总结

秦　静　张大伟　王生才　于　彤　付利兵　岳志霞

柴　希　秦茂权　邰　隽　倪　鑫　马晓莉

　　神经母细胞瘤（neuroblastoma，NB）是儿童最常见的颅外恶性肿瘤之一[1]，恶性程度高，初诊时多已发生远处转移，骨骼及骨髓为最常见的转移部位[2,3]，眶周、头皮等部位的头面部转移亦较为常见。Harreld 等[4]报道存在远处转移且>18个月的 NB 患儿中有 30%的患儿存在眶周转移。本研究收集首都医科大学附属北京儿童医院血液中心 2007 年 3 月至 2017 年 3 月收治的伴头面部软组织转移 NB 患儿的临床资料，总结其临床特点，分析近期疗效，以期提高对伴头面部软组织转移 NB 的认识，为其诊治提供借鉴。

一、资料与方法

（一）入组标准

1. NB 诊断标准

① 肿块病理或活检为 NB。

② 骨髓涂片或活检见典型 NB 细胞。

③ 影像学检查：可见 NB 好发部位、肿瘤钙化并包绕血管浸润性生长的典型影像学依据。

④ 血清学:24 h 尿 VMA 及血清 NSE 明显高于正常。

其中①为诊断金标准,②、③、④ 3 项中具备 2 项可确诊。

2. 头面部软组织转移标准

经穿刺活检术后病理检查,或者 MR、超声、PET/CT 3 项检查中至少 2 项,证实存在以下部位转移:

① 颅部,颅顶软组织及颅底结构。

② 面部软组织,眶周、口周(包括口腔、口咽部)、鼻部(包括鼻腔、鼻窦、鼻咽部)、耳部的软组织。

③ 面侧区,面颊部软组织及腮腺。

④ 面部间隙。

(二)资料提取

① 一般情况:性别、年龄等。

② 临床资料:临床表现、病程、头面部转移部位(通过 B 超、MR、CT、PET 等评估转移情况)、实验室检查[乳酸脱氢酶(LDH)、神经特异性烯醇化酶(NSE)、尿香草扁桃酸(VMA)]N-myc 基因扩增情况、原发瘤灶部位、临床分期、危险度分组和治疗情况。

③ 预后。

(三)治疗方法

采用 BCH-NB-2007 方案,根据危险度进行分层治疗。低危组(LR)及中危组(MR)组为手术+化疗,化疗 4~8 疗程。高危(HR)组给予包括诱导强化疗、手术切除、局部放射治疗原发肿瘤灶、自体外周血造血干细胞移植和 13-顺式维 A 酸维持治疗,总疗程 1.0~1.5 年。

(四)疗效评价

1. 近期疗效评价

① 完全缓解(CR):影像学检查原发瘤灶及转移灶均无残留,骨髓细胞学检查未见肿瘤细胞,尿 VMA 正常,维持 1 个月以上。

② 部分缓解(PR):原发瘤灶及转移瘤灶缩小均>50%,维持 1 个月以上。

③ 无缓解(NR):无新发瘤灶,原有瘤灶缩小<50%或增大<25%。

④ 进展 (PD):出现新发瘤灶或原有瘤灶增大>25%。

(五)统计学方法

采用 SPSS 19.0 进行统计学分析。非正态分布的计量资料以中位数(全距)表示,单因素分析采用 Log-rank 检验,生存曲线分析采用 Kaplan-Meier 方法。确立 $P<0.05$ 为差异有显著性。

二、结果

(一)一般资料

符合入组标准者共 44 例,其中 5 例确诊后放弃治疗或转至其他医院治疗。

本研究对在北京儿童医院规律治疗并长期随访的 39 例进行分析。其中男 30 例,女 9 例。发病中位年龄 31.5(5~132)个月,病程中位数 1 个月(6 d 至 7 个月)。原发瘤灶位于腹膜后者 18 例,原发于肾上腺区域者 17 例,原发瘤灶位于纵隔者 3 例,原发瘤灶位于颅底者 1 例。INSS 分期:Ⅳ期 38 例、Ⅳs 期 1 例;危险度分组:高危 34 例、中危 1 例、低危组 1 例。其中 14 例通过原发瘤灶或转移瘤灶组织病 理活检确诊。25 例骨髓涂片或活检可见典型神经母细胞瘤细胞,均伴有尿 VMA 及血 NSE 升高,其中 24 例进行 CT 检查,可见腹膜后、肾上腺区或纵隔伴有 钙化的典型原发瘤灶,1 例原发灶位于颅底。

(二)首发症状

39 例患儿首发症状见表1。

表 1 伴头面部软组织转移的 NB 患儿首发症状

症状	例数	百分比/%
头面部包块	15	38
发热	9	23
肢体疼痛	9	23

症状	例数	百分比/%
腹痛	4	10
乏力	3	8
面色苍白	3	8
腹部包块	2	5
颈部包块	2	5
打鼾	1	3

(三)头面部软组织侵犯部位

39 例患儿中,26 例存在眶周软组织转移(67%),8 例额颞部软组织转移(21%),6 例鼻咽部软组织转移(15%),6 例颌面部软组织转移(15%),5 例头皮软组织转移(13%)。其中 10 例(26%)同时存在 2 个或以上头面部软组织转移灶。头面部软组织转移部位详见表 2。

表 2 头面部软组织转移部位

部位	例数	百分比/%
眶周转移		
单纯眶周转移	17	43.6
伴额颞部转移	4	10.3
伴鼻咽部转移	1	2.6
伴颌面部转移	1	2.6
伴头皮转移	1	2.6
伴鼻咽及颌面部转移	1	2.6
伴鼻咽及额颞部转移	1	2.6
鼻咽部转移		
单纯鼻咽部转移	2	5.1
伴颌面部转移	1	2.6
单纯头皮转移	4	10.3
单纯额颞部转移	3	7.7
单纯颌面部转移	3	7.7

（四）病初肿瘤生物因子

病初 39 例患儿均行 LDH 及 NSE 检测,其中 36 例进行尿 VMA 检测。其中 LDH(U/L)中位数 970(366~7 799),测量值>1 000 者占 53.8%,LDH>1 000 U/L 者与<1 000 U/L 者生存率差异无显著性（χ^2=0.196,P=0.658>0.05）;NSE 检测中有 20 例大于检测上线（370 ng/mL）,其生存率与<370 ng/mL 者差异无显著性（χ^2=0.137,P=0.712）;36 例患儿进行尿 VMA(mg/24 h 尿)检测,中位数 49.4（1.3~638）,尿 VMA 升高者占 63.9%,其生存率与尿 VMA 正常者差异无显著性（χ^2=0.309,P=0.657 8）。伴头面部软组织转移的 NB 患儿病初肿瘤生物因子分析见表3。

表3 病初肿瘤生物因子分析

项目	例数	百分率/%	χ^2 值	P 值
LDH(U/L)				
<240	0	0		
240~1 000	18	46.20		
>1 000	21	53.80	0.196	0.658
NSE(ng/mL)				
<16.3	0	0		
16.3~370	19	48.70		
>370	20	51.30	0.137	0.712
VMA(mg/24 h 尿)				
<13.6	13/36	36.10		
≥13.6	23/36	63.90	0.309	0.578

注:LDH 正常范围 50~240 U/L,NSE 正常范围 0~16.3 ng/mL, 尿 VMA 正常范围 0~13.6 mg/24 h

（五）转移情况

所有患儿均存在 3 个或 3 个以上部位转移,除 1 例 IVs 期患儿外,均存在骨骼转移（97%）,且均为多发骨转移;33 例（85%）伴有骨髓转移;26 例眶周软组织转移的患儿均伴有局部眼眶骨骼转移;5例头皮软组织转移的患儿均伴有局部颅骨转移。伴头面部软组织转移的 NB 患儿其他转移部位分析见表4。

表4 伴头面部软组织转移的 NB 患儿其他转移部位分析

部位	例数	百分比/%
骨骼	38	97.4
骨髓	33	84.6
淋巴结		
颈部	24	61.5
纵隔	9	23.1
腋下	6	15.4
腹部	17	43.6
腹股沟区	1	2.6
颅内	6	15.4
硬脑膜	16	41
硬膜外	5	12.8
肺	1	2.6
胸膜	7	17.9
胸壁	2	5.1
肾脏	2	5.1
肾上腺	1	2.6
胰腺	2	5.1
脾	1	2.6
腹膜	2	5.1
腹壁	1	2.6
膈肌	1	2.6
盆腔	2	5.1
腰肌	1	2.6

（六）N-myc 基因扩增情况

39 例患儿中，16 例 N-myc 基因扩增，占 41%。而无论是否伴有 N-myc 基因扩增，总体生存率差异无显著性（χ^2=1.103，P=0.294）。

（七）治疗及预后

39 例患儿均在北京儿童医院规律治疗及随访，随访时间至 2018 年 4 月 30 日。

低危组患儿 1 例，INSS 分期为 IVs 期，确诊年龄 5 个月，原发灶位于肾上腺区，存在颈部淋巴结及肝脏转移，未伴 N-myc 基因扩增，手术切除瘤灶后给予 4 周期化疗（卡铂+依托泊苷的 CBVP 方案及长春新碱+环磷酰胺+多柔比星的 CADO 方案，交替进行），随诊 1 年，目前 CR。中危组患儿 1 例，存在眶周软组织转移，并存在多发骨转移，不伴 N-myc 基因扩增，手术切除瘤灶后给予 4 周期化疗（CBVP 方案及 CADO 方案，交替进行），随访 2.3 年，目前 CR。

其余 37 例均为高危组患儿。均给予 BCH-NB- 2007-HR 方案规律治疗、评估和随访。其中 9 例（23%）目前 CR，1 例随访 5 年后失访，其余 27 例（69.2%）出现肿瘤进展或复发，中位随访时间 13（4~126）个月。21 例患儿治疗中进展，中位进展时间 8（4~15）个月。1 例治疗 1 年时骨髓进展，再治疗目前 PR。1 例治疗 16 个月时出现颅内新发病灶，后给予化疗、放疗、造血干细胞移植，PR 1 年后颅内病灶进展，再次给予化疗治疗 3 个月，目前 PR。其中 1 例为手术后出现多脏器功能衰竭而死亡。其余 18 例均于肿瘤进展后早期死亡。6 例（15.4%）停药后复发。1 例停药 4 个月复发后未再治疗。1 例停药 6 个月复发，经再化疗、放疗等治疗未达缓解，随访 4 年后死亡。1 例停药 6 个月复发。1 例停药 6 个月后骨髓复发，给予化疗、MIBG、CAR-T，目前 PR。1 例停药 7 个月复发后早期死亡。1 例停药 1 年复发后早期死亡。1 例停药 20 个月后复发，再化疗未达缓解，随访 3 年后死亡。采用 Kaplan-Meier 法对 39 例患儿进行生存曲线分析，预计 5 年 EFS 为 12.9%，5 年 OS 为 14%（图 1）。

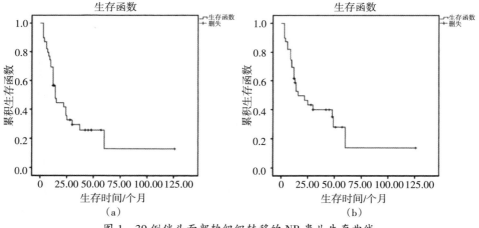

图 1　39 例伴头面部软组织转移的 NB 患儿生存曲线

注:(a)EFS;(b)OS

（八）生存率比较

北京儿童医院同期收治的不伴头面部软组织转移的高危 NB 患儿共 197 例,其预计 5 年 EFS 为 42.6%,5 年 OS 为 44.8%。本组中伴有头面部软组织转移的高危 NB 患儿(38 例)与不伴头面部软组织转移者 5 年 EFS 及 OS 均差异显著(χ^2= 10.116,P =0.001;χ^2=8.458,P=0.004)(图 2)。

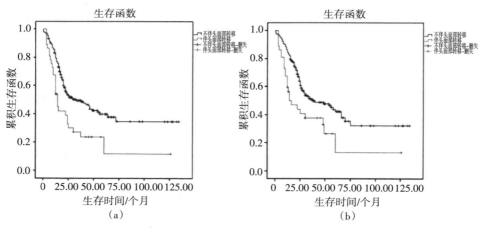

图 2　是否伴有头面部软组织转移高危 NB 患儿的生存曲线比较

注:(a)EFS;(b)OS

三、讨论

NB 是来源于神经嵴细胞的一种胚胎性肿瘤，发病率占儿童恶性肿瘤的 7%~8%，占儿童恶性肿瘤死亡人数的 15%[5]。2~4 岁为发病高峰年龄，>80% 的患儿诊断年龄<5 岁[6]。本组 39 例患儿中位年龄为 31.5 个月，仅 1 例>10 岁，与文献报道相似。

Kieuhoa 等[7]报道，15% 的 NB 患儿原发瘤灶位于后纵隔，而原发瘤灶位于纵隔者预后较好。国内韩亚丽等[8]总结恶性程度相对较低的 Ⅰ、Ⅱ、Ⅲ 期患者，50% 以上肿瘤原发于纵隔。而本研究中，患儿中仅 8% 原发于后纵隔，原发于腹膜后及肾上腺区者占 90%，考虑与本组中大部分为 Ⅳ 期高危组患儿有关。

本组患儿中病初以头面部包块就诊者仅占 39%，其余均为发热、骨痛、腹痛、乏力、面色苍白等不典型症状，因此即使伴有头面部软组织转移，起病仍较为隐匿，诊治过程需借助 CT、MR、超声、PET/CT 等影像学检查了解头面部软组织的转移情况。

文献报道约 60% 的 NB 可经血行播散转移至骨骼、骨髓、淋巴结、肝脏，其中以骨髓及骨骼转移最为常见，分别占 70.5% 及 55.7%，且均为预后不良因素[9]。本组患儿均存在 3 个及以上部位的转移，因此头面部软组织是全身多发转移的一部分。与文献报道相同，本组患儿中骨骼及骨髓转移发生率高，除 1 例 IVs 期外，均在初诊时即存在骨骼转移（97.4%），且均为多发骨转移，33 例（84.6%）伴有骨髓转移，因此骨骼及骨髓转移率高为该组患儿的预后不良因素。且据此推测，通过骨髓、骨骼转移灶浸润局部软组织为肿瘤细胞转移至头面部软组织的可能途径。Harreld 等[4]报道存在远处转移且年龄>18 个月的 NB 患儿中有 30% 的患儿存在眶周骨骼及软组织转移，其中伴有眶周淤青等软组织转移表现的患儿预后更差。与文献报道相似，本组患儿中眶周软组织转移者最为多见，占 66.7%。这些患儿均伴有局部眶骨的侵犯，但本组中存在眶周软组织转移与否，患儿的生存率无统计学差异，考虑与本组患儿同时存在骨骼及骨髓转移率高、N-myc 基因扩增率高、血清肿瘤因子水平高等高危因素有关。中枢神经系统及颅内转移的 NB 患儿预后差,病死率高,北京儿童医院单中心总结 NB 患者中枢神经系统转移者占 2%,颅内转移者占 14%[10]。由于头面部邻近颅内,故中枢神经系统转移者高达 15%,颅内转移者高达 57%,其中硬脑膜转移者占 41%,故颅内转移率高为该组患儿又一预后不良因素。

近年的研究表明,N-myc 基因是 NB 迅速发展和预后不良的指标[11,12],国内王沛等[13]报道,NB 患儿 N-myc 基因扩增率约 12%,北京儿童医院单中心同期收治的患儿中,N-myc 基因扩增率为 16%[14],而本组患儿 N-myc 基因扩增率高达 41%,因此该组患儿预后极差。本组患儿中 N-myc 扩增及未扩增患儿生存率无统计学差异,考虑是因为这些患儿同时存在骨骼及骨髓转移率高、颅内转移率高、血清肿瘤因子水平高等多种预后不良因素导致整体预后差。

LDH 为参与糖酵解重要的酶之一,可作为代表全身肿瘤负荷的一项重要指标。NSE 亦为糖酵解过程中的一种酶,存在于神经元及神经来源的细胞中,是 NB 的高度特异性及敏感性指标[15,16]。LDH>1 000 U/L、NSE>100 ng/mL 为预后不良因素[17]。本组患儿 LDH>1 000 U/L 者占 53.8%,NSE>370 ng/mL(检测上限)占 51.3%,提示存在预后不良因素。神经母细胞瘤来源于神经嵴或原始神经细胞,具有合成、分泌儿茶酚胺的特点,尿中儿茶酚胺代谢产物 VMA 排出增多,是较特异的肿瘤标记物,为诊断的重要线索之一[18]。本组患儿 63.9% 病初尿 VMA 升高。因此,伴头面部软组织转移的 NB 患儿瘤负荷大,存在预后不良因素,但不论 LDH、NSE、尿 VMA 是否显著升高,生存率无统计学差异,考虑同样是因为该组患儿同时存在多种预后不良因素所致。

本组患儿中 1 例低危组患儿及 1 例中危组患儿经手术与化疗后,目前均CR。37 例高危组患儿中,9 例目前 CR,1 例随访 5 年后失访。其余 27 例(69.2%)出现肿瘤进展或复发,中位随访时间 13 个月。北京儿童医院统计 HR 组 91 例患儿中 22 例进展或复发,占 42.3%,中位数随访时间 33 个月[19],因此本组患儿早期进展复发率高。本组治疗中进展率 56.7%(21 例),中位进展时间 8(4~15)个月,其中 85.7%(18 例)进展后 3 个月内死亡,仅 2 例进展后再治疗达 PR,故进展后治疗困难,死亡率高。6 例（16.2%）分别于停药后 4 个月、6 个月、7 个月、12 个月、20 个月复发,其中仅 1 例给予再化疗、MIBG 治疗、CAR-T 治疗后目前 PR,已随访 2.5 年。北京儿童医院单中心分析 NB 患儿 5 年 EFS 为 64.3%[19],而本组患儿预计 5 年 EFS 仅为 12.9%,5 年总生存率仅 14%。因此,伴头面部软组织转移的 NB 肿瘤进展快,进展后早期死亡,再治疗缓解率低,生存率极低。

总之,本研究显示,伴头面部软组织转移的 NB 患儿常存在全身广泛转移,绝大部分伴有骨骼及骨髓转移,中枢神经系统及颅内转移率亦极高,N-myc 基因扩增率高,病初血清肿瘤生物因子水平高,伴头面部软组织转移的高危 NB 患儿生存率显著低于不伴头面部软组织转移者。因此,伴头面部软组织转移为 NB 患儿中的极高危,治疗困难,预后极差,应积极寻找其生物学规律,在全身治疗的同时,加强局部治疗,以期提高其生存率。

参考文献

［1］ Louis CU, Shohet JM. Neuroblastoma: molecular pathogenesis and therapy. Annu Rev Med, 2015,66:49-63.

［2］ Wezel EMV, Decarolis B, Stutterheim J, et al. Neuroblastoma messenger RNA is frequently detected in bone marrow at diagnosis of localised neuroblastoma patients. Europe Cancer, 2016,54:149.

［3］ Burchill SA, Beiske K, Shimada H, et al. Recommendations for the standardization of bone marrow disease assessment and reporting in children with neuroblastoma on behalf of the International Neuroblastoma Response Criteria Bone Marrow Working Group. Cancer, 2017,123:1095.

［4］ Harreld JH, Bratton EM, Federico SM, et al. Orbital metastasis is associated with decreased survival in stage M neuroblastoma. Pediatric Blood & Cancer, 2015,63:627-633.

［5］ Maris JM. Recent advances in neuroblastoma. N. Engl. J. Med, 2010,362: 2202-2211.

［6］ Panagopoulou P, Georgakis MK, Baka M, et al. Persisting inequalities in survival patterns of childhood neuroblastoma in Southern and Eastern Europe and the effect of socio-economic development compared with those of the US. Eur J Cancer, 2018,96:44-53.

［7］ Djougarian A, Kodsi S. Hypertensive retinopathy as the initial presentation of neuroblas-toma. Am J Ophthalmol Case Rep, 2017,7:123-125.

［8］ 韩亚丽,汤静燕,徐敏,等. Ⅰ~Ⅲ期儿童神经母细胞瘤以 VGPR 作为治疗终点的可行性研究. 中华小儿外科杂志,2012,33:669-673.

［9］ Morandi F, Corrias MV, Pistoia V. Evaluation of bone marrow as a metastatic site of human neuroblastoma. Ann NY Acad Sci, 2015,1335:23-31.

［10］ 金眉,张大伟,赵文,等.42 例伴中枢神经系统及颅内侵犯的儿童高危神经母细胞瘤临床特征及预后分析,山东医药,2016, 56:3840.

［11］ Corredor JC, Nicole R, Karen B, et al. N-Myc expression enhances the oncolytic effects of vesicular stomatitis virus in human neuroblastoma cells. Molecular Therapy Oncolytics, 2016,3:16005.

［12］ Brockmann M, Poon E, Berry T, et al. Small Molecule Inhibitors of Aurora-a induce pro-teasomal degradation of N-Myc in childhood neuroblastoma. Cancer Cell, 2013,24:75-89.

［13］ 王沛,关丹丹,岳娉,等. 神经母细胞源性肿瘤患儿 N-MYC 基因 拷贝数的变化及其临床意义. 临床与病理杂志,2017:2339-2344.

［14］ Yue ZX, Huang C, Gao C, et al. MYCN amplification predicts poor prognosis based on in-terphase fluorescence in situ hybridization analysis of bone marrow cells in bone marrow metastases of neuroblastoma. Cancer Cell Int,2017,17:43.

［15］ 赵倩,马晓莉,李兴军,等.肿瘤标记物联合检测在儿童神经母细胞瘤诊治中的意义. 中国小儿血液与肿瘤杂志.2013,2:65-85.

［16］ Abbasoglu A, Sarialioglu F, Yazici N, et al. Serum neuron -specific enolase levels in preterm and term newborns and in infants 1-3 months of age. Pediatr Neonatol, 2015, 56:114-119.

［17］ Tomasik T. Risk factors of hearing impairment in premature infants. Przegl Lek,2008,65:375-384.

［18］ Clark ZD, Cutler JM, Pavlov IY, et al. Simple dilute-and-shoot method for urinary vanil-lylmandelic acid and homovanillic acid by liquid chromatography tandem mass spectrome-try. Clinica Chimica Acta, 2017,468:201-208.

［19］ 马晓莉,金眉,张大伟,等. 多学科联合诊治神经母细胞瘤91 例临床特征及近期疗效分析. 中华实用儿科临床杂志,2013,28:178-182.

单中心 116 例婴幼儿神经母细胞瘤
临床特征及预后分析

苏　雁　岳志霞　金　眉　张大伟　王希思　段　超

赵　文　赵　倩　秦　红　曾　骐　马晓莉

　　神经母细胞瘤（neuroblastoma，NB）起源于肾上腺髓质或椎旁交感神经系统，是儿童时期最常见的颅外恶性肿瘤，占儿童期恶性肿瘤的 7%~10%。既往研究显示，患儿就诊时的年龄是影响预后的重要因素，婴儿期神经母细胞瘤预后好于大年龄儿童[1,2]。本研究对近 10 年北京儿童医院血液肿瘤中心单中心收治的≤18 月龄的婴幼儿 NB 进行回顾性分析，以了解该年龄阶段 NB 患儿的临床特点及预后。

一、资料及方法

（一）研究对象

2007 年 1 月至 2017 年 6 月在北京儿童医院血液肿瘤中心诊断并治疗的年龄≤18 个月婴幼儿 NB 116 例。

（二）诊断标准[3]

① 肿瘤组织光镜下获得肯定的病理学诊断。

② 骨髓抽吸涂片和活检发现特征性神经母细胞，并且伴有血清神经元特异性烯醇化酶（neurone specific enolase，NSE）或尿中儿茶酚胺代谢产物升高。

符合以上 2 项之一即可以确定为神经母细胞瘤。

（三）临床分期、危险度分组[1-4]

临床分期根据国际神经母细胞瘤分期系统（International Neuroblastoma Staging System，INSS）分为 1 期、2 期、3 期、4 期和 4S 期。危险度分组依据美国儿童肿瘤协作组（Children's Oncology Group，COG）以及欧洲危险度分组系统制定北京儿童医院 NB 危险度分组标准，根据患儿年龄、分期、肿瘤转移情况、病理类型、MYCN 基因扩增情况，分为低危、中危、高危。

（四）治疗

所有 NB 患儿在临床诊断明确和确定分期后，根据危险度分组进行分层治疗，采取肿瘤内科、外科、放疗科、移植科等多学科联合模式，进行以联合化疗、放疗、手术切除为主的综合治疗。

1. 化疗方案

根据 BCH–NB–2007 化疗方案，低/中危患儿给予 4~6 个疗程化疗：环磷酰胺 $[750\ mg/(m^2 \cdot d)$，共 2 d]+ 阿霉素 $[25\ mg/(m^2 \cdot d)$，共 2 d]+长春新碱 $[1.5\ mg/(m^2 \cdot d)$，1 d]方案和卡铂 $[200\ mg/(m^2 \cdot d)$，共 3 d]+依托泊苷 $[150\ mg/(m^2 \cdot d)$，共 3 d]方案交替化疗。高危患儿给予环磷酰胺 $[750\ mg/(m^2 \cdot d)$，共 2 d]+阿霉素 $[25\ mg/(m^2 \cdot d)$，共 3 d]+长春新碱 $[1\ mg/(m^2 \cdot d)$，共 3 d]和顺铂 $[50\ mg/(m^2 \cdot d)$，共 4 d]+依托泊苷 $[200\ mg/(m^2 \cdot d)$，共 3 d]交替化疗，共 7 个疗程。

2. 手术

未进行手术切除瘤灶患儿，在完成 4 个疗程化疗后，于外科进行瘤灶切除手术。

3. 外周血自体造血干细胞移植

部分高危患儿在化疗结束后选择外周血自体造血干细胞移植。

（五）疗效评估标准[5]

根据原发瘤灶、转移瘤灶的影像学改变、肿瘤标记物水平、骨髓情况等，分为完全缓解、部分缓解、较少缓解、疾病稳定、疾病进展。完全缓解（complete response，CR）：原发灶和转移灶消失，儿茶酚胺及代谢产物恢复到正常水平。部分缓解（partial response，PR）：肿瘤缩小 50%~90%，没有新发病灶。较少缓解（minor response，MR）：肿瘤平均直径缩小 25%~50%，没有新的病灶。疾病稳定（stable disease，SD）：肿瘤平均直径缩小 < 25%，没有新的病灶。疾病进展（progressive disease，PD）：出现新的病灶或原肿瘤体积增大 >25%。

（六）随访

患儿结束强化疗后采取门诊随访及电话随访，最后随访时间截至 2018 年 2 月 28 日。与医务人员失去联系>6 个月为失访，失访者以末次随访时实际疾病状态及时间为终点。明确诊断到末次随访时间为总随访时间。事件包括肿瘤进展、复发、死亡。

（七）统计分析

应用 SPSS 19.0 软件进行数据分析。生存资料及预后分析采用 Kaplan-Meier 分析法计算总生存率（overall survival，OS）、无事件生存率（event-free survival，EFS）。单因素分析采用 Log-Rank 检验。MYCN 基因扩增病例相关分析采用秩和检验和 χ^2 检验。$P<0.05$ 为差异有显著性。

二、结果

（一）临床特点

116 例 NB 患儿，发病中位年龄 10（1~18）个月，截至 2018 年 2 月 28 日或失访日，随访中位时间 19.5（1~88）个月。患儿基本临床特征见表 1。

（二）患儿预后影响因素分析

采用 Log-Rank 检验，对患儿的年龄、性别、分期、危险度分组、瘤灶原发部位、是否伴有骨髓或骨骼转移、MYCN 基因扩增和 LDH 水平进行单因素分析，结果显示 INSS 分期 4 期、高危、伴有骨骼或骨髓转移、MYCN 基因扩增、初诊时 LDH>500 IU/L 患儿预后不良（$P < 0.05$），3 年 OS 降低，见表 2。

（三）患儿预后情况

116 例病例中，死亡 13 例（7 例存在 MYCN 基因扩增），存活 103 例。死亡原

表 1　116 例 NB 患儿基本临床特征

临床特征	例数/%
性别	
男	64(55.2)
女	52(44.8)
发病年龄	
≤12 个月	78(67.2)
12~18 个月	38(32.8)
原发瘤灶部位	
腹膜后	46(39.7)
肾上腺	27(23.3)
纵隔	38(32.8)
盆腔	3(2.6)
颈部	2(1.7)
转移部位	
骨骼	28(24.1)
骨髓	32(27.6)
肝脏	20(17.2)
皮肤	10(8.6)
远处淋巴结	28(24.1)
骨骼转移	
有	28(24)
无	88(76)
骨髓转移	
有	32(28)
无	84(72)
MYCN 基因扩增	
有扩增	10(8.6)
无扩增	102(87.9)
不详	4(3.4)

临床特征	例数/%
INSS 分期	
1 期	5(4.3)
2 期	20(17.2)
3 期	35(30.2)
4 期	50(43.1)
4S 期	6(5.2)
危险度分组	
低危	55(47.4)
中危	34(29.3)
高危	27(23.3)
LDH(IU/L)	
≤500	88(75.9)
>500	28(24.1)

注:116 例患儿共存在 118 处转移,部分患儿无任何转移,部分患儿存在多处转移

表 2 影响神经母细胞瘤患儿预后的单因素分析

病人特征	3 年 OS/%	χ^2 值	P 值
性别		1.293	0.255
男	91.9		
女	80.6		
发病年龄		2.691	0.101
≤12 个月	90		
12~18 个月	80.7		
原发瘤灶部位		5.731	0.220
腹膜后	84.4		
肾上腺	73.2		
纵隔	97.1		

病人特征	3 年 OS/%	χ^2 值	P 值
盆腔	100		
颈部	100		
骨骼转移		16.388	0.000
有	62.5		
无	95.2		
骨髓转移		10.986	0.001
有	71.4		
无	92.3		
MYCN 基因扩增		52.210	0.000
有扩增	26.7		
无扩增	94.5		
INSS 分期		8.622	0.013
1 期	100		
2 期	100		
3 期	91.4		
4 期	74.4		
4S 期	100		
危险度分组		33.708	0.000
低危	98.2		
中危	92.9		
高危	57.1		
LDH（IU/L）		12.141	0.000
≤500	93.8		
>500	73.3		

因:9 例因肿瘤复发或进展死亡;2 例死于移植过程中并发重型感染;1 例死于手术相关并发症;1 例全身广泛转移伴 MYCN 基因扩增以及 1p36 缺失病例,减积化疗后肿瘤溶解、器官衰竭死亡,见表 3。

表 3　死亡病例基本资料

编号	性别	年龄/个月	分期	原发瘤灶部位	*MYCN*基因	治疗情况	治疗至死亡时间/个月	死亡原因
1	女	8	4	肾上腺	不详	化疗、手术	3	肿瘤进展
2	男	17	4	肾上腺	扩增	化疗、手术	5	肿瘤进展
3	女	4	4	肾上腺	扩增	化疗、手术	28	肿瘤复发
4	女	12	3	腹膜后	扩增	化疗、手术、移植	8	移植后重症感染
5	女	15.5	4	腹膜后	无扩增	化疗、手术、移植	9	移植后重症感染
6	女	17	4	腹膜后	扩增	化疗、手术	7	肿瘤进展
7	男	18	4	腹膜后	扩增	化疗、手术	5	肿瘤进展
8	男	8	4	肾上腺	扩增	化疗、手术	7	肿瘤进展
9	女	18	4	纵隔	无扩增	化疗、手术、移植	8	肿瘤进展
10	男	18	4	腹膜后	扩增	化疗	1	肿瘤溶解
11	男	10	3	腹膜后	无扩增	化疗、手术	3	手术并发症
12	女	13	4	肾上腺	无扩增	化疗、手术	13	肿瘤进展
13	女	12	4	腹膜后	无扩增	化疗、手术	7	肿瘤进展

1. 生存分析

116 例 NB 患儿 3 年 OS 86.7%，5 年 OS 86.7%，见图 1；3 年 EFS 83.6%，5 年 EFS 76.7%，见图 2。按年龄分组，年龄≤12 个月 NB 患儿 3 年 OS 90%，12~18 个月患儿 3 年 OS 80.7%（$P = 0.101$），见图 3。根据 INSS 分期，1 期、2 期、4S 期患儿 3 年 OS 100%，3 期患儿 3 年 OS 91.4%，4 期患儿 3 年 OS 74.4%，生存差异有显著性（$P = 0.013$），见图 4。50 例 4 期患儿不同年龄分组生存差异无显著性（$P = 0.194$）。根据不同危险度分组，低危患儿 3 年 OS 98.2%，中危 3 年 OS 92.9%，高危 3 年 OS 57.1%（$P = 0.000$），见图 5。

（四）MYCN 基因扩增病例情况

116 例病例中，10 例（8.6%）存在 MYCN 扩增，基本资料见表 4。对比 MYCN 扩增病例与 MYCN 无扩增病例，MYCN 基因扩增组的 LDH、NSE、临床分期明显

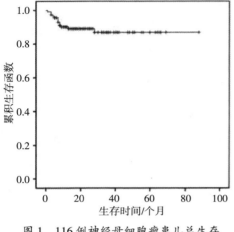

图 1　116 例神经母细胞瘤患儿总生存
率（OS）的 Kaplan–Merier 曲线

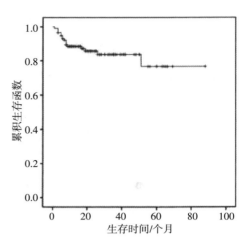

图 2　116 例神经母细胞瘤患儿无事件生存
率（EFS）的 Kaplan–Merier 曲线

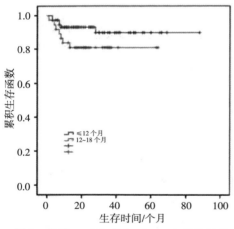

图 3　年龄≤12 个月和 12~18 个月神经母
细胞瘤患儿生存率 OS 的 Kaplan–Merier 曲线

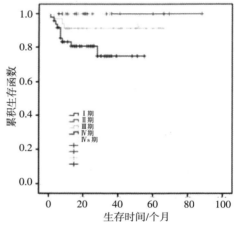

图 4　不同 INSS 分期神经母细胞瘤患儿
生存率 OS 的 Kaplan–Merier 曲线

高于无扩增组，差异有显著性（$P < 0.05$），见表 5。

　　MYCN基因扩增阳性病例治疗后 7 例死亡，3 例存活。无MYCN基因扩增患儿 3 年 OS 94.6%，MYCN基因扩增患儿 3 年 OS 26.7%，生存差异有显著性（$P = 0.000$）。死亡的 7 例 MYCN扩增患儿中，5 例因为肿瘤复发或进展死亡。存活的 3 例中，1 例 NB 同时合并朗格罕细胞组织细胞增生症（Langerhans cell histiocytosis, LCH），给予针对 NB 以及 LCH 化疗，目前随访 42 个月，2 种疾病

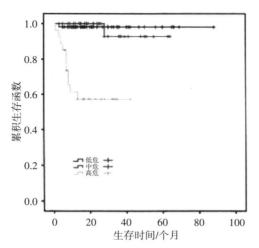

图 5　低危、中危、高危神经母细胞瘤患儿生存率 OS 的 Kaplan–Merier 曲线

表 4　MYCN 基因扩增病例基本资料

编号	性别	年龄/个月	分期	原发瘤灶部位	治疗情况	随访时间/个月	结局	死亡原因
1	女	4.5	3	腹膜后	合并 LCH,化疗、手术	42	存活	
2	男	17	4	肾上腺	化疗、手术	5	死亡	肿瘤进展
3	女	4	4	肾上腺	化疗后复发	28	死亡	肿瘤复发
4	女	12	3	腹膜后	化疗、手术、移植	8	死亡	移植后重症感染
5	女	9	4	腹膜后	化疗、手术、放疗	28	存活	
6	女	17	4	腹膜后	化疗、手术	7	死亡	肿瘤进展
7	男	18	4	腹膜后	化疗、手术	5	死亡	肿瘤进展
8	男	8	4	肾上腺	化疗、手术	7	死亡	肿瘤进展
9	男	15	4	肾上腺	化疗、手术	16	存活	
10	男	18	4	腹膜后	化疗	1	死亡	肿瘤溶解

均处于完全缓解状态;另 1 例 MYCN扩增病例,随访 28 个月,目前疾病处于完全缓解状态;第 3 例存活的MYCN扩增患儿,在治疗 7 个月后出现疾病进展,目前舒缓治疗。

表 5　MYCN 扩增病例与 MYCN 无扩增病例对比分析

临床特征	MYCN 基因扩增(+) (n = 10 例)/%	MYCN 基因扩增(−) (n = 102 例)/%	P 值
发病年龄			0.399
≤12 个月	5(50.0%)	70(68.6%)	
12~18 个月	5(50.0%)	32(31.4%)	
原发瘤灶部位			0.092
腹膜后	5(50.0%)	38(37.3%)	
肾上腺	5(50.0%)	21(20.6%)	
纵隔	0	38(37.3%)	
盆腔	0	3(2.9%)	
颈部	0	2(2%)	
骨骼转移			0.071
有	5(50.0%)	20(19.6%)	
无	5(50.0%)	82(80.4%)	
骨髓转移			0.148
有	5(50.0%)	24(23.5%)	
无	5(50.0%)	78(76.5%)	
INSS 分期			0.028
1、2、4S 期	0	30(29.4%)	
3 期	2(20.0%)	33(32.4%)	
4 期	8(80.0%)	39(38.2%)	
LDH(IU/L)	2 209(284~10 254)	346.5(223−2 450)	0.002
NSE(ng/L)	370(19.3~370)	52.4(9.83~370)	0.001
病程(d)	45(8~60)	30(6~425)	0.804

注:116 例患儿中,4 例 MYCN 扩增情况不详,未列入上表

三、讨论

　　NB 是一组异质性很大的肿瘤,预后差异大。既往研究显示,年龄、分期、

MYCN 基因扩增、DNA 倍数、病理类型等是影响疾病预后的主要因素[1,2]。<1 岁 NB 的 5 年 OS 达到 90%，1~4 岁 68%，5~9 岁 52%，10~14 岁 66%[1]。本研究对就诊年龄≤18 个月的 NB 患儿进行单因素分析显示，INSS 分期 4 期、高危、伴有骨骼或骨髓转移、MYCN基因扩增、初诊时 LDH > 500 IU/L 的患儿预后不良（$P < 0.05$）。

年龄是影响 NB 患儿预后的重要因素，<1 岁婴儿 NB 5 年生存率达到 90% 以上[1,5,6]。Ozguven 等[6]报道 27 例<18 个月 NB 婴儿，108 个月 EFS 72.6%，OS 91.7%。Schmidt 等[7]的报道中，≤12 个月 4 期婴儿 NB 6 年 EFS 92%，12~18 个月 NB 6 年 EFS 74%，明显高于 18~24 个月（31±12）%和>24 个月（23±3）%幼儿 NB 的 6 年 EFS。本文 116 例 NB 婴幼儿 3 年 EFS 83.6%，5 年 EFS 76.7%，OS 86.7%；年龄≤12 月患儿 OS 较 12~18 个月患儿高（90%：80.7%），与国外研究报道类似。因此，年龄≤18 个月是 NB 预后良好因素，年龄≤12 个月患儿 OS 更高。

NB 的原发瘤灶部位也是影响预后的因素之一。1990—2002 年一项涉及 8 369 例 NB 患者研究显示，原发灶在肾上腺区的较非肾上腺区的 NB 更容易为 4 期、MYCN扩增、高 SF、高 LDH 以及染色体畸变病例，EFS 和 OS 均明显低于非肾上腺病例。而原发瘤灶在纵隔的预后相对更好[8]。日本一项研究也显示，伴有 MYCN扩增病例更多的原发瘤灶在肾上腺（$P = 0.002$）[9]。在本研究中，原发瘤灶发生部位与预后无明显相关性（$P = 0.220$），是否与婴儿 NB 的独特生物学特性有关尚不清楚。但本研究发现，MYCN扩增病例的原发瘤灶发生部位均为腹膜后或肾上腺。目前，肿瘤部位对 NB 异质性影响的原因尚不清楚，尚需更多基础、临床研究进一步探讨。

在本研究中，1 期、2 期、3 期以及 4S 期婴儿 NB 3 年 OS 达到 90%以上，明显高于 4 期患儿 OS 74.4%。Di Cataldo 等[10]报道 98 例 4 期婴儿 NB，5 年 EFS 73%，OS 81%。Schmidt 等[7]报道的 4 期婴儿 NB，6 年 EFS 年龄≤12 月 92%，12~18个月 74%。Taggart 等[11]报道了 1 019 例<18 个月 4 期婴儿 NB，5 年 EFS <12 个月的 70%，12~18 个月的 50%。本研究进一步单独分析了 50 例 4 期 NB 病例，年

龄分组 3 年 OS 差异无显著性,说明病情一旦进入 4 期预后均明显降低,年龄因素对预后影响并不显著。

MYCN基因扩增与 NB 预后不良密切相关,16%~25%的 NB 可检测出基因扩增,而晚期患儿更高达 40%~50%[1]。据报道,MYCN扩增在婴儿 NB 发生率约 10%[12]。在 CCG-3881 和 CCG-3891 的研究中,对 414 例 4 期 NB 进行了 MYCN 基因分析,MYCN扩增发生率 35%,并随年龄阶段而变化;<12 个月的病例 MYCN扩增比例约 29%,年龄 12~18 个月约 65%[7]。本研究中MYCN 基因扩增发生率 8.6%,进一步分析 4 期病例,MYCN基因扩增比例 25%,均较文献报道低。

虽然有学者提出伴有 MYCN扩增的婴儿 NB 的预后与不伴有扩增病例无明显差异,可能预示婴儿 NB 的不同生物特性[6]。但众多研究显示,MYCN 扩增与婴儿 NB 预后不良同样密切相关[9,11,13]。Taggart 等[11]报道的<18 个月龄 4S 期或 4期伴 MYCN扩增 NB,5 年 EFS 28%, OS 32%。日本的一项针对<6 个月龄 NB 患儿筛查显示,无MYCN扩增病例 4 年 OS 达到 90%以上,MYCN扩增病例只有53%,伴有MYCN扩增病例更多为 3 期或 4 期病例($P < 0.001$),并且 NSE、SF 更高[9]。Canete 等[12]报道了 35 例伴有 MYCN扩增 4 期或 4S期婴儿 NB,23 例死亡,中位生存时间 12 个月,2 年 OS 30%,晚期、高 LDH 水平是预后不良因素。在本研究中,7/10 例MYCN基因扩增病例死亡,无MYCN基因扩增组 3 年 OS 明显高于 MYCN基因扩增组(94.6%:26.7%);MYCN扩增组均为 3 期或 4 期病例,初诊时 LDH、NSE 明显高于无扩增组。Minard 等[14]研究显示,62%伴有骨转移的婴儿 NB 伴有 MYCN基因扩增,明显高于无骨转移组的 13%。MYCN基因扩增伴有骨转移病例的 5 年 EFS 仅为 (11.7 ± 10.6)%,明显低于无骨转移组(75±21.7)%。在本研究中,50% MYCN扩增病例伴有骨转移,明显高于无 MYCN扩增病例的 19.6%。

本研究显示,≤18 个月 NB 患儿预后良好,MYCN基因扩增、晚期病例预后差。本研究死亡 13 例患儿,其中 9 例因肿瘤复发或进展死亡。虽然国内外众多研究均显示婴儿NB预后良好，但肿瘤的复发或进展仍然是这个年龄阶段NB患者主要的死亡原因。而治疗相关死亡，随着对小年龄神母患儿治疗经验的不断增加、治疗策略的不断优化将越来越低。

参考文献

［1］ Cohn SL, Pearson AD, London WB, *et al*. The International Neuroblastoma Risk Group（INRG）Classification System：An INRG Task Force Report. J Clin Oncol, 2009,27:289-297.

［2］ 黄程,马晓莉. 神经母细胞瘤生物学特征及其预后因素的研究进展. 中华实用儿科临床杂志,2016,31:235-237.

［3］ 中国抗癌协会小儿肿瘤专业委员会，中华医学会小儿外科学分会肿瘤外科学组. 儿童神经母细胞瘤诊疗专家共识. 中华小儿外科杂志,2015,36:3-7.

［4］ Navin RP, Mark AA, Samuel LV, *et al*. Advances in risk classification and treatment strategies for neuroblastoma. J Clin Oncol, 2015,33:3008-3017.

［5］ Park JR, Bagatell R, Cohn SL, *et al*. Revisions to the international neuroblastoma response criteria: a consensus statement from the national cancer institute clinical trials planning meeting. J Clin Oncol,2017,35:2580-2587.

［6］ Ozguven AA, Anak S, Unuvar A, *et al*. Outcome in Neuroblastoma, Indian J Pediatr, 2015,82:450-457.

［7］ Schmidt ML, Lal A, Seeger RC, *et al*. Favorable prognosis for patients 12 to 18 months of age with stage 4 nonamplified MYCN neuroblastoma: A Children′s Cancer Group Study. J Clin Oncol, 2005,23:289-297.

［8］ Kieuhoa TV, Katherine KM, John N, et al. Clinical, biologic, and prognostic differences on the basis of primary tumor site in neuroblastoma: a report from the international neuroblastoma risk group project. J Clin Oncol,2014,32:3169-3176.

［9］ Iehara T, Hosoi H, Akazawa K, *et al*. *MYCN* gene amplification is a powerful prognostic factor even in infantile neuroblastoma detected by mass screening. Br J Cancer, 2006,94:1510-1515.

[10] Di Cataldo A, Agodi A, Balaguer J, *et al*. Metastatic neuroblastoma in infants: are survival rates excellent only within the stringent framework of clinical trials? Clin Transl Oncol, 2017,19:76–83.

[11] Taggart DR, London WB, Schmidt ML, *et al*. Prognostic value of the stage 4S metastatic pattern and tumor biology in patients with metastatic neuroblastoma diagnosed between birth and 18 months of age. J Clin Oncol, 2011, 29:4358–4364.

[12] Canete A, Gerrard M, Rubie H, *et al*. Poor survival for infants with MYCN amplified metastatic neuroblastoma despite intensified treatment: the International Society of Paediatric Oncology European Neuroblastoma experience. J Clin Oncol, 2009,27:1014–1019.

[13] Iehara T, Hamazaki M, Tajiri T, *et al*. Successful treatment of infants with localized neuroblastoma based on their MYCN status. Int J Clin Oncol, 2013,18:389–395.

[14] Minard V, Hartmann 0, Peyroulet MC, *et al*. Adverse outcome of infants with metastatic neuroblastoma, MYCN amplification and/or bone lesions: Results of the French Society of Pediatric Oncology. Br J Cancer, 2000,83:973–979.

神经母细胞瘤高危儿童筛查及其方案研究进展

李斯慧　聂晓璐　段　超　赵　倩　彭晓霞　马晓莉

神经母细胞瘤(neuroblastoma, NB)是一种胚胎性自主神经系统肿瘤,是<5岁儿童最常见的颅外实体恶性肿瘤[1]。NB在儿童所有肿瘤相关死亡原因中占15%,中位诊断年龄约为16个月,约95%患儿在7岁之前可以确诊[2]。NB患儿最常见的病灶部位为肾上腺区域(48%)、肾上腺之外的腹膜后区(25%)、胸腔(16%)、其他少见的部位有颈部(3%)和骨盆(3%)等。NB临床特点为原发部位隐匿,早期无特异性症状,早期诊断困难,易发生早期转移等[1-4]。发生远处转移的NB特点是恶性程度高、进展迅速、治疗难度大以及预后极差。本文对NB高危儿童筛查及方案的研究进展进行综述,旨在为建立符合我国国情的NB高危儿童筛查方案,为提高我国NB患儿的早期诊断率提供依据。

一、NB 诊治进展

NB常见于婴幼儿,有将近一半的NB发生在<2岁的婴幼儿。NB占所有儿童肿瘤的6%~10%。NB属于神经内分泌性肿瘤,起源于交感神经系统的任意神经嵴部位,最常见的发生部位是肾上腺区,但也可以发生在颈部、胸部、腹部以及盆腔的神经组织。NB早期症状一般不典型,多为不规则发热、乏力、贫血、头痛、恶心、呕吐、腹泻等,可有儿茶酚胺代谢率增高的症状,如发作性多汗、兴奋、心悸、面部潮红、苍白、头痛、高血压、脉速及腹泻等,晚期多为肿瘤压迫、浸润或转移瘤症状,常见的转移部位为骨髓、骨骼、肝、皮肤和淋巴结。

此外,NB典型的肿瘤标记物有24 h尿香草基扁桃酸(urinary vanillylmandelic acid，VMA）、尿高香草酸（high aroma oxalate，HVA）、血清神经元特异性烯醇化酶（neuronspecific enolase，NSE）。非特异性指标包括血清铁蛋白（serum ferritin，SF）、乳酸脱氢酶（lactate dehydrogenase，LDH）等，主要提示体内肿瘤负荷及代谢状况。有研究提示尿 VMA/HVA 比值是神经母细胞瘤的一个预后指标[5,6]。影像学检查主要包括 B 超、CT、MRI、骨扫描及 PET-CT 等，可发现原发瘤灶及了解有无其他部位转移的情况等，有助于及早明确分期及分组。

NB 的预后与确诊年龄、临床分期、肿瘤病理类型、N-myc 基因拷贝数及 DNA 指数密切相关。美国儿童肿瘤组织（Children's Oncology Group，COG）根据上述 5 项指标将 NB 分为低、中、高危组。我国目前采用的 NB 临床分期标准主要为国际神经母细胞瘤分期系统（International Neuroblastoma Stage System，INSS）和以影像学检查为基础的术前分期系统，即国际神经母细胞瘤危险性分组系统（International Neuroblastoma Risk Group Staging System，INRGSS）。而国外目前使用的新的风险分层体系为基于新的 INRGSS 分期体系[7]。在新的风险分层体系中，风险因素包括发病年龄、肿瘤的病理类型、肿瘤级别、N-myc 扩增状态、11q 染色体不均衡突变以及多核型因素等。根据风险因素分层，将 NB 患者分为极低危组、低危组、中危组以及高危组。

目前 NB 的治疗是以联合化疗、放疗、手术切除及自体造血干细胞移植为主的多学科联合治疗[2]。国外一项关于低危组 NB 的研究显示，对于无症状 INSS-2A 或 2B 期的患儿，仅手术治疗的 5 年整体生存率（Overall Survival，OS）可达 96%±1%，1 期和 4s 期患儿的 5 年 OS 分别为 99%±1% 和 91%±1%。而高危组 NB 的治疗虽然采用了诱导化疗、手术、大剂量强化治疗、造血干细胞移植及放疗等多学科联合治疗，但长期生存率仍<50%[7]。因此，如能早期诊断、及时治疗，可明显改善预后，降低治疗成本等。

二、发达国家的 NB 筛查

在发达国家，恶性肿瘤已经成为导致儿童死亡的第二位致死原因，NB 是其中重要的恶性肿瘤之一。NB 如果能得到早期诊断,可通过及时治疗,较大程度地提高总体生存率,所以欧美发达国家非常重视儿童恶性肿瘤的筛查与早期诊断。

日本是最早开展婴儿 NB 筛查的国家,通过定量检测儿童尿儿茶酚胺的代谢产物 VMA、HVA 的水平发现 NB 高危患儿[8]。研究结果显示,筛查可以提高<1 岁儿童的 NB 检出率。小年龄组 NB 患儿恶性程度较低,部分肿瘤有自行消退的可能[4]。<6 月龄筛查确诊的 NB 患儿通过观察,有 70% 的患儿并不需手术治疗,且肿瘤自行消退后无复发;未能自行消退的肿瘤,切除后也未发现恶性转化及转移;但是对于晚期、有不良生物学特征的患儿,临床预后改善并不明显[9,10]。

对于是否需要开展社区婴幼儿 NB 筛查,1995—2000 年, 先后在德国与加拿大开展了大样本人群研究,结果显示开展大范围社区婴幼儿 NB 筛查,可能导致 NB 过度诊断,筛查获益没有统计学意义[11,12]。

因此,医院对有相关 NB 症状的高危儿童进行筛查就成为目前一个重要研究议题。美国在 2005 年的 NB 指南中制订了详细的 NB 筛查方案,具体内容为,一是<1 岁的婴儿,在腹部或胸部发现肿块或皮肤结节者。二是 1~5 岁的幼儿若出现以下 1 条或多条情况的建议筛查 NB:单侧眼球突出;无法解释的背痛;无法解释的尿潴留。1~5 岁幼儿有以下情况之一,NB 可能出现转移:持续或无法解释的骨痛(无论有无 X 线异常表现);苍白;乏力;易激惹;不明原因发热;广泛淋巴结肿大;无法解释的淤伤。三是对于 1~5 岁幼儿出现不易控制的感染者。对不同年龄组有上述相关临床表现的患儿应进行腹部超声、胸部 X 线及血常规等检查,若有阳性发现,应尽快确诊并进一步治疗[13]。

三、我国 NB 治疗现状

临床研究表明,NB 的预后与患儿诊断时的年龄及肿瘤分期等因素密切相关。尽管经过手术、化疗等综合治疗,中、低危组 NB 的生存率明显提高,但高危组 NB 的预后仍然不佳[3]。欧洲协作组的研究显示,近 20 年,NB 总的生存率提高并不明显,特别是晚期(3、4 期)的高危组患儿[13]。2013 年 COG 的研究报告显示,目前中、低危组 NB 的 5 年 OS 为 90%,而高危组 5 年 OS 仅为 50%[3]。随着诊疗技术的逐步提高,我国儿童 NB 的生存率也逐年提高,但 OS 仍低于欧美国家,表 1 是我国各临床中心报告的 NB 患儿数据,可以部分反映我国近 10 年的 NB 治疗现状。

表 1　国内多家诊疗中心 NB 患儿分期情况及生存率

单位	分期情况/例					生存率/%		
	Ⅰ 期	Ⅱ 期	Ⅲ 期	Ⅳ 期	Ⅳs 期	总生存率	Ⅲ 期	Ⅳ 期
中山大学	—	2	12	15	1	47.8	34	22
四川大学[14]	30	27	10	16	—	31.0	12.5	0
天津肿瘤医院[15]	16	9	23	48	4	33.6	—	—
301 医院[16]	—		6	57	—	24.6	—	—
北京儿童医院	2	9	10	69	1	64.3	—	49

注:"—"表示无相应分期病例

此外,中国医科大学对 36 例 NB 患者采用小剂量、规律、高频化疗模式,总有效率为 100%;晚期 NB 复发率为 50%,平均复发时间 25 个月,复发后中位生存时间为 30 个月;复发后患者总体对化疗的反应性较差,总有效率为 30.7%,总生存率为 38.4%[17]。北京儿童医院对随访 3 年的 70 例患儿疗效的总结表明,3 年生存率为 64.3%,晚期患儿共 52 例,分析长期生存率为 49%。可见,我国各临床中心的 NB 诊疗效果存在较大差异。根据本研究组的经验,如果能做到及时诊断、规范治疗,可以缩小我国与欧美之间的差距。

国内 NB 的总体预后远低于国外资料的,主要原因是因为大部分患儿发现时已发生广泛转移,属于晚期的高危 NB,是导致治疗难度大、易复发、预后差的关键问题。作者所在的北京儿童医院儿童肿瘤中心近期总结了 262 例住院诊治的 NB 患儿的临床资料,50%确诊前曾就诊于 3 家以上医院,77%初诊时已发生远处转移,最常见的转移部位分别是骨骼和骨髓。这些患儿治疗难度大,预后极差,严重危害我国儿童的身心健康,同时造成严重的经济及社会负担。因此,提高 NB 的早期诊断率从而尽早治疗,是提高患儿生存率、缓解家庭及社会负担的主要内容。

四、NB 高危儿童筛查方案及效果评价

欧美国家与日本在 30 年前就已经开始研究儿童恶性肿瘤的筛查方法。作为世界上人口最多的国家之一,我国儿童肿瘤患者的总数也最多,但尚未见关于儿童肿瘤筛查的相关研究报道。面对临床中初诊 NB 患儿大部分属于晚期,治疗远期预后远低于欧美的现状[18],基于医院开展 NB 高危儿童的筛查具有重要临床意义,有助于提高早期诊断率、早期治疗以提高患儿总体生存率。

临床工作中,经常有 NB 患儿在早期不能被识别,尤其非肿瘤专业的儿科医院缺乏对本病的充分认识,可能也导致患儿错过早期治疗时机,增加了治疗的难度,降低了生存率。因此,临床工作中急需对基层医生及非肿瘤专业的儿科医生普及本病的知识,在基层医疗机构及普通儿科门诊开展对本病的筛查,使 NB 患儿得到早诊早治。因此,制订有效并且符合我国国情的 NB 筛查方案,对本病的治疗及预后有重大意义。

本课题组系统查阅临床决策支持系统 Uptodate、美国临床指南文库(National Guideline Clearinghouse, NGC, http://www. guideline, gov/)、中国临床指南文库(China Guideline Clearinghouse, CGC, http://cgc. bjmu. edu. cn/),新西兰指南小组网站 (New Zealand Guidelines Group, http ://www. health. govt, nz/)、国际指南网络 (Guidelines International Network, GIN, http://www. g-i-n. net/)、英国国家健康和临床优化研究所(National Institute for Health and Care Excellence, NICE, http://www. nice. org. uk/)和苏格兰校际指南网络 (Scottish Intercollegiate Guidelines Network, SIGN, http://www. sign. ac. uk/)等国内外主要指南网站,并辅助查阅 BMJ Best Practice 和 Pubmed 文摘数据库进行补充。筛检指南所使用

的关键词有 neuroblastoma、screening、children or pediatric、guidelineo,通过上述系统查阅,根据2005年6月 NICE 首次提出的 NB 筛查方案指南[19],并于2011年4月进行了更新,该筛查指南同时被 Uptodate 和 NGG 引用。

北京儿童医院参考美国 NB 筛查方案,以现有的300例 NB 儿童的临床数据为依据,制订了基于医院的 NB 筛查方案。一是≤1岁的婴儿,在腹部或胸部发现肿块、皮肤结节或有顽固性腹泻者。二是1~5岁的幼儿若出现以下1条或多条情况者建议筛查 NB:眼球突出,无法解释的背痛,无法解释的尿潴留;无法解释的腹痛;肢体疼痛,骨痛,下肢无力,尿失禁。三是1~5岁幼儿有以下情况之一,NB 可能出现转移:苍白、易激惹,血压高、心率快,无法解释的淤伤,不明原因发热,广泛淋巴结肿大,不易控制的感染。对于不同年龄组、有上述相关临床表现的患儿应进行腹部超声、尿 VMA/HVA 检查,若发现阳性,应尽快确诊并进一步治疗。

最后,以经 NB 高危儿童筛查后明确诊断的患者作为筛查组,同期自发就诊于肿瘤专科得以确诊的 NB 患儿作为平行对照组。比较2组患儿的确诊年龄、初诊时的病理分期、临床分期、有无转移、临床治疗情况、2年生存率等,对基于北京儿童医院的 NB 高危儿童筛查的效果进行评估。本研究结果将为在我国开展基于医院的恶性肿瘤高危儿童筛查的必要性与可能获益提供科学依据,同时发布有临床证据支持的 NB 高危儿童筛查方案,为下一步临床推广应用打基础。

参考文献

［1］ Maris JM. Recent advances in neuroblastoma, N Engl J Med, 2010,362:2202-2211.

［2］ 马晓莉,金眉,张大伟,等. 多学科联合诊治神经母细胞瘤91例临床特征及近期疗效分析. 中华实用儿科临床杂志,2013, 28:178-182.

［3］ Park JR, Bagatell R, London WB, et al. Children's Oncology group's 2013 blueprint for research: neuroblastoma. Pediatr Blood Cancer, 2013,60:985-993.

［4］ Hisashige A. Effectiveness of National Screening Program for Neuroblastoma in Japan. Glob J Health Sci, 2014, 6:94-106.

［5］ 赵倩,马晓莉,李兴军,等.肿瘤标记物联合检测在儿童神经母细胞瘤诊治中的意义.中国小儿血液与肿瘤杂志,2013,18:65-68.

［6］ Parodi F, Passonli L, Massimo L, et al. Identification of Novel Prognostic Markers in Relapsing Localized Referable Neuroblastoma. OMICS, 2011,15:113-I21.

［7］ Pinto NR., Applebaum MA, Volchenboum SL, el al. Advances in Risk Classification and Treatment Strategies for Neuroblastoma. J Clin OncoJ, 2015,33:3008-3017.

［8］ Takeda T, Hatae Y, Nakadate H, el al. Japanese experience of screening. Med Pediatr Oncol, 1989,17:368-372.

［9］ Katanoda K, Hayashi K, Yamamoto K, et al. Secular trends in neuroblasloma mortality before and after the cessation of national mass screening in Japan. Epidemiol, 2009,19: 266-270.

［10］ Arakawa A, Oquma E, Aihara T, et al. Long-term follow up of the observation for neuroblastoma detected at 6-month mass screening, pediar, 2014,165:855-857.

［11］ Schilling FH, Spix C, Berthold F, et al. Neuroblastoma screening at one year of age. N Engl J Med, 2002,346:1047-1053.

［12］ Woods WG, Gao RN, Shuster JJ, el al. Screening of infants and mortality due to neuroblastoma. N Engl J Med, 2002,346:1041-1046.

［13］ Spix C, Aareleid T, Stiller C, et al. Survival of children with neuroblastoma: time trends and regional differences in Europe, 1978-1992. Eur J Cancer, 2001,37:722-729.

［14］ 李金男,王威亚,梁冬妮,等.INSS和INRGSS分期评估NB预后临床价值.四川大学学报,2014,45:720-723.

［15］ 李忠元,赵强,王景福,等.100例NB临床预后分析.中国肿瘤临床,2011,38:155-158.

［16］ 高晓宁,唐锁勤,林季.晚期儿童NB的临床和预后分析.中国当代儿科杂志,2007,9:351-354.

［17］ 刘娜.NB临床分析.齐齐哈尔医学院学报,2013,34:1732-1734.

［18］ Fragkandrea I, Nixon JA, Panagopoulou P. Signs and symptoms of childhood cancer: a guide for early recognition. Am Fam Physician, 2013,88:185-192.

［19］ National Institute for health and care Excellence. Referral guidelines for suspected cancer. Issued: June 2005 last modified: April 2011, http://www. nice. org. k/cg27.

神经母细胞瘤患儿初诊时细胞因子水平与骨转移关系的研究

赵　文　王希思　黄　程　张大伟　金　眉　马晓莉

正常的骨代谢过程需要多种细胞因子参与,细胞因子在实体瘤骨转移的发生及发展过程中起着重要作用[1]。神经母细胞瘤(neuroblastoma,NB)是儿童时期最常见的恶性肿瘤之一。最常转移的部位是骨骼,发生率约为58%[2]。NB发生骨转移后可引起骨痛、高钙血症、病理性骨折、脊髓和神经根压迫等症状,对患儿的生存质量造成严重影响,甚至导致死亡[3]。伴有骨转移的患儿整体预后差,3年及5年总体生存率分别为49.5%和41.3%[4]。

本文回顾性分析伴有骨转移与不伴骨转移的2组N期NB患儿病初在细胞因子表达水平上的差异，总结在骨转移组患儿中一般临床特征与细胞因子的关系,为进一步研究NB患儿发生骨转移的原因,改善生存率提供依据。

一、资料和方法

(一)研究对象

选择2011年12月1日至2017年4月30日在首都医科大学附属北京儿童医院血液肿瘤病房确诊的216例病初伴有骨转移的NB患儿为研究对象。以同期收治的病初无骨转移的77例N期NB患儿作为对照组。本研究经首都医科大学附属北京儿童伦理委员会批准，患儿或患儿监护人均知情并同意。

(二)研究方法

1. 病例选择方法

(1)诊断入选标准

① 肿块病理或活检为 NB。

② 骨髓涂片或活检见典型 NB 细胞。

③ 影像学检查:可见 NB 好发部位、肿瘤钙化并包绕血管浸润性生长的典型影像学依据。

④ 24 h 尿 3-甲基 4-羟基杏仁酸(vanillymandelic acid,VMA)及血清神经元原特异性烯醇化酶(neuron-specific enolase,NSE)明显高于正常水平。

①为诊断金标准,②、③、④ 3 项中具备 2 项可确诊。

(2)排除标准

① 入院时合并明确感染,炎症指标(如 PCT)明显升高,尿、便常规炎症改变,影像学检查提示脏器存在明确炎症改变,且采用抗感染治疗后感染症状完全消失。

② 病初采用过任何化疗、放疗等治疗。

2. 骨转移诊断依据

主要依据为患儿局部 X 线、CT、MRI、放射性核素骨扫描、正电子发射体层显像(PET)或 PET-CT 等影像学检查。至少有 1 项检查提示骨破坏征象,即诊断为 NB 骨转移。

3. 临床分期

NB 患儿临床分期的主要依据为国际神经母细胞瘤分期系统。

4. 细胞因子表达水平检测

(1)标本及样本处理

所有入组患儿用一次性注射器取清晨空腹静脉血 1~2 mL, 置预先处理好的清洁干燥、无任何添加物的采血管中,常温下静置后(严禁溶血)送北京儿童医院血液肿瘤病房血检室。将标本置高速离心机中,以 3 000 r/min 离心 10 min,用预先经洁净处理的干燥吸管吸取上部清亮血清, 置具塞塑料样品管中。闭塞−70℃低温冰箱中保存。

（2）细胞因子检测

血清细胞因子检测使用美国 BD 公司产品流式细胞微球阵列试剂盒。将标本按试剂盒操作流程进行。分别检测 TNF-α、IFN-γ 表达水平，单位 pg/mL。2 种细胞因子表达的参考值分别为 TNF-α 1.3~8.55 pg/mL、IFN-γ 0~2.1 pg/mL。

5. 评估

病初检测和评估包括体格检查、血清肿瘤标记物检查（NSE、尿 VMA、乳酸脱氢酶（Lactate dehydrogenase，LDH）、骨髓、血常规、影像学（B 超、CT、MR、骨扫描、PET/CT）等。

6. 统计学方法

用 SPSS 16.0 统计软件进行分析。采用非参数检验 Mann-Whitney U 检验的方法分析骨转移患儿的细胞因子水平与无骨转移患儿之间初诊时细胞因子表达的差异。另外，采用非参数检验 Kruskal-WallisH 检验和 Mann-Whitney U 方法评估骨转移患儿中各临床特征与细胞因子的相关性。

二、结果

（一）一般临床资料

216 例伴有骨转移的 NB 患儿中，男女比例约为 1.6:1，中位年龄 37.5（5~129）个月。临床主要表现为发热、贫血、腹痛及腹部肿物、肢体无力、骨痛等。

伴有骨转移的 NB 患儿就诊时 LDH>500~1 500 U/L 者占 64.3%。血清 NSE 25~55 ng/L 者占 8.8%，>55 ng/L 者占 85.6%。留取晨尿进行 VMA 测定者共 183 例，73.8%患儿尿 VMA 升高。

骨转移的患儿中，椎体转移者占 65.7%，四肢长骨转移者占 63.9%，颅骨转移者占 39.8%，骨盆诸骨转移者占 37.5%，肋骨转移者占 26.9%，肩胛骨转移者占 16.7%，胸骨转移者占 10.2%。其中 27.3%转移至单一骨骼，其余均发生 2 处及以上转移。骨转移患儿中，存在骨髓转移者占 64.4%。

（二）外周血细胞因子检测结果

1. 伴与不伴骨转移 NB 患儿病初外周血细胞因子表达水平的差异

初诊时，伴与不伴骨转移的 2 组患儿，仅 IFN-γ 及 TNF-α 的表达有差异。初诊时，IFN-γ 的表达水平，骨转移组较无骨转移组有降低，TNF-α 的表达水平，骨转移组较无骨转移组有升高，P 值均<0.05，有显著差异（表 1）。

表 1   216 例病初存在骨转移 NB 患儿及同期 77 例无骨转移 N 期 NB 患儿的
外周血细胞因子检测结果（pg/mL, $\bar{x}\pm s$ ）

分组	1FN-γ	TNF-α
骨转移组	1.14±2.39	21.22±39.72
无骨转移组	1.82±1.48	12.18±31.36
Z 值	−2.496	2.017
P 值	0.047	0.045

2. 骨转移 NB 患儿临床特征与病初外周血 IFN-γ 表达水平的关系

① 一般临床特征与病初外周血 IFN-γ 表达水平的关系：初诊时，不同年龄段及不同性别的骨转移组患儿 IFN-γ 的表达水平无显著差异（表 2）。

表 2   不同临床一般特征的骨转移 NB 患儿病初外周血 IFN-γ表达水平（pg/mL, $\bar{x}\pm s$ ）

一般资料	例数/%	IFN-γ	Z 值（H 值）	P 值
年龄（个月）			11.475	0.052
≤12	8（3.7）	1.66±2.76		
>12~18	10（4.6）	1.44±2.68		
>18~60	158（73.2）	1.35±2.49		
>60~120	38（17.6）	0.97±2.09		
>120	2（0.9）	1.37±1.94		
性别			0.264	0.792
男	133（61.6）	1.31±2.73		
女	83（38.4）	1.22±1.71		

② 临床表现与病初外周血 IFN-γ 表达水平的关系:在病初是否存在发热、有无贫血及骨痛等,IFN-γ 的表达水平均无显著差异(表3)。

表 3　骨转移 NB 患儿病初临床表现与外周血 IFN-γ 表达水平的关系(pg/mL,$\bar{x}\pm s$)

临床表现	例数/%	IFN-γ	Z 值(H 值)	P 值
发热			3.770	0.438
有	176(81.5)	1.40±1.94		
无	40(18.5)	1.15±2.71		
贫血(血红蛋白,g/L)			4.470	0.215
>30~60	9(4.2)	0.53±0.81		
>60~90	71(32.9)	1.27±3.26		
>90~110	82(38.0)	1.37±1.89		
>110	54(24.9)	L28±1.97		
骨痛			3.411	0.681
有	92(42.6)	1.28±2.39		
无	124(57.4)	0.59±0.83		

③ 肿瘤标记物与病初外周血 IFN-γ 表达水平的关系:初诊时,骨转移 NB 患儿中,外周血 IFN-γ 表达水平在不同肿瘤标记物,如 LDH.NSE、尿 VMA 等不同表达水平之间无显著差异(表4)。

表 4　骨转移 NB 患儿病初肿瘤标记物不同水平之间外周血 IFN-γ表达水平比较(pg/mL,$\bar{x}\pm s$)

肿瘤标记物	例数/%	IFN-γ	Z 值(H 值)	P 值
LDH(U/L)			−1.387	0.513
≤295	22(10.2)	1.76±2.52		
>295~500	55(25.5)	1.07±1.64		
>500~1 500	84(38.8)	1.59±3.21		
>1 500	55(25.5)	0.84±1.16		

肿瘤标记物	例数/%	IFN-γ	Z值(H值)	P值
NSE(ng/mL)			−4.362	0.064
≤25	12(5.6)	2.15±2.15		
>25~55	19(8.8)	1.51±2.18		
>55	185(85.6)	1.20±2.42		
尿 VMA(VMA/Cr %)			1.369	0.473
≤51.4	48(26.2)	1.34±2.32		
>51.4	135(73.8)	1.18±2.13		

④ 骨转移数量及部位与病初外周血 IFN-γ 表达水平的关系：根据骨转移部位数量及部位(以骨骼转移最重部位为准)分类,外周血 IFN-γ 表达水平无显著差异(表5)。

表 5　骨转移部位个数及部位与病初外周血 IFN-γ表达水平比较(pg/mL, $\bar{x}±s$)

项目	例数/%	IFN-γ	H 值	P 值
骨转移个数			0.862	0.650
单一骨	59(27.3)	1.30±2.03		
2 个部位	61(28.2)	0.68±1.04		
≥3 个部位	96(44.4)	1.31±2.47		
骨转移部位			3.970	0.485
椎体	142(65.7)	0.78±2.35		
四肢长骨	138(63.9)	1.03±2.86		
颅骨	86(39.8)	1.68±2.15		
骨盆诸骨	81(37.5)	1.96±2.08		
肋骨	58(26.9)	1.36±2.89		
肩胛骨	36(16.7)	1.89±2.46		
胸骨	22(10.2)	1.75±2.33		
跟骨、距骨	2(0.5)	2.01±2.67		

⑤ 骨髓转移与病初外周血 IFN-γ 表达水平的关系：有或无骨髓转移的骨转移患儿外周血 IFN-γ 的表达水平有显著差异($P<0.05$)（表6）。

表6　是否存在骨髓转移的骨转移 NB 患儿病初外周血 IFN-Y 表达水平比较($pg/mL, \bar{x}±s$)

骨髓转移	例数/%	IFN-γ	Z 值	P 值
有	139(64.4)	1.02+1.63	−2.185	0.030
无	77(35.6)	1.75±3.30		

3. 骨转移患儿临床特征与病初外周血 TNF-α 表达水平的关系

① 一般临床特征与病初外周血 TNF-α 表达水平的关系：初诊时，不同年龄段及性别的骨转移组患儿 TNF-α 的表达水平无显著差异（表7）。

表7　不同临床一般特征的骨转移 NB 患儿病初外周血 TNF-α 表达水平比较($pg/mL, \bar{x}±s$)

一般资料	TNF-α	Z 值(H 值)	F 值
年龄（个月）		3.333	0.504
≤12	8.10±7.43		
>12~18	10.46±19.63		
>18~60	20.14±39.27		
>60~120	31.38±48.31		
>120	20.03±17.30		
性别		−0.515	0.607
男	20.02±33.79		
女	23.10±47.74		

② 临床表现与病初外周血 TNF-α 表达水平的关系：骨转移患儿病初是否存在发热，TNF-α 表达水平之间有显著差异。是否存在贫血及有无骨痛，TNF-α 的表达水平无显著差异（表8）。

③ 肿瘤标记物水平与病初外周血 TNF-α 表达水平的关系：初诊时，不同肿瘤标记物，如 LDH、NSE、尿 VMA 水平的骨转移 NB 患儿，TNF-α 的表达水平无显著差异（表9）。

表 8　不同临床表现的骨转移 NB 患儿病初外周血 TNF-α 表达水平比较(pg/mL,$\bar{x}\pm s$)

临床表现	TNF-α	Z 值(H 值)	P 值
发热		4.160	0.000
有	32.91±52.60		
无	11.14±18.22		
贫血(血红蛋白,g/L)		10.011	0.058
>30~60	46.51±51.41		
>60~90	24.82±50.28		
>90~110	19.68±34.66		
>110	14.60±25.54		
骨痛		4.659	0.000
有	36.94±61.52		
无	15.17±24.81		

表 9　不同肿瘤标记物水平的骨转移 NB 患儿病初外周血 TNF-α 表达水平比较(pg/mL,$\bar{x}\pm s$)

肿瘤标记物	TNF-α	Z 值(H 值)	P 值
LDH(U/L)		3.755	0.289
≤295	20.47±43.24		
>295~500	22.75±52.81		
>500~1 500	21.56±33.94		
>1 500	19.46±31.46		
NSE(ng/mL)		8.008	0.058
≤25	13.47±24.24		
>25~55	22.91±34.07		
>55	22.20±41.32		
VMA(VMA/Cr %)		5.675	0.465
≤51.4	23.59±44.62		
>51.4	20.19±35.67		

④ 骨转移数量及部位与病初外周血 TNF-α 表达水平的关系：根据骨转移部位个数及部位分类，TNF-α 表达水平均无显著差异（表 10）。

表 10　不同骨转移部位数及转移部位患儿病初外周血 TNF-α 表达水平比较（pg/mL，$\bar{x}\pm s$）

项目	TNF-α	H 值	P 值
骨转移部位个数		4.968	0.547
单一骨	19.35±31.69		
2 个部位	23.87±29.81		
≥3 个部位	29.46±40.09		
骨转移部位		7.610	0.791
椎体	27.62±26.97		
四肢长骨	28.99±36.71		
颅骨	19.68±34.87		
骨盆诸骨	20.46±40.15		
肋骨	22.91±29.87		
肩胛骨	25.11±36.74		
胸骨	21.12±29.46		
跟骨、距骨	23.94±36.51		

⑤ 骨髓转移与病初外周血 TNF-α 表达水平的关系：骨转移患儿中，伴或不伴骨髓转移患儿之间，外周血 TNF-α 的表达水平有显著差异（$P<0.05$）（表11）。

表 11　有无骨髓转移的骨转移 NB 患儿病初外周血 TNF-α 表达水平比较（pg/mL，$\bar{x}\pm s$）

骨髓转移	TNF-α	Z 值	P 值
有	25.95±45.18	2.764	0.006
无	12.69±25.33		

三、讨论

NB 是起源于原始神经嵴细胞的恶性肿瘤,且极易发生骨骼转移,影像学提示溶骨性骨质破坏[5,6]。NB 细胞和骨微环境之间的相互关系促进了转移的恶性循环,骨转移的过程有着复杂的阶段,其中涉及很多细胞因子、生长因子和分子信号通路[7,8]。本研究中的 216 例患儿在诊断时均已发生骨转移,占研究期间收治总 NB 患儿数的 54.4%。本文以较大样本总结了伴有骨转移的 NB 患儿的临床特征,并以同期收治的不伴有骨转移的 NB 患儿为对照,分析了细胞因子与骨转移的关系。

(一)细胞因子在神经母细胞瘤骨破坏中的作用

1. TNF-α

TNF 能通过上调成骨细胞核因子 κB 受体活化因子配体(receptor activator of nuclear factor-κB ligand,RANKL)表达促进被破骨细胞前体细胞增殖分化并提高破骨细胞活性。本研究显示,NB 患儿初诊时骨转移组较无骨转移组 TNF-α 有升高,提示 TNF-α 与 NB 发生骨转移有关。

2.IFN-γ

IFN-γ 作为保护性免疫细胞因子,能够上调 OPG 表达,抑制 RANKL 表达,促进骨形成[12,13]。王红梅等[14]证实 IFN-γ 减弱骨转移促进因子的作用,成为抑制性因子。本研究提示初诊时骨转移组患儿较无骨转移组 IFN-γ 有降低,进一步证实 IFN-γ 与 NB 骨转移相关,可能与 IFN-γ 减弱骨转移促进因子的活性有关。

(二)伴有骨转移 NB 患儿的各临床特征与细胞因子的关系

1. TNF-α 与发热及骨痛

有研究表明,TNF-α 可以诱导发热[15,16]。本研究显示,同为骨转移患儿,有发热者较无发热者 TNF-α 有升高,这可能与发生骨转移的 NB 细胞释放的 TNF-α 越多、致热作用越强、发热越明显有关。TNF 通过上调成骨细胞 RANKL 表达促进破骨细胞产生,刺激骨髓单核细胞分化破骨细胞[17,18]。本研究显示有骨痛者较无骨痛者 TNF-α 有升高,这可能与 NB 细胞释放 TNF-α 越多、骨破坏越严重、骨痛越明显有关。当 NB 患儿出现骨痛及发热时,TNF-α 明显升高,反向证明骨骼转移的概率更大。

2. TNF-α、IFN-γ 与骨髓转移

本研究显示,同为 NB 骨转移患儿,有骨髓转移者较无骨髓转移者 IFN-γ 有降低,TNF-α 有升高。临床上提示我们,当 NB 患儿出现血细胞异常且出现骨髓转移时,往往 IFN-γ 降低,TNF-α 升高,继而出现骨骼转移的概率更大。分析原因,考虑与 IFN-γ 可能减弱骨转移促进因子的作用,TNF-α 尤其是高浓度的 TNF-α 可以明显刺激骨髓基质细胞,对骨髓基质细胞成骨分化的最终作用主要表现为抑制,进一步出现骨髓侵犯有关。这 2 种细胞因子的变化可能造成 NB 患儿更容易出现骨骼转移。

细胞因子的表达水平与 NB 是否存在骨转移相关,病初外周血 TNF-a 明显升高及 IFN-γ 明显降低时,患儿已出现骨转移的概率较大。外周血细胞因子水平研究可间接反映 NB 患儿骨转移的情况。另外一些临床表现,如发热、骨痛、是否存在骨髓转移亦与 NB 细胞因子水平相关,提示这些可能与 NB 骨转移相关。早期诊断后尽早在细胞因子方面给予患儿有针对性的靶向干预治疗,调整细胞因子失衡状态,对 NB 的治疗是否有意义需要进一步研究。

参考文献

[1] 赵文,马晓莉,金眉,等.儿童神经母细胞瘤化疗前后免疫功能指标分析.中国小儿血液与肿瘤杂志,2014,19:82-85.

[2] 马晓莉,金眉,张大伟,等.多学科联合诊治神经母细胞瘤 91 例临床特征及近期疗效分析.中华实用儿科临床杂志,2013,28:178-182.

[3] 安霞,袁晓军,谈珍,等.儿童神经母细胞瘤骨转移临床分析.新乡医学院学报,2014,31:994-998.

[4] 郝腾,李斯慧,马晓莉,等.伴有骨转移神经母细胞瘤患儿的临床特征、治疗效果及预后.中华实用儿科临床杂志,2017,32:182-186.

［5］ Robert SS, Chou AJ, Cheung NV. Immunotherapy of childhood Sarcomas. Front Oncol, 2015, 5:1.

［6］ Buenrostro D, Park SI, Sterling JA, *et al*. Dussectubg the role of bone marrow stromal cells on bone metastases. Biomed Res Int, 2014, 2014:875305.

［7］ Hartwich JE, Orr WS, Ng CY, *et al*. Rapamycin increases neuroblastoma xenograft and hose stromal derived osteoprotegerin inhibiting osteolytic bone disease in a bone metastasis model. J Pediatr Surg, 2013, 48:47–55.

［8］ Ito F, Chang AE. Cancer immunotherapy–current status and future directions. Surg Oncol Clin N Am, 2013, 22:765–783.

［9］ Margolin K, Lazarus M, Kaufman HL. Cytokines in the treatment of cancer. Cancer Immunotherapy. Springer New York, 2013: 173–210.

［10］ Perkins SM, Shinohara ET, De Wees T, *et al*. Outcome for children with metastatic solid tumois over the last four decades. PLoS One, 2014, 9:el00396.

［11］ Mlecnik B, Bindea G, Kirilovsky A, *et al*. The tumor microenvironment and immunoscore are critical determinants of dissemination to distant metastasis. Sci Transl Med, 2016, 8:327ra26.

［12］ Croed M, Oner FC, van Neerven D, *et al*. Proinflammatory T cells and IL–17 stimulate osteoblast difierentiation. Nat Med, 2014, 20:62–68.

［13］ Conlon KC, Lugli E, Welles HC, *et al*. Redistribution, hyperproliferation, activation of natural killer cells and CD8 T cells, and cytokine production during first–in–hunman clinical trial of recombinant human interleukin–15 in patients with cancer. J Clin Oncol, 2015, 33:74.

［14］ 王红梅, 纪霞, 于君. 细胞因子与骨吸收及肺癌骨转移的相关性研究. 山东医药, 2001, 41:13

［15］ Zheng Y, Chow SO, BoemertK, *et al*. Direct crosstalk between cancer and osteoblast lineage cells fuels metastatic growth in bone via auto–amplification of IL–6 and RANKL signaling pathways. J Bone Miner Res, 2014, 29:1938–1949.

［16］ Huang JJ, Blobe GC, Dijke PT. Dichotomous roles of TGF–β in human cancer. Biochem Soc Trans, 2016, 44:1441.

［17］ Criscitiello C, Viale G, Gelao L, *et al*. Crosstalk between bone niche and immune system:

osteoimmunology signaling as a potential target for cancer treatment. Cancer Treat Rev, 2015,41:61-68.

[18] BienE, Krawczyk M, Izycka-Swieszewska E, *et al*. Serum H-10 and IL-12 levels reflect the response to chemotherapy but are influenced bu G-CSF therapy and sepsis in children with soft tissue sarcoma. Postepy Hig Med Dose (online), 2013,67:517-528.

神经母细胞瘤患儿应用铂类药物毒性反应监测及其与药物基因多态性关联性研究

赵　文　李　英　金　眉　张大伟　王希思

赵　倩　黄　程　王晓玲　马晓莉

铂类药物是一类细胞周期非特异性的细胞毒药物,通过水解和去质子化生成活泼的配位离子,在体内与 DNA 的 2 个嘌呤(A,G)碱基结合成一个封闭的五元螯合物,从而破坏氢键形成,干扰 DNA 的正常螺旋结构,使其局部变性而丧失复制能力,进而达到抑制细胞分裂增殖的抗肿瘤作用,目前被广泛应用于多种实体肿瘤的治疗[1]。

儿童神经母细胞瘤(neuroblastoma,NB)起源于肾上腺髓质或椎旁交感神经系统,是儿童时期最常见的颅外恶性实体肿瘤[2]。NB 患儿预后差异较大,其中Ⅳ期高危组患儿临床治疗效果及预后较差,目前多采用多学科,即手术、化疗及放疗等联合治疗的策略[2]。在儿童 NB 化疗中,常用的铂类药物为顺铂和卡铂,临床常见多系统毒副作用,包括血液毒性、胃肠道毒性、肝肾毒性、黏膜毒性等。已有文献报道 GSTP1(313A>G)基因多态性与铂类细胞毒性相关[3],XPC(G>T)(rs2228001)基因则与其骨髓抑制毒性及耳毒性相关[4]。但对儿童 NB 患者应用铂类药物毒副反应与药物基因多态性的关系,目前尚无统一观点。本文就北京儿童医院收治的 NB 患儿药物基因组学 DNA 检测与铂类药物毒性相关性的总结如下。

一、资料与方法

(一)研究对象

连续纳入 2016 年 2 月 1 日至 2017 年 5 月 31 日在北京儿童医院血液肿瘤中心确诊并治疗的 NB 患儿 98 例。根据 BCH-NB-017(表 1)危险度分组及分期标准,中低危组患儿 36 例,高危组患儿 62 例。

(二)诊断标准

① 肿瘤组织在光镜下获得肯定的病理学诊断。

② 骨髓抽吸涂片和活检发现特征性 NB 细胞,并伴有血清神经元特异性烯醇化酶(neurone specific enolase,NSE)或尿中儿茶酚胺代谢产物升高。

符合以上 2 项之一可以确定为 NB。

(三)临床分期、危险度分组

临床分期根据国际 NB 分期系统(International Neuroblastoma Staging System,INSS)分为 1 期、2 期、3 期、4 期和 4S 期。危险度分组根据美国儿童肿瘤协会组(Children's Oncology Group,COG)以及欧洲危险度分组系统,制定北京儿童医院 NB 危险度分组标准,根据患儿年龄、分期、肿瘤转移情况、病理类型、MYCN 基因扩增情况,分为低、中、高危,详见表 1。

(四)治疗情况

所有 NB 患儿在临床诊断明确和确定分期后,根据危险度分组进行分层治疗,采取肿瘤内科、外科、放疗科等多学科联合模式,进行以联合化疗、放疗、手术为主的综合治疗。

(五)铂类药物化疗情况

所有 NB 患儿根据 BCH-NB-2017(表 1)危险度分组及分期标准给予规律化疗。中、低危组化疗只用含卡铂方案(CBVP:卡铂 200 mg/m² + 依托泊苷 150 mg/m², 1~3 d),共 2~6 个疗程。高危组先间断用含顺铂方案(CVP:顺铂 50 mg/m²,1~4 d;依托泊苷 200 mg/m²,1~3 d),共 3 个疗程。部分高危组患儿在巩固治疗阶段,考虑到顺铂的累积毒性,换用含卡铂方案(CBVP:卡铂 200 mg/m² +

依托泊苷 150 mg/m², 1~3 d)1~2 疗程,具体如下。

卡铂:200 mg/m², 1~3 d, 1/2 张糖盐液配伍,滴注时间>2 h,配置后 24 h 内输注,输注过程中 24 h 充分水化。

顺铂:50 mg/m², 1~4 d,加入 0.9%氯化钠注射液(>2.5 倍顺铂剂量),滴注时间>2 h,配置后 24 h 内输注,输注过程中 24 h 充分水化、镁化。

表 1 BCH 神经母细胞瘤临床危险度分组

INRGSS分期	年龄/个月	组织学分类	肿瘤分化程度	MYCN	11q畸变	DNA 倍数	分组
L1/L2		节细胞瘤-即将成熟型;节母混杂型					极低危
L1		任意,除外节细胞瘤和节母混		不扩增			极低危
		杂型		扩增			高危
L2	<18	任意,除外节细胞瘤和节母混		不扩增	无		低危
		杂型			有		中危
	≥18	节母结节型;神经母细胞瘤	分化型	不扩增	无		低危
			分化差和未分化型		有		中危
				不扩增			中危
				扩增			高危
M	<18			不扩增		超二倍体	低危
	<12			不扩增		二倍体	中危
	12-<18			不扩增		二倍体	中危
	<18			扩增			高危
	≥18						高危
Ms	<18			不扩增	无		极低危
					有		高危
				扩增			高危

在化疗过程中关注应用铂类药物化疗发生的毒副反应，重点监测血液毒性、胃肠道毒性、肝肾毒性、黏膜毒性、过敏反应以及神经毒性，所有毒性反应判定依据为CTC5.0中文版化疗毒性分级标准。因3/4级毒性反应可对临床治疗产生直接影响，若能够预测，将有重要指导意义，故应进一步将3/4级毒性反应与药物基因检测结果进行关联性分析。

（六）铂类药物基因检测

每名患儿在铂类化疗前留取外周血进行检药物基因多态性检测。

1. 检测方法

采用荧光染色原位杂交检测方法，通过探针进行测序，检测药物作用相关的SNP位点，长度为100~200bp（DNA系列）。

2. 铂类相关基因检测与解读

GSTP1（313A>G）（rs1695）为谷胱甘肽S转移酶编码基因。谷胱甘肽S转移酶可修复铂类药物所造成的细胞损伤，GG型的患者对于此类损伤耐受较好，AG型患者有着更高的毒性风险，AA型则具有最高毒性风险。毒性风险排序为AA>AG>GG。（证据等级2A）XPC（G>T）（rs2228001）为着色性干皮病基因组C，是修复DNA损伤机制中核苷酸切除修复（nucleotideexcisionrepair，NER）系统的重要成分。研究表明，XPC基因多态性与铂类的耳毒性与骨髓抑制毒性风险相关，GG/GT型患者较TT型患者毒性风险更高（证据等级1B）。

（七）统计学方法

所有数据采用SPSS20.0版统计软件进行统计处理及分析，结果中定量数据以数量及构成比表示，组间差异采用卡方检验。以 $P<0.05$ 为有显著差异。

二、结果

（一）临床资料

共纳入98例新诊断NB患儿，男50例，女48例，男女比例约1∶1。中位年龄为46（5~115）个月。根据INSS分期及BCH-NB-2007危险度分组标准，中低危组(单用卡铂)36 例(36.7%);高危组 62 例(63.3%),其中单用顺铂者 46 例,顺铂+卡铂者 16 例。

(二)铂类药物基因多态性检测

所有 NB 患儿 GSTP1 基因多态性显示,AA 型共 61 例(62.2%),AG 型 33 例(33.7%),GG 型 4 例 (4.1%)。51 例患儿还进行了 XPC 基因多态性检测,其中 GG 型 8 例(15.7%)、GT 型 24 例(47.1%)、TT 型 19 例(37.3%)。

(三)铂类化疗毒副反应监测

1. 单用顺铂患儿毒副反应

单用顺铂患儿毒副反应发生情况详见表 2。所有患儿化疗前后进行听力检测均未见听力受损。所有患儿化疗过程中未见过敏。

2. 单用卡铂患儿毒副反应

单用卡铂患儿毒副反应发生情况详见表 3。

3. 顺铂及卡铂均应用毒副反应

应用顺铂及卡铂的患儿毒副反应发生情况详见表 4。

表 2　单用顺铂NB 患儿的毒副反应

单位:人、%

毒副反应分类[a]	毒副反应分级				
	0 级	1 级	2 级	3 级	4 级
肾毒性	40(86.9)	6(13.1)	0(0)	0(0)	0(0)
肝毒性	19(41.3)	17(37.0)	8(17.4)	2(4.3)	0(0)
心脏毒性	38(82.6)	8(17.4)	0(0)	0(0)	0(0)
听力损害	46(100)	0(0)	0(0)	0(0)	0(0)
过敏	46(100)	0(0)	0(0)	0(0)	0(0)
黏膜毒性	9(19.6)	24(52.2)	13(28.2)	0(0)	0(0)
血液毒性	0(0)	0(0)	7(15.2)	15(32.6)	24(52.2)
胃肠道毒性	0(0)	9(19.6)	35(76.1)	2(4.3)	0(0)
电解质紊乱	21(45.7)	17(37.0)	6(13.0)	2(4.3)	0(0)

注:[a] 毒副作用以化疗期间脏器损害最重一次为准

表3　单用卡铂NB患儿的毒副反应

单位：人、%

毒副反应分类[a]	毒副反应分级				
	0级	1级	2级	3级	4级
肾毒性	25(69.4)	11(30.6)	0(0)	0(0)	0(0)
肝毒性	22(66.1)	13(36.1)	1(2.8)	0(0)	0(0)
心脏毒性	32(88.9)	4(11.1)	0(0)	0(0)	0(0)
听力损害	36(100)	0(0)	0(0)	0(0)	0(0)
过敏	36(100)	0(0)	0(0)	0(0)	0(0)
黏膜毒性	11(30.5)	15(41.7)	10(27.8)	0(0)	0(0)
血液毒性	2(5.6)	25(69.4)	7(19.4)	2(5.6)	0(0)
胃肠道毒性	5(13.9)	23(63.9)	8(22.2)	0(0)	0(0)
电解质紊乱	27(75.0)	9(25.0)	0(0)	0(0)	0(0)

注：[a] 毒副作用以化疗期间脏器损害最重一次为准

表4　使用顺铂+卡铂NB患儿毒副反应

单位：人、%

毒副反应分类[a]	毒副反应分级				
	0级	1级	2级	3级	4级
肾毒性	14(87.5)	2(12.5)	0(0)	0(0)	0(0)
肝毒性	10(62.5)	6(37.5)	0(0)	0(0)	0(0)
心脏毒性	13(81.2)	3(18.8)	0(0)	0(0)	0(0)
听力损害	16(100)	0(0)	0(0)	0(0)	0(0)
过敏	16(100)	0(0)	0(0)	0(0)	0(0)
黏膜毒性	12(75.0)	4(25.0)	0(0)	0(0)	0(0)
血液毒性	0(0)	0(0)	2(12.5)	6(37.5)	8(50.0)
胃肠道毒性	0(0)	13(81.2)	3(18.8)	0(0)	0(0)
电解质紊乱	14(87.5)	2(12.5)	0(0)	0(0)	0(0)

注：[a] 毒副作用以化疗期间脏器损害最重一次为准

4. 铂类化疗 3/4 级毒性总结

总结 NB 患儿使用铂类药物化疗后出现的 3/4 级毒性反应发生情况详见表 5。

表 5　98 例 NB 患儿铂类化疗后 3/4 级毒副反应

项目	人数/%
3/4 级毒副反应总数	61(62.2)
3/4 级血液毒副反应[a]	55(56.1)
粒细胞缺乏	45(45.9)
贫血	8(8.2)
血小板减少	10(10.2)
3/4 级胃肠道毒性(呕吐)	2(2)
3/4 级肝损害	2(2)
3/4 级电解质紊乱	2(2)

注:[a] 以化疗后血细胞计数最低一次为准,部分患儿同时存在多系血细胞缺乏或减少

(四)药物基因多态性与 3/4 级毒副反应相关性

采用卡方检验,检验 3/4 级毒副反应与所检测的 2 种药物基因多态性之间的相关性,CSTP1 基因多态性与 3/4 级毒副反应相关,组间差异显著(P=0.008),AA 型毒副反应重于 AG 型和 GG 型(见表 6);XPC 基因多态性与 3/4 级毒性反应相关性差异不显著(见表 7)。

表 6　$GSTP1$ 基因多态性与 3/4 级毒性的相关性

毒副反应	GSTP1 基因多态性(例数)			P 值
	AA	AG	GG	
总例数	61	33	4	
3/4 级血液毒副反应	41	13	1	0.015
胃肠道毒性[a]	2	0	0	—
肝损害[a]	2	0	0	—
总体毒副反应	45	15[b]	1	0.008

注:[a] 病例数过少,故未进行统计分析;[b] 包括电解质紊乱 2 例

表 7 XPC 基因多态性与 3/4 级毒副反应的相关性

毒副反应	XPC 基因多态性（例数）		P 值
	GG/GT	TT	
总例数	32	19	
3/4 级血液毒副反应	21	13	1.00
胃肠道毒性 [a]	2	0	—
肝损害 [a]	2	0	—
总体毒副反应	24	14[b]	1.00

注：[a] 病例数过少，故未进行统计分析；[b] 包括电解质紊乱 1 例

三、讨论

（一）本研究选取样本具有一定代表性

检索 Ensemble 数据库，GSTP1 基因人类整体人群分布为 AA 型 0.434、AG 型 0.427、GG 型 0.139；东亚人群的分布为 AA 型 0.673、AG 型 0.298、GG 型 0.03。本研究检测结果为 AA 型 0.622、AG 型 0.337、GG 型 0.041，与东亚人群分布基本一致，考虑本研究样本量具有一定代表性。

XPC 基因人类整体人群分布为 GG 型 0.1、GT 型 0.431、TT 型 0.469；东亚人群的分布为 GG 型 0.121、GT 型 0.425、TT 型 0.454。本研究检测 XPC 基因结果为 GG 型 0.157、GT 型 0.471、TT 型 0.373，与东亚人群分布基本一致，考虑本研究样本量具有一定代表性。

（二）铂类药物的毒性反应

按照研发上市的时间顺序，铂类药物可分为 1~4 代，顺铂为第 1 代，卡铂为第 2 代，奥沙利铂和洛铂为第 3 代，此外还有以奈达铂为代表的第 4 代铂剂。所有铂类药物的抗肿瘤作用机制类似，均通过形成金属铂与 DNA 交联物，拮抗其复制和转录。但不同的铂类因结构差异、理化性质不同，进而表现为不同的毒副反应[1,5]。

基于已有的研究，顺铂的毒副反应主要为消化道反应、肾脏毒性、血液毒性

及听神经毒性,且毒性反应与所用剂量的大小和总量有关[5]。高危组 NB 患儿使用 CVP 化疗时,顺铂用量较大($50 \ mg/m^2$,4 d),总剂量 $200 \ mg/m^2$。因此在用顺铂期间,注意各脏器功能的评估检查,特别注意用药前后肾脏和听力毒性的监测,并充分水化、镁化,保证肾脏灌注。

为克服顺铂毒性和水溶代谢问题,经结构改造合成第 2 代铂剂卡铂。其生化特征与顺铂相似,但肾毒性、消化道毒性及耳毒性均较低,而血液毒性较顺铂更强,半数以上患者可有不同程度的白细胞和血小板减少[5]。

本研究观察到顺铂及卡铂对 NB 患儿脏器功能损害(肝、肾、心)多数为 0 或 1 级,顺铂偶有高于 2 级的;对患儿听力损害不明显;多数患儿存在 1 或 2 级黏膜毒性,且顺铂黏膜毒性较卡铂略大;应用铂类化疗药物会出现骨髓抑制,顺铂骨髓抑制程度大于卡铂;胃肠道反应方面,顺铂大于卡铂;顺铂较卡铂更容易出现电解质紊乱。

此外需要说明的是,所有 NB 患儿均为顺铂或卡铂+依托泊苷联合化疗。后者为鬼臼毒素的半合成衍生物,通过作用于拓扑异构酶 II 达到干扰 DNA 复制,使细胞周期阻滞于 G2 期,进而达到抗肿瘤的目的。其常见毒副反应为血液毒性,与顺铂或卡铂联用时可能加重骨髓抑制。因此,本研究发现顺铂组血液毒性较卡铂组更强,除顺铂与卡铂对于骨髓抑制的影响外,还可能与 CVP 方案需用更大剂量的依托泊苷有关。

(三)基因与毒性反应的关系

铂类药物部分经谷胱甘肽硫转移酶(GSTs)代谢,被 GSTs 催化,与谷胱甘肽(GSH)形成复合物,促进铂类药物通过胆汁或尿液排出。GSTs 活性与 GSTs 基因多态性相关,GSTs 活性降低导致铂类代谢受阻,不良反应增加[6]。具体而言,GSTP1 313A 编码表达高效的 GSTs,药物代谢较快,机体表现为较高的耐受性。相反,GSTP1 313G 编码表达低效的 GSTs,导致药物代谢减慢,机体表现为对药物敏感性的增强和毒性的增加[7]。研究发现铂类毒性与 GSTP1 基因多态性存在一定关联,尤其是铂类药物神经毒性。但关于该基因多态性与血液毒性和肾毒性的相关性,目前的研究尚未得到较一致的结论。

本研究显示,儿童 NB 患者应用铂类化疗时,GSTP1 基因多态性与 3/4 级血液毒性反应相关,组间差异有显著性,AA 型重于 AG 型和 GG 型。由于未观察到神经毒性反应,包括耳毒性和周围神经毒性,故本研究尚不能验证该基因与铂类神经毒性的相关性。临床应用铂类药物化疗时,患儿 GSTP1 基因型为 AA 型时,提示临床医生患儿化疗后骨髓抑制的程度往往较重,给予患儿积极对症支持治疗,如预防感染、对症输血制品、积极粒细胞刺激因子皮下注射刺激骨髓造血等预防措施。

XPC 基因定位于染色体 3p25,约 33 kb,编码一个 DNA 修复酶 XPC 蛋白,参与 DNA 损伤识别和修复[8]。由于铂类药物抗肿瘤作用机制基础为导致 DNA 交联损伤,故理论上 XPC 酶活性与铂类药物治疗应答及化疗后毒性反应相关。检索 PharmGKB 数据库,顺铂用于骨肉瘤、膀胱肿瘤等治疗时,XPC 基因多态性与顺铂毒性相关,GG 和 GT 型较 TT 型毒性增大。但本研究结果显示,GG 和 GT 型 3/4 级毒性发生率 75%,TT 型为 73.7%,未能得到有统计学意义的结果。

此外,目前关于 XPC 基因多态性的研究多集中于铂类化疗应答,且以肺癌为主,评价 OS、PFS 与 XPC 基因多态性之间关系的结论并不一致[16]。一项关于 XPC 基因多态性对铂类化疗反应的荟萃分析,纳入截至 2019 年 2 月 20 日所有评估 XPC(rs2228001)多态性与铂类化疗反应关系的相关研究共 10 项,包含 1 615 例患者,meta 分析表明对铂类化疗的反应没有显著影响。再按照样本量、国家或瘤种进行亚组分析,所有亚组间的相关性均无统计学意义,上述结果还进一步通过敏感性分析和发表偏倚评估确保其可靠性[10]。

纵观这类研究,尚未涉及 NB 人群的治疗,提示本研究可进一步观察 OS、PFS 等结局指标,探究其与患儿化疗应答与总体预后之间的关系。

参考文献

[1]　Wheate NJ, Collins JG. Multi-nuclear platinum complexes as anticancer drugs. Coordin

Chem Rev, 4017, 441:133−445.

［2］ 赵文,王希思,黄程,等.神经母细胞瘤患儿初诊时细胞因子水平与骨转移关系的研究.
中国小儿血液与肿瘤杂志,4019, 44:136−141.

［3］ 郭书英,吴传亮,孙慧,等. GSTP1、GSTM1 基因多态性与顺铂导致骨髓抑制的相关性研
究. 现代药物与临床,4018, 9:4165−4168.

［4］ 郑艺,尹继业,周宏灏,等.基因多态性与铂类药物毒性反应研究进展.中国临床药理学
与治疗学,4014, 19:1051−1056.

［5］ 陈新谦,金有豫,汤光.新编药物学(第 18 版).人民卫生出版 社,2018:945−949.

［6］ Kim HS, Kim MK, Chung HH, *et al.* Genetic polymorphisms affecting clinical outcomes in
epithelial ovarian cancer patients treated with taxanes and platinum compounds: a Korean
populationbased study. Gynecol Oncol, 2009, 113:464−469.

［7］ McLeod HL, Sargent DJ, Marsh S, *et al.* Pharmacogenetic predictors of adverse events and
response to chemotherapy in metastatic colorectal cancer: results from North American Gas-
trointestinal Intergroup Trial N9741. 2010, 28:3447−3433.

［8］ Sakano S, Hinoda Y, Sasaki M, *et al.* Nucleotide excision repair gene polymorphisms may
predict acute toxicity in patients treated with chemoradiotherapy for bladder cancer. Phar-
macogenomics, 2010, 11:1377−1387.

［9］ Caronia D, Patino-Garcia A, Milne RL, *et al.* Common variations in ERCC2 are associated
with response to cisplatin chemotherapy and clinical outcome in osteosarcoma patients.
Pharmacogenomics, 2009, 9:347−353.

［10］ Xie C, Zhao J, Hua W, *et al.* Effect of XPC polymorphisms on the response to platinum-
based chemotherapy: a meta-analysis. Onco Targets Ther, 2019, 14:3839−3848.

后　记

　　晓莉离开一年多了，但往事历历在目，感觉还像过去两地生活一样，她仍远在北京儿童医院，日夜逐个病床给孩子们检查病情，而后和她的同事、学生们围在一起讨论诊疗方案，或者回到时常只有她和女儿两个人的家中，凑合着吃一点儿，陪伴女儿，习惯性地坐在书桌前看资料，不时敲着键盘写着什么……

　　几十年，大部分时间她都是这样，两点一线地忙碌着……

　　这一年多，除了梦回北京，我经常挤时间回北京家中看看，陪女儿说说话，翻翻晓莉曾经用过的东西，想想我们三人在一起难以忘怀的时光……

　　几次，我和女儿打开电脑，看到一篇篇她用难懂的医学术语写成的中英文论文，翻阅一本本登载着她文章的国内外核心期刊，把这些科研成果集辑成册的想法就越来越强烈。这些文章，虽然我不甚明白，但我知道这里面蕴涵着她一生不懈的理想与追求，如能编辑出版，对她未竟事业和后来者有所帮助，也算了却了她的一桩心愿，于我和家人、子孙也是个永远的怀念、精神激励和思想教育。于是，和她的同事、学生们一起整理、编辑了本书。

这些文字是她一生勤奋好学的注解。她酷爱学习，从小的家庭熏陶，养成了她求知上进的习惯。20 世纪 80 年代初，她以优异的成绩完成宁夏医科大学临床医学学业。参加工作 10 年后，已过而立之年的她怀着对知识的无限渴求，又考取首都医科大学，师从胡亚美院士，一口气用 6 年时间获得儿科学硕士、博士学位，努力在书山之巅、学海之滨苦苦追寻。到北京儿童医院工作，她一直坚持临床研究，利用一切机会到香港、美国等境内外权威机构进修，甚至在病重住院治疗期间，还多次赴外地参加学术研讨会。正是由于她的勤学不辍，才在儿科医学的象牙塔里有了属于她的探索实践，并深深影响和激励着我与女儿及家人们不断求学、求真、求进步。

这些文字是她一生专心工作的例证。她追求完美，做事就要做到极致。自从走进医院从事儿科工作，她就深深爱上了儿科医学事业，时刻想的念的都是儿童疾病，不管是在宁夏，还是到了北京，从来没有改变一个儿科医者的初心使命。记得刚到北京儿童医院工作时，她在思维方式、语言交流、工作节奏和生活习惯方面很不适应，为此她与自己作了艰苦斗争，不长时间就完全融入了新的环境，适应了新的岗位。20 多年如一日，在全新的平台全身心投入工作，她每天坚持提前 2 个小时到岗上班，从早到晚坐诊、查房、教学、科研、写作连轴转。有一次我去医院接她，她正在办公室给患者看病，竟然过了一个小时都没发现我。最后，直到自己身染重病仍浑然不知。

这些文字是她一生革命生活的体现。她慎独自律，打小在父母的言传身教下，继承了一个党员干部家庭的红色基因。乐观向上是她的秉性。多年来，她独自带着女儿在北京工作、学习和生活，和我及家人聚少离多，却毫无怨言。在她看来，只要能够更好地发挥个人价值，再苦再累的生活都不算什么。艰苦朴素是她一贯的风格。她历来主张勤俭节约，反对铺张浪费，吃穿用度从不讲究，从不追求奢华生活。这种风格反映在她的工作上，就是特别强调对症下药，秉持用最经济的药物、最自然的方法治愈疾病的理念，也许这就是她想把更多东西写出来、说明白的内在原因吧。

对自己的严苛要求，最终体现在她的政治追求上。她长期向往党，但总认为自己还没有达到一个共产党员的标准，一直未敢申请入党。还是在医院党委书记王天有同志的鼓励下，她于生病前的 2019 年光荣加入中国共产党，实现了她平生最大的政治愿望，并承蒙组织信任，受聘医院肿瘤内科主任。

往者不可留，逝者不可追。我知道再也见不到她了，只能借本书把这些记录下来，以表追思、纪念。

医院领导、同事和她的学生们对本书编辑、出版给予大力支持。倪鑫院长亲自为本书作序。苏雁主任对文稿进行审读。在她病重治疗期间，北京儿童医院倪鑫、张国君、王天有、苏雁、王莉、武莹、郭欣和肿瘤内科全体医生、她的学生们，以及北京协和医院张福泉、刘巍、刘志凯、秦岩、朱丽明，中国医学科学院肿瘤医院蔡建强、姚方、韩玥、李嬛嬛，宁夏回族自治区人民医院周玮、孟岚、关洪坤、王永琴、李翔、李亚杰、赵茜、呼圣娟，宁夏回族自治区中医医院李晓龙等领导、专家、同仁给予精心治疗与照顾，在此表示衷心感谢！

2023 年 6 月 9 日